本草経集注

訳注

第一巻

家本誠一

静風社

はしがき

本草

中国漢代では薬物を本草と呼んだ。

『説文』には「薬とは病を治する草なり」とある。

薬物には植物、動物、鉱物がある。これらを纏(まと)めて本草と呼ぶのは植物由来の薬物が多数を占めていたからである。

本草はまた薬学書を意味する。

ここに論考する陶弘景の本草経集注は薬学書である。

本草に関係する人には、採薬者、売薬者、医師、用薬者、本草家などがいる。陶弘景はこれらの人々が本草について、正確な全般的な認識のないことを難じている。それぞれの業務に応じた知識を持っているが、本草の最も重要な薬用上の知識や経験は無かったのである。

歴史

陶弘景（四五六―五三六年）は南朝の宋（四二〇―四七九年）、齋（四七九―五〇二年）、梁（五〇二―五五七年）の三代に亘って生存した人で、現在の南京に住んでいた。神仙、医薬に明らかであった。

『本草経集注』は中国最古の本草書である。陶氏は前代の本草関係の文献を博捜、整理し、これに注釈を加えて本書を作った。

陶氏以前、晋宋斉梁の時代の本草に関する文献がその概説中に多数挙げられている。

陶氏以前の文献に見える本草に関する記述には以下の如きものがある。

『漢書』の芸文志・方技略の書目には本草書は存在しないが、方技についての解説には薬物についての説明がある。

「草石の寒温に本づき、疾病の浅深を量(はか)り、薬味の滋を假り、氣感の宣に因り、五苦六辛を弁じ、水火の剤を致し、閉を通じ結を解き、之を平に反(かえ)す」と。

同書の郊祀志（巻二上五下）には成帝の建初二年に方士（神仙家）とともに本草待詔が追放されたことが記されている。この本草は神仙系のものであろう。

また平帝の元始五年（巻十二）に本草等に通じたものを京師に招集した記事がある。これは医薬系の者である。

さらに楼護伝（巻九十二）に「医経、本草、方術……十万語を暗誦した」とある。

以上によって秦漢の時代に本草に関する知識が豊富に存在したことが分かる。

五経における薬についての記述

『詩経』　救薬の語が見える。

『尚書』　薬瞑眩せざれば厥の疾は瘳えず。

『礼記』　医三世ならざれば其の薬を服さず。

『左伝』　病は膏の上、盲の下に在り、……薬至らず。

『周礼』　医師は醫の政令を掌り、毒薬を聚めて以て医事に供す。戦国時代に医薬を司る役人のいたことが分かる。

孔子は人から薬を贈られたとき、薬について十分な知識がないとして受け取らなかったことが論語に見える。

『呂氏春秋』　草に莘あり、藟あり、独り之を食らえば人を殺し、合せて之を食らえば壽を益す（似順論）。

『淮南子』　梣木は青翳を已し、蠃（たにし）は蝸睆を癒す。……眼を治する薬なり（俶真訓）。

地黄は骨を属ぐことを主り、甘草は肉を生ずることを主る薬なり（謬称訓）。

千年の松は下に茯苓あれば上に菟絲あり（説林訓）。

漢代の本草経

神農、黄帝、岐伯、桐君、粛公、医和、扁鵲、李氏本草があった。今亡失して内容は分からない。

『傷寒論』の序文には『胎臚薬録』を参考にしたことが記されている。亡失しており内容は不明である。ただ『傷寒論』の処方の構成と適応から推測される薬効は本草書に記された薬効とは一致しない部分がある。両者は系統の違うもののように思われる。

陶氏以前の本草書として陶氏が挙げるものは次のとおりである。

『桐君採薬録』　花葉の形色を説く。

『雷公薬對』　佐使相須を論ず。

『李當子本草』　梁代の書。

『呉普本草』　梁代の書。

陶氏は南朝の名医として晋では帳苗など、宋では羊欣など、斉では尚書褚澄など、多数の人を挙げている。この人々は「病を療して十に其の八九を愈す。凡そ此の諸人、各々其の所撰の用方あり。其の指趣を観るに本草に非ざるなし」であった。

『本草経集注』は前代の本草を収集した最古の本草書である。本書の特徴は陶氏の注釈である。

神農本草経については三品分類、君臣佐使、陰陽配合など十項目ほどの解説がある。本草の各論においては博物学、品種、産地、品質、使用法（民間、医薬、神仙）、さらに民俗学的な風俗、習慣などが記されており、大変興味深い所見を示している。

陶氏以後、本草学は訂正、増補が繰り返され膨大な知識体系を築いている。

唐　『新修本草』　蘇敬　勅撰
宋　『証類本草』　『大観本草』　『政和本草』
明　『本草品彙精要』
　　『本草綱目』　李時珍
清　『本草備要』　王昴
　　『神農本草経』　輯復　孫星衍
　　『神農本草経』　輯復　顧観光
日本　『神農本草経』　輯復　森立之

明国以後、西欧の生薬学が流入して薬用植物学的な学問に変化していった。

凡例

一　本書は『本草經集注』の訳注である。

二　底本は『本草經集注』（輯校本）　梁・陶弘景　編　尚志鈞　尚元勝　輯校　一九九四（平成六）年　人民衛生出版社

三　『本草經集注』は七巻から成る。本書はその巻第一・序録と巻第二・玉石三品の訳注である。巻三以下は二分冊として出版の予定。

四　参考書は以下の書籍を使用した。

『広辞苑』　第五版　二〇〇五（平成十七）年　岩波書店

『学研・漢和大辞典』　藤堂明保　加納善光　二〇〇五（同）年　学習研究社

『標註訂正　康熙字典』　渡部温　一九七七（昭和五十二）年　講談社

『辞海』　一九三六（昭和十一）年初版　一九八八（昭和六十三）年北京第二次印刷　中華書局

『中医大辞典』　中国中医研究院・広州中医学院主編　二〇〇〇（平成十二）年第一版第三次印刷　人民衛生出版社

『中国歴史地名大辞典』　魏嵩山　主編　一九九五（平成七）年　広東教育出版社

『意釈神農本草経』　浜田善利　小曽戸丈夫　一九九三（平成五）年増補第三版　築地書館

『本草概説』　岡西為人　一九七七（昭和五十二）年第一刷　創元社

『生薬学概説』　改訂第二版　難波恒雄　津田喜典　一九九五（平成七）年　南江堂

『新註校定　国訳本草綱目』　一九七八（昭和五十三）年新註増補版　春陽堂書店

『アジア歴史事典』　一九八四（昭和五十九）年　平凡社

五　序録における薬物表記の注意点

薬物の配列順は寒熱平をまとめるようにして、原文と変えてある。

『名医別録』所属の薬物には傍線を加えてある。

○印のついた薬物は温熱。身体、器官を温める作用がある。

●印のついた薬物は寒熱。身体、器官を冷やす作用がある。

無印は平、寒熱の作用の無いもの。

解説文中の／は、本経と別録の区分けである。

第一巻　目次

中品 465

底本の序文

内容提要

本書は梁代（五〇二—五五七年）の陶弘景（四五六—五三六年）が、『神農本草経』の基礎のうえに、魏（二二〇—二六五年）、晋（二六五—四二〇年）及びそれ以前の名医が記録した資料と（陶の）注釈を増加して完成したものである。所以（ゆえ）に本書は『神農本草経』の最も早い注釈本である。

本書は七巻から成り、薬物七百三十種を記載している。第一巻は序録である。以下の六巻は薬物について論述している。

序録の中には、『神農本草経』の十三条の序文についての注釈以外に、創合薬分剤料治法、諸病主治薬、解百薬毒、服食禁忌の例、凡薬不宜入湯酒例、諸薬の畏悪（配合禁忌）する七つの事情の例などの内容を含む。これらの事は後世、歴代の本草が沿用するものである。

薬物については、『神農本草経』の三百六十五種を主とし、名医の副品三百六十五種を進め、合わせて七百三十種が載っている。さらに『本草経』の薬物の新効用と陶氏の注釈が増加している。

陶氏の原書は長く亡失していた。輯校本の編者は現存する各種の古い本草書と類書の中から輯（あつ）めて『本草経集注』の薬物七百三十条を得た。敦煌出土の『集注序録』を按ずるに、計（かぞ）えると玉石、草木、蟲獣、果、菜、米、有名無実の七種があり、七巻に分けている。

本書中に輯めた条文はみな多種の善本から引用した文章を用い、詳しく校勘を加えた。輯めた文章中の古い言葉や古い文字には一様に訓詁を与えた。並びに校勘の（分）岐異（字）と訓詁の釈文を分別して条末に注した。

本書は本草の歴史、漢代と魏晋時代の薬物発展の概況と成就を研究するうえで一定の参考価値がある。

出版者的話

（略）

輯校説明

一　本書の基本状況

『本草経集注』は陶弘景の撰するところである。陶氏は梁代の医学者である。字は通明。号は隠居、また華陽居士、華陽真人と号した。人々は真白先生と呼んだ。丹陽秣陵※の人である。西暦四五六年（劉宋の元嘉二十九年）に生まれ、同五三六年（梁の大同二年）に卒した。陶氏の著作はたくさんあるが、道家に属するものが比較的多い。医学上の著作としては、『補闕肘後百一方』『效驗方』『太清草本集要』『陶隠居本草』『本草經集注』『養性延命録』などがある。

本書は西暦四九二年（斉の永明十年）に書き始め、同五百年（斉の永元二年）に完成した。原書は北宋の末年に至って亡失した。ただしその内容は、関係する医書の中に保存されていた。日本の岡西為人の『宋以前医籍考』は日本の森立之の輯本を紹介している。ただし未刊である（一九七二年五月、ヒサヤ大黒堂発刊）。

本書は全体で七巻から成り、序録と薬物の二つの部分から構成されている。序録は『神農本草経』の序文十三条を載せている。また創制合薬分剤料治法、諸病通用薬、解

※丹陽秣陵　今の江蘇省南部。南京附近。

薬毒、服薬食忌例、薬不宜入湯酒、七情畏悪などに関する内容を持つ。

薬物の部分には『神農本草経』の薬三六五種、並びに魏晋時代の名医が記録した文献によって増入した三六五種、合計七三〇種を収めている。

また薬物の天然に来源する分類法を創立し、玉石、草木、蟲獣、果菜、米食などに分類してある。また「有名無実」を除いて、それぞれの薬物はさらに上中下の三品に分けられている。これは正に自然の属性を按じた分類法で、後世の本草学がそのまま沿用しているところである。

薬ごとの下に、陶氏は産地と主治を増加し、さらに小注を加えた。注釈の文章の多くは自分で実験して得たところに由来しており、信憑性がある。

『神農本草経』の原文は朱で書いてあるが、本書では正体の文字を使った。『名医別録』の文章は墨（黒）で書いてあるが、本書では宋体を使った。陶氏の注釈は二行の小字で書いてあるが、本書では一行の小字に改めた。書中の資料の由来は確実で信頼すべきものである。正確明瞭で古代の原始珍貴な資料を保存している。後世の本草学の発展に深遠な影響を与えている。

二　版本選目

〔一〕底本

本書は現存の最も早く『本草経集注』の原文を引用する各書を底本とした。

吐魯番（トルハン）出土の『本草経集注』の残巻。わずかに豚卵、燕屎、天鼠屎、鼹鼠及び部分の注文が残存する。

一九〇〇年、敦煌から出土した『本草経集注』の序録。具体的な薬物の条文は無い。

敦煌出土の『新修本草』の残巻。わずかに草部下品の上、すなわち「甘遂」から「白斂」に至る三十の薬が存する。

武田本『新修本草』。わずかに巻四、五、十二、十五、十七、十九の巻が存する。

羅氏藏『新修本草』。玉石上品、草部、蟲魚類が欠けている。

傅氏影刻『新修本草』。草類と蟲魚類が欠けている。

孫思邈の『千金翼方』。彼子和の『新修本草』の注文、並びに『本経』の文と『別録』の文の標記が欠けている。

柯逢時が影刻した唐慎微の『経史証類大観本草』。

人民衛生出版社が影印した『重修政和経史証類備用本草』。

〔二〕主校本

次の本を主校本とした。

日本の望月草玄が翻刻した『大観本草』。

商務院書館が影印した『政和本草』。

明の成化年間に翻刻した『政和本草』。

明の萬歴年間に翻刻した『政和本草』。

明の萬歴年間に翻刻した『経史証類大全本草』。

〔三〕傍校本

日本　丹波康頼『医心方』。
日本　深江輔仁『本草和名』。

宋　寇宗奭『図経衍義』一九二四年　上海涵芬楼影印正統道蔵本
明　劉文泰『本草品滙精要』一九三六年　商務版
明　李時珍『本草綱目』一九七七―一九八一年　人民衛生出版社校点本
明　繆希雍『本草経疏』一八九一年　周学海刊本
清　鄒澍『本経疏證』一九五九年　上海科技版
清　鄒澍『本経續證』一九五九年　上海科技版
清　葉天士『本草経解』一九五七年　上海科技版
清　孫星衍等輯『神農本草経』一九五五年　商務本
清　黄奭輯『神農本草経』一八九三年　漢学堂叢書本
清　顧観光輯『神農本草経』一九五五年　人民衛生出版社影印本
日本　森立之輯『神農本草経』一九五七年　人民衛生出版社影印本
日本　狩谷望之志輯『神農本草経』渋江籀斎訂、抄本
清　呉其濬『植物名實図考長編』一九五九年　商務版

〔四〕その他の参考文献

清　康熙年間勅修『古今図書集成・博物彙編』のうち、『草木典』『禽虫典』『食貨典』一九三四年　中華書局影印本
唐　欧陽詢『芸文類聚』一九五九年　中華書局影印本
唐　徐堅『初学記』孔氏古香齋刻本
唐　虞世南『北堂書鈔』一八八八年　孔廣陶校注本
宋　李昉等『太平御覧』上海涵芬楼影印本

三　輯校方法

『本草経集注』が亡失してから長い時間が経っているために、その内容は各種の古い本草書や類書の中に分散しており、また古典や歴史や思想書の注に引用されている。

さらにこの種の文書は歴代の伝抄や翻刻によって、『集注』の復元資料として多くの文字や文章に相違が存在する。

そこで本書の『集注』の重点的な仕事は、輯佚、校勘、考証、標点、及び訓詁と注釈ということになる。

以下、輯校の方法について項目を分けて説明する。

〔一〕『集注』の巻数と薬物の数目

『集注』の原書は七巻で、記載された薬物の数は後世の各種の書物の記すところによれば七百三十種である。

唐代の『新修本草』が収載する薬物は八百五十種である。これは『集注』を基礎として、そのうえに一一四種を増加したものである。また「海蛤、文蛤」「葱、薤」「粉錫、錫銅鏡鼻」「大豆黄巻、赤小豆」「白冬瓜、白瓜子」「冬瓜子、葵根」などの薬は、元々は一種であったのに、これを二つに分けたために六種が増えている。現行の『新修本草』からこの増加分六種を減らせば、本来の増加分は一一四種となり、『集注』の本来の薬種は七百三十となる。

〔二〕『集注』の薬物分類

主として薬物の自然属性によって分類されている。

敦煌出土の『集注』序録によれば薬物の制使（七情畏悪の薬物）、また薬物を分類して玉石、草木、蟲獣、果、菜、米食、有名無実の七種としている。

『本草経集注』中の薬物の配列順序は、本書では序録中の七情畏悪薬物の配列順序による。また『新修本草』の薬物目録と陶隠居の薬物についての注なども参考にし、詳しく研究して修正した。

〔三〕『集注』薬物の三品分類

本書が収載した薬物には、陶弘景が創案した自然属性分類のほか、同時に『神農本草経』の三品分類も保存してある。

『本草経』の薬物三品分類については、歴代の関係者の認識が不同であるために、三品の分類の仕方には大きな相違がある。

例えば、水銀は『新修本草』以来、すべて中品に配列されている。しかし『集注』序録の七情畏悪薬では上品に入っている。『本経』の上品の定義を見ると、「久服不老延年、軽身神仙」とある。

水銀の条の経文には「水銀は…鎔解変化してまた丹（硫化水銀）となる、久服すれば神仙不死」とある。これは『本経』の記載と一致している。水銀は古代では錬丹に使ったので上品に入れた。後世の人が水銀の有毒性に気づいて中品に移した。

また黄耆は、『新修本草』以後すべて上品に配列されている。しかし『集注』の序録の七情畏悪薬物では中品に属している。

『本経』の中品の定義には「遏病（病をとどめる）、補虚羸（虚羸を補う）」とある。「黄耆」の条の経文には「黄耆主癰疽久敗瘡、排膿、止痛、大風、癩疾、五痔、鼠瘻、補虚小児百病」とあり、これは『本経』の中品の定義と合う。それで中品に配列した。後世の人は黄耆が無毒で補益の作用のあることを発見して中品から上品に移した。

本書では、『集注』の七情畏悪薬物三品分類に準じて、水銀は上品、黄耆は中品に配列した。この例に似た処置をしたものはたくさんある。詳細は略す。

〔四〕『本経』と『別録』の文の鑑別

『本草経集注』は元々陶弘景が『本経』と『別録』の文章を合わせ、注釈を加えて出来たものである。陶は『本経』の文は朱字で書き写し、『別録』の文は墨字で書いた。唐代の蘇敬は『新修本草』を作るとき陶氏の旧例に従った。現在、陶氏の本は不完全であり、蘇敬の本も残っているのはわずかに半分で、そのうえ、『本経』と『別録』の文を表示していない。そこで『本経』と『別録』の文を区別するには『証類本草』の助けを借りるほかはないのである。しかるに『証類本草』も白字（本経）と墨字（別録）の表示が版本によってそれぞれ違う。

例えば、成化本の『政和本草』、商務院本の『政和本草』の菖蒲、龍胆、白英、麝香、鹿茸、姑活などの条文は全部墨字になっている。白字の『本経』の文を示す表示が無い。人民衛生出版社の『政和本草』の曾青の条にも白字の表示が無い。そのため、他の各種の本草書、例えば『本草綱目』や『神農本草経』の輯本の助けを借りて傍証とする必要がある。

鑑別に当たって、校本の『本経』と『別録』の表示が底本で異なっている場合、また底本の良し悪しや誤りかどうかが確定出来ないとき、しばらく底本を正とした。

例えば、本書巻六、蟲獣下品の「鷰屎」の条の『別録』と『本経』の文は吐魯番出土の『集注』残巻を底本にしている。

この残巻の「鷰屎」の中に「生高谷山平谷」の六字があり、これを朱書して『本経』の文としている。しかし校本『大観』、玄『大観』『大全』『証類』『政和』、成化本『政和』『品滙』『綱目』などはみな注で『別録』の文としている。

孫本、黄本、顧本、森本、狩本は等しく「生高谷山平谷」の六字を『本経』の文とはしていない。したがって、校本は当然墨字、『別録』の文と訂正すべきである。

しかし底本が誤りであると確定出来ない場合は、しばらく底本に従ってこれを正とする。この六字を朱書して『本経』の文とするのを訂正した。

鑑別に当たって、底本の『本経』と『別録』の文に誤りのあることが確認出来たときは、校本によって訂正した。

例えば、本書巻五・草木下品の「白斂」の条は敦煌出土の『新修本草』残巻を底本としている。底本の「白斂」の条には「無毒」の二字があるが、これには両方の表示がしてある。「無」の字は朱書で「毒」の字は墨書である。

校本『大観』、玄『大観』『大全』『証類』『政和』、成化本『政和』を検討してみるとみな『別録』の文とする。孫本、黄本、顧本、森本、狩本は等しくこの六字を『本経』の文とはしていない。これによってこの二字は正に『別録』の文とすべきである。そこで本書では訂正して「無毒」の二字は墨書、『別録』の文とする。

〔五〕**校勘**
『本経』と『別録』の文を確定した後、文中の字句の分岐、異字、増加、衍字、脱漏、顛倒をみな校勘した。底本と校本と不同があるとき、また底本の是非、誤りが確定出来ないときは、しばらく底本を正とする。

例えば、本書巻五・草木下品の「烏頭」条の全文は敦煌出土の『新修本草』残巻を底本としている。底本の「烏頭」条中に「力視」の二字がある。この二字は、『千金翼方』『大観』、玄『大観』『政和』、成化本『政和』『大全』『証類』『品彙』『綱目』『図考長編』『疏証』などの校本では「久視」に作る。完全の文章で見ると、校本は「目中痛不可久視」に作り、底本は「目中痛不可力視」に作る。どちらも錯誤は無い。そこで本書ではしばらく底本を正とする。

もし底本の誤りが確定出来る場合は底本（校本）によって訂正する。

例えば、巻六の「羖羊角」の条は武田本『新修本草』が底本である。底本の「羖羊角」の条に「咳味」「補寒」などの語がある。該当する校本の『千金翼方』『大観』、玄『大観』『大全』『証類』『政和』、成化本『政和』『品滙』『綱目』は等しく「咳嗽」「補中」に作る。そこで本書では校本に従って訂正し「咳嗽」「補中」とした。その際、某書によって改めたと注を施した。

もし底本の脱漏が確実であるときは、すぐに校本によって補った。

例えば、本書巻三草木上品の「蔓荊実」の条は武田本の『新修本草』を底本にしているが、「蔓荊実」の条に「去長」の二字がある。しかし、『千金翼方』『大観』、玄『大観』『大全』『証類』『政和』、成化本『政和』『品滙』『経疏』『綱目』『図考長編』などは「去長蟲」となっている。本書では校本によって「蟲」の字を補った。

もし底本と校本に相違のあるときは、薬物の作用によって底本の正誤を判断した。

例えば、本書巻三草木上品の「茯苓」の条は武田本の「新修本草」を底本としているが、その「茯苓」の条中に「好唾」の二字がある。玄『大観』は「好垂」に作る。『千金翼方」『大観』『品滙』は「好唾」に作る。『政和』、成化本『政和』『大全』『証類』『綱目』『図考長編』『疏證』は「好睡」に作る。「唾」と「睡」は字の形が似ている。抄録のときに誤写しやすい。薬物の効用から推論すると、茯苓は利水作用があるので好唾を止める。そこで「好唾」を正しいとした。

もし説が二つある場合は校記中に説明を加えた。

例えば、本書巻二・玉石下品の「錫銅鏡鼻條」に「生桂陽」の三字がある。各種の版本のうち『大観』『政和』『大全』はみな黒字すなわち『別録』の文としている。『綱目』『品滙』『図経』の注も『別録』の文としている。各種の『神農本草経』の輯本はこの三字を『本草経』の文ではないとしている。以上によって「生桂陽」の三字はまさに『別録』の文となすべきである。

しかし陶弘景の注では『本経』にいう、「生桂陽」と説明している。陶氏の注するところによれば、「生桂陽」の三字はまさに『本経』の文とすべきである。二つの説は不同である。そこで校勘記の中に両説を並べておいた。

〔六〕考証

輯校中、校勘後に解決出来ない問題がある場合は、必ず考証を行って解決するようにした。

例えば、髮髲の条は傅氏刻本の『新修本草』が底本である。この底本の髮髲の条末の文は「療小児驚熱下」となっている。この句末の「下」の字は大変理解し難い。そこで再度各種版本を検査してみると、『証類本草』には「療小児驚熱」とあって「下」の字が無い。各種の『本草綱目』の版本を調べてみると「療小児驚熱百病」となっており、

「下」の字が「百病」に改められている。『小児衛生総微論』が引用する本草は「療小児驚熱下痢」に作っている。すなわち「下」の字は「痢」の字が脱落したようにみえる。いま『千金方』や『外台秘要』の下痢治療の処方を調べてみると、何れも髪髲の灰が下痢を治療することを載せている。これによって『小児衛生総微論』の引用するところが正しいことが分かる。

思うに唐代抄本『新修本草』が既に「痢」の字を脱落していたので、宋代の本草書は「下」の字が理解出来ず、これを刪（けず）ったのである。李時珍はこの文を引用するとき、陶弘景の注の「百病」をもって「下」の字と置き換えたのである。これが『集注』の原文「療小児驚熱百病」から始まって、宋以後その実像を失い、また髪髲の灰に治痢の薬効のあることも後世の本草が記載しなくなった次第である。関係する文献を調査することによりこの問題を奇麗に解決することが出来た。

〔七〕避諱字の改正

唐代の蘇敬は『唐本草』を編修するとき『集注』を藍本（ランボン）（底本）とした。その際、唐の太宗・李世民、唐の高宗・李治の「世」「治」の字は避諱する必要があった。そこで『唐本草』の薬物の条文中、「世」に遇えば改めて「俗」の字を用い、「治」に遇えば「療」の字を用いたり、「造」に改めた。あるいは削除して記載しなかった。

例えば、「鸛屎、鼹鼠の薬効について」であるが、『新修本草』『証類本草』では「鸛屎、主蠱毒」「鼹鼠、主癰疽」と分けて書いてある。ところが吐魯番出土の『集注』の断片は「鸛屎、主治蠱毒」「鼹鼠、主治癰疽」になっている。これによれば『集注』の薬効は元々「主治〇〇〇」となっていたことが分かる。

『唐本草』になって唐の高宗・李治の諱を避けるために「主治」の「治」の字を削り取った。いくつかの薬物の条文中では「治」を「療」に改めてある。

宋代の本草は『唐本草』の旧例に従って「主治〇〇〇」を用いず、「主〇〇〇」あるいは「療〇〇〇」にしてある。

本書の輯校では以下のようにした。

『集注』の体例にならって、薬物の条文中、「消渇」とか「中風」といった病名の場合、初めに記載されている病名の上に主治の二字をかぶせて、「主治消渇」「主治中風」というようにした。

薬物の条文中の「益気」とか「利水」といった効能の場合は最初に記載されている効能の上に主の字をかぶせて、「主益気」「主利水」というようにした。

その他の避諱の例。

陶弘景の「弘」の字。唐の高宗・太子弘の諱によって「陶景」と省略される。『本草和名』は陶弘景の注を引用して「陶景」としている。

『新修本草』の編者の蘇敬の「敬」の字は宋の趙匡胤（チョウキョウイン）の祖父趙敬の諱によって蘇恭と改名されている。「玄参」の「玄」は清の康熙皇帝・玄燁（ゲンヨウ）の諱によって「元」に改められている。

本書の輯校では避諱によって改められた字は改正して本来の文字にもどしてある。

〔八〕**古字の処置**

校勘に当たって古今の文字の違いがあるときは現行の用字法に改めた。

例。「閉」「桑」「因」「蛇」「肉」「蝋」（以下五字略）などの字は、敦煌本の『本草経集注』、敦煌出土の『新修本草』、武田本の『新修本草』、傅本の『新修本草』、羅本の『新修本草』はみな「閅」「桒」「回」「虵」「宍」「臈」に作ってある。本書では『本草経集注』『新修本草』の用字法によらず、現在通用の用字法に従った。

同義の異字、例えば、「能」と「耐」、「華」と「花」、「創」と「瘡」、「痰」と「淡」、「啖」と「噉」、「邪」と「耶」などは古今通用の文字である。輯校に際しては本の底本を正としたが、統一的な規則とはしなかった。

〔九〕訓詁

訓字、訓詞、釈句に重点を置いた。難解の古字、古詞にぶつかった場合は一様に訓釈を加えた。

例。雄黄條の陶弘景の注に「始め斉初の梁州の互市においても之を得た」とある。文中の「互市」とは、南北朝の時代、相互に派遣された使臣が持ち寄った商品を交易する場所である。また青琅玕の条の陶弘景の注に「唯手足の逆臚を治するのみ」とある。この「逆臚」とは手足の爪際の皮膚が剥れた状態をいう。このような例は大変に多い。当然注釈を加える必要がある。詳しくは本書の注釈を見られよ。

〔十〕標点

古い本草書には大抵標点が無い。少数の古本草には断句がある。

例えば、張紹棠の刻本の『本草綱目』『千金翼方』に著録された『新修本草』の薬物条文中には断句がある。しかしこれらの書物の断句には時々間違いがある。

例。本書巻六の「鹿茸」の条に「散石淋、癰腫、骨中熱疽、養骨、安胎下氣、殺鬼精物、不可近陰、令痿、久服耐老、四月、五月解角時取」とある。この一段の文字は「鹿茸」の主治、効用と採集の月を述べている。文義は一貫しており、首尾は相応じている。ところが、『千金翼方』や『大観本草』『政和本草』の版本は一様に、「養骨」の二字の間で断句している。養と骨の字が上下を分ける二つの杭の棒のような格好になっている。

すなわち「養」の字から上は「鹿茸」についての言葉、「骨」の字から下は「鹿骨」についての言葉としているもので、大変な間違いである。文末に「四月、五月解角時取」とあり、これは明らかに「鹿茸」採集の時月をいっているもので、「鹿骨」採集の時月をいっているものではない。

また本書巻一の陶隠居の序の中に「張茂先、裴逸民、皇甫士安」とある。『証類本草』は誤って「裴」を「輩」とした。『本草綱目』は『証類本草』の間違いを引用して三人の人名を間違って「張茂先輩」と「逸民皇甫士安」の二名としてしまった。これで分かるように断句、標点も色々と問題がある。

本書では読者の閲覧の便宜のために新しく標点を加えてある。一つの試案である。不都合なところがあれば読者の指正をお願いする。

神農本草経　序（附録）

清　顧観光重輯

李瀕湖（時珍）云う。神農古本草凡三巻三品共三百六十五種、首に名例数條有り。陶（弘景）氏が（名医）別録を作るに至り、乃ち各部（玉石等）を拆分（分類）し而して三品も亦移し改む。又青葙と赤小豆を拆出す（本経目録を按ずるに青葙子は下品に在り、後人の拆出には非ざるなり、疑うらくは葙は当に蘘に作るべし）。故に三百六十七種有り。唐宋に逮んでしばしば変易を経て旧制は考えるもの莫し（以上李氏の語）。

今考えるに本経三品は部数を分かたず。上品一百二十種、中品一百二十種、下品一百二十五種（本経名例に見る）。品各々一巻、又別録一巻有り。故に梁七録に三巻と云う。而れども陶氏の別録の序には四巻と云う。韓保昇は謂う、神農本草上中下、并びに序録、合せて四巻と、是なり。

梁の陶隠居の名医別録は始めて玉石草木三品を分って三巻と爲す。蟲獣果菜米食有名未用の三品を三巻と爲す。又序録一巻有り。合せて七巻と爲す。

故に別録の後序に云う。

本草経巻上は薬性の原本を序し、病名の形診を論じ、品録を題記し、施用を詳覧す。本草経巻中は玉石草木三品。本草経巻下は蟲獣果菜米食有名未用三品。右三巻、其の中下二巻には薬合せて七百三十種。各々別に目録有り。並びに朱墨雑えて書し、子注（弘

○**李瀕湖**　李時珍。晩年に瀕湖山人と号す。明の人。一五一八―一五九三年。本草綱目の著者。

○**拆**　音タク。打ち割って二つに裂く。

○**青葙**　ヒユ科の一年草。ノゲイトウ。

○**韓保昇**　十世紀の人。唐末五代の後蜀の医師。重広英公本草を撰す。

景の注）を并す。今大書し分かって七巻と爲す（以上並びに陶氏の語）。

蓋し陶氏の別録は仍お本経の上中下三巻の名に沿い、而して中下の二巻は並びに三品を以て分かって子巻と爲す。唐本草は其（陶弘景）が草木品を同じくし、蟲獣條を共にし、披覧既に難く、図絵易きに非ざるを譏る、是なり。別録は本経の諸條に於いて間々併（合）析（出）有り。

胡麻の如きは経に云う、葉は青蘘と名づく、と。即ち胡麻の條下に在り。而るに別録は乃ち之を分かつ（本経の目録に青蘘無し）。

中品の葱薤、下品の胡粉、錫鏡鼻は並びに各々自から（別々の）條（文）を爲す。而るに別録は乃ち之を合す。此に由って類推するに、凡そ証類本草の三品が本経の目録と互いに異なる者は疑うらくは皆陶氏の移す所ならん。李瀕湖の所謂拆して各部を分かち、三品を移し改むる者是なり。

○**錫鏡鼻**　鏡鼻は鏡の取っ手。錫鏡鼻は錫の鏡の取っ手である。

青蘘の分（別）は蓋し別録より始まる（唐本草の注に云う、本経では草部上品に在り、即ち別録の原（元）の（目）次を指して之を云う）。

赤小豆の分は則ち別録より始まる。是に三百六十七種と爲る。

唐本草は姑活、別覊、石下長卿、翹根、屈草、淮木を有名未用に退ける。故に三百六十一種と云う（別録の序後と唐本草注を見よ）。

宋本草も又彼子を有名未用に退く。故に云う、三百六十種と（補注総叙後に見ゆ）。

今証類本草の三品に就いて之を計えるに上品一百四十一種、中品一百十一種、下品一百五種。已に本経の名例と絶えて相い符（合）せず。
又、人部一種、有名未用七種有り。並びに三品の何れに属するかを言わず。
　李瀕湖の所謂しばしば変易を経て旧制考える者莫し、是なり。

　李氏（時珍）の（本草）綱目は世に称して集大成と為す。今を以て之を本経に攷うるに、誤って別録と注する者四種（萆薢・葱・薤・杏仁）。本経より拆出せるを誤って他書と注する者二種（土蜂・桃蠹蟲）。原もと経文無きものを誤って本経と注する者一種（緑青）。明かに本経に注するに、経文が別録に混入せし者三種（葈耳實・鼠婦・石龍子）。経文が別録に混入せるのを誤って別録と注する者六種（王不留行・龍眼・膚青・姑活・長石下卿・燕屎）別録が経文に混入せるものを誤って本経と注する者四種（升麻・由跋・赭魁・鷹屎白）。

　夫れ瀕湖の博洽を以てして舛誤此に至る。書を著すことの難きこと見る可し。校書も亦た復た易すからず。開宝本草の序に云う。朱字、墨字、本として同じきを得ること無し。旧注、新注、其の文は互いに缺く。則ち宋本已に誤無きこと能わず。瀕湖を論（批判）ずること無きなり。

　今、瀕湖を去ること二百余歳、古書は忘佚し殆ど尽きたり。幸いにして証類本草は霊光巋然たり。又、幸いにして綱目巻二は本経の目録を具載す。以て其の原委を尋ね、其の異同を析することを得。本経の三百六十五種の文章、

○**博洽**　博も洽も「ひろい・あまねし」の意。博洽で広く文物に通じていること。
○**舛誤**　音センゴ。間違い。
○**巋然**　音キゼン。巋は音キ、高いこと。巋然は一人だけ頭抜けて高いこと。

章章考える可く、闕佚無く、羨衍無し。豈に天の未だ斯文を喪わず、留めて以て（後人を）待つ有るに非ざるか。

近ごろ孫淵如、嘗って是の書を輯め問経堂中に刊入す。惜しむらくは其れ本経の目録を考えず。故に三品の種数が顕かに名例と相い違繆す。仲淳、張路玉の輩、未だ証類本草を見ずして徒に綱目に拠って以て経文を求む。尤も荒陋と為す。

大率、古を考える者は医を知らず。医を業とする者は古を知らず。遂に赤文、緑字をして、陳編を蠹簡（虫食い本）の中に埋没せしむ。今に及んで亟かに捜し輯めざれば、恐らくは数百年の後には証類の一書又た復た亡佚し、則ち経文永く完璧の期無からん。爰に繙閲の餘、重ねて其の前後を甄録し、則ち本経の目録を以て之を定む。仍ち韓氏の説を用いて別に序録と一巻を為す。而して唐宋の類書より引く所にして証類の外に出づる者有れば亦た備録す。古を邃むるに非ずして、医を業とする者は恐らくは之を聞いて駭き且つ惑わん。

甲辰の九月、霜降日、顧観光識す。

○**羨衍**　音センエン。羨も衍も余ること、余分。

○**張路**　張璐。字は路玉。清の医家。本草逢原、張氏医通の著がある。一六一七―一六九七年。

○**甄録**　粘土をこねて陶器を作る。ものの優劣を見分ける。甄別。甄録で良し悪しを見分けて記録すること。

○**邃**　音スイ。深い。古訓に「キワム」とある。今これに従う。

孫星衍／孫馮翼同輯
（台湾中華書局印行　中華民国76年6月15版）

本草経 序　邵晋涵（ショウフカン）

記（礼記・曲礼下）に曰く。医は三世ならざれば其の薬を服さず〔三代續いた医家の薬は安全と考える。医術は経験と実績が大切なことを云う〕と。鄭康成（の注に）曰く。物齊を慎むなり、と。孔沖遠は旧説を引いて云う。三世とは、一に曰く、黄帝鍼経、二に曰く、神農本草、三に曰く、素女脈訣、と。康成の周礼注に亦曰く。五薬とは草木虫石穀なり。其の治合の斉（薬剤の調合）は則ち神農、子儀の術に存す、と。是れ（即ち）礼記注の所謂物齊を慎むとは猶お治合の齊を云うがごとし。（本来は、治合の齋ではなく）本草の諸書を指して云うなり。沖遠既に旧説を引いて復た其の非を疑う。鄭の義過てり。

漢書は本草方術（についての記事）を引く（記載す）。而るに芸文志は闕載す。賈公彦の引く中経簿に子儀本草経一巻有り。神農より出ると云はず。隋の経籍志に至って、始めて神農本草経三巻を載す。今の上中下の三品に分かつ者と相い合す。当に漢以来の旧本に属すべし。隋（書・経籍）志は又、雷公本草集注四巻、蔡邕本草七巻を載す。今倶に伝はらず。（名医）別録以後、累ねて（本文に就いて）損益升降有り。時に随って條記す。或は本文を伝合して、白（黒）を相い別たず。陸元朗（徳明）の経典釋文の引く所に拠れば、則ち経文と名医（別録）の附益する所の者を合併して一と為す。其の来

○**鄭康成**　鄭玄。一二七—二〇〇年。後漢の学者。康成は字。五経、論語、孝経の注釈を著した。

○**齊**　漢音セイ。サイは慣用音。調えること。ここは薬剤の意。

○**闕載**　音ケツサイ。闕は欠に同じ。漢書・芸文志には本草書の記載がないことをいう。

○**賈公彦**　唐代の儒学者。周礼義疏の著がある。

○**蔡邕**　サイユウ。後漢の学者。博学で数学、天文学、音楽に通じ、大学の門の中に

ること旧し。

孫君伯淵は、其の従子と偕に、大観本草の黒白の字書に因って神農本草三巻を釐正す。又太平御覧に拠って、（其の）引く経に云う生山谷、生川沢なる者を定めて本文と為す。其の預章（予章・江西省一帯）、朱崖（広東、徐聞県南）、常山（浙江省）、奉高（山東省泰安市）の郡県の名の有る者は、定めて後人の竄入と為す。本草を釈するに、呉普本を以て古本（底本）と為し、諸書に散見し徴引さるる者を綴集し、以て大観本の未だ備わらざる所を補う。古義を疎通（解説）し系（か）くるに攷証を以てす。澹雅の才、沈鬱の思に非ざれば未だ此れを為すこと易からざるなり。

古は、陰陽の和を協せ、贏縮（伸縮）の節を宣ぶ。凡そ夫の、含声（声を出す虫や鳥）負気（鳥類）より、以て倒生（草木）に及び、旁ら環飛（ぐるぐる飛び回る虫）、蠕動（みみずの類）の倫に達するまで、胥、其の性（情）を尽くし、物能（効能）に遇い、名付けて以て利用生生の具に達す。儒者、宜しく思いを焉に致すべし。

淮南王の書（淮南子）に曰く。地黄は骨を属けることを主り、甘草は肉を生ずることを主る薬なりと。又曰く。大戟（ナットウダイ）は水を去り、亭歴（マメグンバイナズナ）は（水）張（浮腫）を癒す、と。之を用いて（適）節ならざれば、反って病を為す。

論衡に曰く。風を治するには風（薬）を用い、熱を治するには熱（薬）を用い、邊を治するには蜜丹を用う、と。

潜夫論に曰く。疾を治するには当に人参を真（充）つべきに反って支羅服を得、当に麦門冬を得べきに反って蒸横麦を得。

経書の石経を立てた。

○**陸元朗（徳明）** 初唐の学者。経典釈文の著がある。

○**白** 白黒の略。白は本経の文。黒は別録の文。

○**経典釋文** 三〇巻。五八三年頃成書。古典の本文を校定し用語に音義を付けた。

○**釐正** 音リセイ。文書を修正、改良すること。釐は理、修める意。

○**太平御覧** 百科全書。宋の李昉の編。九八三年成立。

○**澹雅** 澹は音タン。ゆったりと落ち着いている様。雅はみやび、上品なこと。

○**論衡** 後漢の王充の撰。世相批判の書。

○**潜夫論** 後漢の王符の撰。時代批判の書。

○**支羅服** 大根。

已にして真を識らず、合して之を服す。病は以て浸劇（増劇）す。斯れ皆神農の緒言なり。惟だ其の瞻（視）渉（猟）する者博し。故に引類、比方、悉く薬論に符（合）す。後（世）の儒（者）、或は忽ち方技家と為り、漁猟の及ぶ所を言う。又是れ末師にして往古に非ず。甚だしきは経典載せる所の鳥獣草木、亦輾転として其の名に昧（くら）きに至る。已（甚だ）傎（癲）ならずや。

○**傎**　音テン。顛と同意。癲狂。

後漢書の華佗伝に、呉普、佗に従って学ぶ。佗に依準して療するに全済する所多し。佗は五禽の戯を以て別伝すること又載す。魏の明帝、普をして禽戯を為さしむ。普、其の法を以て語る。諸医は其の方術の相伝には別に奇文異数（秘伝）有らんことを疑う。今、普が釈する所の本草を観るに、則ち神農、黄帝、岐伯、雷公、桐君、医和、扁鵲より以て後代の名医の説に及ぶ。賅載せざるなし。則ち其の全済する所多きは稽考（考察）の勤、比験（実験）の密に由るものにして、必ずしも別に其の奇文、異数有るに非ず。

○**全済**　全治。済は救済。

○**賅載**　カイサイ。賅はそなわる意。

信（まこと）なるかな。三世の書を読むにあらざれば其の薬を服す可からざるなり。世俗に伝える所の黄帝、神農、扁鵲の書は多く後人の竄易と為す。余、願わくば、夫の広覧博物の者を得て之が是正を為さんことを。孫君伯仲、本草を校定するに因って其の端を発せり。其の書の考証の精審に至っては則ち読者宜しく之を自得せよ。

餘姚の邵晋涵、序す。

本草経序　張炯(チョウケイ)

神農本草経三巻、所伝の白字書は大観本草に見ゆ。

按ずるに嘉祐補注の序に云う。所謂神農本草経は朱字を以てす。名医（別録）は神農の旧條に因り、増補する者有らば墨字を以て朱字を間(はさ)む、と。

開宝重定（本草）の序に云う。旧経三巻、世に流伝する所の名医別録と互いに（別々に）編纂を為す。梁の貞白先生、陶弘景乃ち別録を以て本経に参(ま)じ（え）、朱墨を雑えて書す。時に（人々は）明白と謂う。此れに拠るときは則ち宋が伝える所の黒白字書は実は陶弘景の手書の本なり。梁より以前、神農、黄帝、岐伯、雷公、扁鵲、各々成書有り。魏の呉普は之を見しなり。故に其の薬性、主治を説くこと、各家ごとに殊異(こと)なれり。後人、纂して一書と為す。然れども猶お旁注或は朱墨字の別有り、本経の文、是れを以て乱れざるがごとし。

旧説によれば、本草の名は僅かに漢書の平帝紀及び楼護伝に見ゆ、と。予、按ずるに、芸文志に神農黄帝食薬七巻有り。今、譌(あやま)って（食薬とあるべき所を）食禁と為す。賈公彦の周礼医師疏は其の文を引いて、正しく食薬に作る。宋人は（此れを）考えず。遂に本草は七略（芸文志）中の書にあらざらんと疑う。賈公彦の引く中経簿に又子儀本草経一巻有り。疑うらくは亦此れ（の類のもの）なり。梁七録に神農本草三巻有り。其の巻数同じからざるは古今の分合の異なればなり。神農の世、書契（文字）未だ作(おこ)らず。（そこで）説く者、此れを以て疑経となす。

○**嘉祐補注**　嘉祐補注神農本草。一〇六一年に成る。

○**開宝重定**　開宝重定本草。九七四年に成る。

○**梁**　中国南朝の国。五〇二―五五七年。

○**譌**　音カ。訛の俗字。いつわる。なまる。

皇甫謐（鍼灸甲乙経の著者）の如きは則ち云う、四巻（本）は黄帝（の手）に成るを知る、と。陶弘景は云う、軒轅（黄帝）已前は文字未だ伝わらず。薬性の主どる所は識識を以て相い因る。桐（君）雷（公）に至って乃ち著して編簡に在り。此の書は当に素問と類を同じくすべし、と。其の言、良（まこと）に是（正しい）なり。

且つ芸文志の農、兵、五行、雑占、経方、神僊の諸家には倶に神農の書有り。大抵、述作に本（づく所、根拠）有り。其の伝、妄に非ず。是を以て博物志は云う、太古の書の今に見存するものに神農経、春秋経注有り、と。賈逵は三墳を以て三皇の書と為す。神農は其の列に預かる。史記に云う、秦始皇は医薬卜筮の書を去らず、と。則ち此の経は幸いにして周易と並びに存す。顔之推の家訓に乃ち云う、本草は神農の述べる所なり、而るに預章、朱崖、趙国、常山、奉高、真定、臨淄、馮翊等の郡県の名有りて諸々の薬物を出す、皆、後人の竄する所に由る、本文に非ず、と。陶弘景亦云う、出る所の郡県は、本と後人の附益する所に属す、経には但だ生山谷、生川沢と云うのみ、と。

洪範は康寧を以て福と為す。雅頌は寿考を万年と称す。又何ぞ久服軽身延年は後世の方士の説為ることを疑はんや。大抵儒者の学を嗜むこと医の如し。然して其の脈に淵源し、其の診視を覆審し、邪正を弁じ、是非を定むるは則ち寒を温め熱を平らにする介（助）なり。

観察〔孫星衍〕は方聞（行い正しく見聞広し）、綴学（昔の学問の成果を集める）、鴻儒〔偉大な儒者〕を以て海内に名あり。其の著述を求める者は金膏、水碧の珍の如し。鳳卿〔孫馮翼〕は、博聞、妍（研）丹（朱を研り）、吮墨（墨を吮め）を好み、日々に儒を以て事と為し、則ち上って羲皇以前数千年に遡ること一日の如し。嗜むことの専

○**博物志**　晋の張華（二三二―三〇〇年）の撰。説話集。

○**賈逵**　カキ。後漢の学者。左傳、国語に詳しかった。三〇―一〇一年。

○**三墳**　三皇、すなわち伏羲、神農、黄帝について記した書物。

○**洪範**　尚書（書経）の周書の篇名。

○**雅頌**　詩経の部門、風雅頌の一つ。祭礼で祖先を讃える歌。

○**羲皇**　伏羲、三皇（伏羲、神農、黄帝）。

らにして且つ久しきに非ずして能く然らんや。顧みて吾独り怪しむらくは、編中に所謂治書の癖無きことなり。安(いか)にかして神農を起こして一度之に問はんことぞ。

嘉慶四年、太歳、己未に在り、冬十月望日、宣城の張炯、瞻園の灌朮荘に撰す。

本草経 序　　孫星衍(ソンセイエン)

儒者は必ずしも医を以て名あらざるも、医の理を知ることは則ち儒に過ぎる者は莫し。春秋の時の医和と医緩は医に於いて神なる者なり。其の周易に通じ、皿蟲（蠱）の義を弁ずるは、医にして実は儒なり。世の医を云う者は必ず首(はじめ)に神農を推す。然れども、神農をして太乙と遊ばしむるに非ざれば其の伝は正しからず。赭鞭、鉤金制を作り、五岳四涜(シトク)を巡るに非ざれば則ち其の識、広からず。土地生ずる所の万千の類を以て其の能く治するや否やを験するに非ざれば則ち其の業神ならず。伝正しからず、識広からず、業神ならざれば、日々に玉石草木禽獣蟲魚米穀の類を取り、之を歴試し、之を親しく嘗むると雖も亦僅かに商賈（商人）の市販に（関）與(あず)かるのみ。医に於いては何ぞ與(あず)からんや。

吾故に曰く。神農は千古の大儒なり。崇文総目を考うるに食品一巻、五蔵論一巻を載せ、皆、之を神農に繫(つな)ぐ。其の本は久しく伝わらず。之を伝える者は神農本草経のみ。而も亦専本無し。唐審元（慎微、宋代の人）が裒輯(ホウシュウ)の書録、解題は之を大観本草と謂う。読書志は之を証類本草と謂う。厥(そ)の後、繆希雍に疏有り。盧之頤に乗雅半偈有り。皆、本経を以て之が主と為す。或は参ずに憶説を以てし、或は益すに衍断を以てし、解は愈々

古代の伝説的天子。

○**医和**　春秋時代の医師。前五四一年、六淫の邪を説く。

○**医緩**　前五八一年、病膏肓に入るの診断を行う。

○**太乙**　天帝。

○**四涜**　長江、黄河、淮水、済水。

○**五岳**　東・泰山、西・崋山、中・崇山、南・霍山、北・恒山。

○**唐審元**　唐慎微。宋代の人。証類本草の撰あり。一〇五六―一一三六年。

○**裒輯**　裒は音ホウ。集める意。輯も集める意。

紛らい、義は愈々晦し。未だ考核精審にして卓然として発明する所有る者有らず。則ち証古が証古を難じて折衷してここに至る。是れを尤も難と為す。

孫淵如、観察は其の従子鳳卿と偕に、神農本草経三巻を呉普（本草）、名医（別録）の外に輯め、益すに説文、爾雅、広雅、淮南子、抱朴子の諸書を以てす。古方は列せず。脈証は論ぜず。而も古聖の殷殷（盛大）たる治世の意、燦然として眉に列なるが如し。孔子曰く、多く鳥獣草木の名を識る、と。又曰く、知を致すは格物に在り、とは則ち是の書のことなり。徒に医家の書たるのみに非ず、実に儒家の書たるなり。其の遠く希雍、之頤の諸人に勝ること固より宜なり。

或は本草の名は漢書の平帝紀、楼護伝に見えたるを以て幾んど本草経（の存在）を疑う者有り。然れども神農始めて百草を嘗めて医薬有ることは、（史記の）三皇紀に見えたり。三百六十五種の注釈に因って七巻を為すことは陶隠居の別録に見えたり。一百十四種を増し広げて二十巻と為す。唐本草は之を宗とす。一百三十三種を増して孟昶復た之を釐定す。蜀本草は又之を宗とす。郡県に至っては後漢の時の制にして疑うらくは仲景、元化（華佗）等の記す所ならん。

按ずるに薛綜が注する張衡の賦が引く本草経に太一禹餘糧、一名石脳、生山谷とあり。是れ古本にして郡県の名無し。太平御覧が引く経では、上には生山谷或は川沢と云い、下には生某山某郡と云う。生山谷は本経の文たること明らかなり。其の下の郡県は名医（別録）の益す所なり。今、大観は倶に黒字に作る。或は其の文を合して某山川谷某郡川沢と云う。恐らくは伝写の誤りならん。古本は此の若くならず。

○**繆希雍**　明代の医師。一五四六―一六二七年。

○**盧之頤**　明代の医師。一五九八―一六六四年。

○**唐本草**　新修本草。六九五年に成る。

○**蜀本草**　重広英公本草。五代の韓保昇等の撰。

○**張衡**　後漢の人。二京賦の作者。天文、歴算に詳しく渾天儀を作った。七八―一三九年。

仲景、元化、後には呉普、李当之有り、皆此の経を修む。当之の書は世に行用するもの少なし。魏志の華佗伝に云う、（呉）普は（華）佗に従って学ぶ、と。隋（書）の経籍志は呉普本草、梁に七巻有りと称す。嘉祐本草は云う、普は神農本草を修め、四百四十一種を成す、と。唐の経籍志には尚六巻を存す。今、広内には復た存せず。惟だ諸書に引據さるるを見るのみ。其の薬性、寒温、五味を説くこと最も詳（細）悉（皆）なり。是の普の書は宋の時に已に佚す。今、其の文は惟だ掌禹錫が引く所の芸文類聚、初学記、後漢書注、事類賦の諸書に見ゆるのみ。（その中でも）太平御覧の引拠尤も多し。大観の欠ける所を補うに足る。是れを別録の前に重ねて書す。因って其の文を采（と）って本経に附す。亦略備われり。

其の普の称する所に神農説なる者有り。即ち是れ本経なり。大観或は誤って黒字に作り、亦拠って其の薬物を増し、或は其の数、三百六十五種より浮く。後人、意を以て分合するに由って、以て之を定め難し。其の薬名には禹餘糧、王不留行、徐長卿、鬼督郵の属有り、太古の時の文に類せず。字書を按ずるに禹を以て蟲（動物一般を意味する）と為す。必ずしも夏（王朝）の禹のことならず（禹はとかげの象形、黄河の精。後、儒家の聖人となる）。其の餘の名号は後人の増す所に係り、或は声音伝述し古い旧称を改めて致す所なり。

又、経に、酒漬に宜しき者、と云う（記載）有り。或るひとは、酒を以て神農の時の物に非ずとす。然れども、本草衍義は已に素問の首（はじめ）に「妄を以て常と為し、酒を以て漿と為す」と云うに拠って、酒は黄帝より始まると謂う。又、按ずるに、文選注が引く博

○**本草衍義**　北宋の寇宗奭の撰。一一一六年に成る。

物志も亦云う。杜康、酒を作る。王著、杜康と絶交す、と。書に曰く。（杜）康、字は仲寧と。或る人は云う、黄帝の時の人なり、と。（以上により）経（の記載）は疑うことを得ざるなり。

○**博物志**　晋の張華の撰。

孔子曰く。述べて作らず、信じて古を好む、と。又云う。多く鳥獣草木の名を識る、と。今の儒家、拘泥して耳目未だ遠くへ及ばず。医経、本草の書を覩ず。方家は俗書を循守し、古本の薬性の異同の説を察せず。又、明の李時珍が作る本草綱目を見るに、其の名已に愚、僅かに大観本を取って旧文を割裂し、妄りに増駁を加え、後学を迷誤せしむ。予、家の鳳卿とともに是の書を集成す。庶（請い願）はくは以て完経を輔翼し、方技を啓蒙することを。略するに知る所を以てし、之に考証を加う。

本経に云う。「上薬は上経に本づく。中薬は中経に本づく。下薬は下経に本づく」と。是れ古は玉石草木等を以て上中下品に巻を分け、序録は別に一巻と為す。陶の序に朱書して云う。本草経巻上の注に云う。薬性の本源を序し、病名の形診を論ず、と。巻中は玉石草木の三品を云う、と。巻下は蟲獣果菜米、合わせて三品を云う、と。此れ（薬物の記載順序は）名医（別録）の改めし所なり。今、古に依って次（並べ方）を為す。

又、帝王世紀（西晋の皇甫謐の著）及び陶序に四巻と称すること（に就いて）は、掌禹錫云う。旧本を按ずるに亦四巻に作る、と。韓保昇、又云う。神農本草上中下、序録を并せて四巻なり、と。此の若くなるときは則ち三と四の異なりは序録有るを以てなり。則ち抱朴子、養生要略、太平御覧が引く所の神農経には、或は云う、太乙子に問う、或は太乙子を引く云々と。皆、（本来の）経に無き所にして、或は序録中に在りて、後人の之を節（略除）去せしのみ。

其の経文に至っては、或は痒を以て癢と為し、創を瘡と為し、淡を痰と為し、注を蛀と為し、沙を砂と為し、兎を菟と為すの類、皆、伝写の誤りに由る。古に拠って訂正す。俗を驚かすことを嫌(いと)うこと勿れ。其の物類を弁析し、諸書を引拠するに、之を毛詩、爾雅、説文、方言、広雅、諸子雑家に本づく。則ち鳳卿、之を増補するに力、多きに居ると云う。

陽湖の孫星衍撰す。

新刻神農本草経 序　周学海

本草を著す者は代々明哲有り。而して道を求める者は必ず本を神農に推して以て之を神聖にす。至誠、尽性、其の物を興して以て民に前(すす)める者は、義（理）至精にして（效）用至大なればなり。三代の世を経て以て秦漢にいたる迄、其の書を守つて之を伝習す。蓋し敢えて其の教えに違う者無し。陶貞白（弘景）より名医別録を雑入して、朱墨分かち書す。其の書、専本無し。宋以降に至って朱墨互いに淆(みだ)る。其の書、真本無し。紛紜として散乱し、千有餘歳なり。好古の者、乃ち一々収拾して以て其の旧を復さんと欲するも亦難いかな。故に霊胎、徐氏に本草百種録有り。修園陳氏に本草経読有り。各々、経旨に於いて発明する所有って述者に愧じず。要は止(た)だ厥(そ)の功能を体して以て世用に便

○**朱墨**　朱は本経の文。墨は別録の文。

○**徐霊胎**　清代の人。医学源流論の著あり。一六九三―一七七一年。

○**陳修園**　清代の人。一七五三―一八二三

することなり。而るに三品の全物に於いては卒に焉れを闕いて聞くこと無し。之を久しくして、乃ち顧（観光）氏の輯本を得たり。復た同郡の石埭徐氏に於いて孫（星衍）氏の輯本を得たり。二書、皆、考核を以て能と為す者なり。而れども其の中に疑い無きこと能わず。

孫氏の書は顧氏に比べて詳にして且つ博し。（併し）其の性味、功用に於いて引拠する所には一の発明する所無し。蓋し孫氏は本もと医を知る者に非ず。此れ怪しむに足らず。乃ち名物の形状に於いて亦徒に羅列すること富有にして是非を正すこと無し。水萍の如きは則ち藨蘋を並べ列ね、柳華は則ち檉杞と同じく称す。此の如きの類、未だ挙げて殫す可からず。然り而して前文を備録して以て来哲の論定を待つ。猶賢者は至虚至慎にして知らざる所を闕くの義を曰うがごときなり。夫の橘柚の若きは其の実を用う。其の木に非ざるなり。青囊は巨勝の苗なり。巨勝は九穀の長なり。其れ、実は穀にして、苗は艸ならんや。二種の出入、妄作を嫌う。

尤も異なることは、孫、顧の二書は、同じく大観より出て、而も三品互いに殊なるもの、十二種に幾し。顧氏は、孫氏が本経の目録を考えざるをそしる。故に三品の種数は顕らかに名例と相い違う。夫れ本経の目録は載せて李氏の綱目第二巻に在ること昭昭たるものなり。孫氏の此の書を輯めるや、勤めざるとは謂う可からず。独り此に於いて忽焉として一たびも寓目（注意）せざるか。豈に久しく真本無し、安にか得る所ぞと謂はんや。其の目録、李氏の述べる所は拠るに足らざるか。然らば名例の相違は又何ぞや。

其れ典を数える者は経生の空談にして医の実用に与るもの無きなり。天下に無用の物

年。

○**埭**　音タイ。

○**考核**　考覈に同じ。考え調べて明らかにすること。

○**水萍**　萍は音ヘイ。うきくさ。

○**藨蘋**　藨は音ヒョウ。うきくさ。蘋は音ヒン。うきくさ。デンジソウ。

○**檉杞**　檉は音テイ。檉柳。ギョリュウ科の落葉小高木。杞は枸杞。ナス科の落葉低木。

○**經生**　経典の研究者。

無し。而れども物を用いるの人無きを患う。物は人に効用あるを楽しまざるは無し。而して、人は毎に物を此の書に負うに至る。苟も之を用いる所以を求めざれば、即ち名物品数は尽く神農の旧の如くにして、而も何の世を済う所ぞ。古聖が垂教の深い心、歴代の賢士の表章の盛意、其れ是れに在るか。

用薬は一に用兵のごとくなり。善く用いれば攻むるも即ち補と為り、善く用いざれば補するも亦人を殺す。世人は兵に於いては皆妄動す可からざるを知る。独り医薬に於いて往々嘗試を軽んずるは独り何ぞや。(私)学海は、古籍の湮(滅)を慮るや、亟やかに刊佈を為さんとし其の梗概を敘すること此の如し。以て顧氏を舎(捨)てて孫氏に従う者を見るに、亦た徴(集)引(用)の富贍(豊富)を取るのみ。名象の是非、功用の変化に至っては、善く読む者の之を自得するに在り。

時に光緒辛卯の秋仲、建徳の周学海、澂之、記す。

○**刊佈**　刊行して広く行きわたらせること。佈は広げる意

○**富贍**　贍は音セン。足りる。足す。富贍は物が豊かでたくさんあること。

○**光緒**　清朝第十一代、光緒帝の年号。一八七五～一九〇八年。

森立之重輯

神農本草経 序　丹波元堅

医経には従来、古本有ること鮮(すくな)し。本草経に至って極まる。

蓋し素（問）霊（枢）難経及び仲景の書は倶に宋人の校（正）する所有り。本草経の如きは、則ち陶隠居の之が集注を爲(な)してより、蘇長史（蘇敬）が続いて新修（本草）の撰有り。爾後転輾附益すること一にあらず。而して舊経の文は竟(つい)に諸家の書中に併合され、復た専本の能く後に伝わるもの無し。

赭鞭(シャベン)（神農）の事は邈乎(ボウコ)として遠し。要は是れ往聖、識識相因るの遺言なり。則ち後の薬性を講ずる者、此れを捨てて将(は)た何にか従わん。但だ、其の転輾附益の一にあらず、朱墨の相い錯(まじ)る、文字の譌脱(カダツ)、亦た復た免れざる所に在り。此れ豈に其の沿革を聞いて之を攷訂する所以を知らざる可けんや。

明の盧不遠は斯に見る有り、摘録して編を爲し、以て医種子中に収入す。然れども不遠は本(もと)学識無し。徒(いたず)らに之を李氏の綱目より採り、紕繆(ヒビュウ)（糸のもつれ、みだれ・間違い）百出す。古本に於いて何か有らんや。

○**蘇長史**　蘇敬。唐代の人。新修本草を撰す。五九九—六七四年。

○**赭鞭**　赤いむち。神農は百草をなめ、草を赤いむちで折って薬草を求めた。

○**盧不遠**　盧復。明末の医家。医種子を編す。

清の嘉慶中（一七九六—一八二〇年）、孫伯淵及び鳳卿に輯校本有り。頗る精善を称せらる。蓋し唐氏（慎微）の証類（本草）を原（本）と為す。而れども其の名目或は私意にて更改し、且つ序例を以て退けて編末に置く。附するに（北斉の徐之才の著）薬對、諸薬の佐使を以てす。此の如きの類、均しく杜撰を免れず。顧みるに彼の土は唐以上の舊帙の存する者、皇国の多きに似ず。文献の徴するもの無し。仍わち此の陋有る所以か。

福山の医員、森立夫は才敏にして学に力む。此の経を枕として敷くこと蓋し亦た年有り。近日、之を唐以上の舊帙に徴し恍然として古本の叙次を悟る。因って又推して朱墨混淆する者を是正す。参互審勘し、陶隠居が睹る所の舊を復することに務め、録して清本を成し、之を刊印傳布す。

蓋し本草経の舊本の面目、是に於いて始めて世に顕白す。後の薬性を講ずる者をして人人に津を得ること此に逮ぶ。則ち立夫の功、亦た偉ならずや。

立夫は更に本草経攷注若干巻を著す。攷証極めて密なり。

余は其の成るを慫慂し、以て此の本と與に併行せしめんと云う。

嘉永七年、歳は閼逢攝提格（甲寅）五月壬子に在り。

江戸侍医尚薬兼医学教諭丹波元堅撰す。

○**杜撰**　音ズサン。ぞんざい。いい加減。

○**陋**　音ロウ。せまい。そまつ。

○**仍**　なお。ここは乃と同じ。すなわちと読む。

○**帙**　音チツ。和とじ本を覆う包。

○**恍然**　音コウゼン。ぼんやりとしてよく見えない様。恍然大悟とはぼんやりした中から突然ふと思いつくこと。

○**津**　音シン。渡し場・転じて学問の方法をいう。

○**慫慂**　音ショウヨウ。奨める。

○**閼逢**　閼は音アッ。塞ぐ。閼逢で十干の甲。きのえ。

○**攝提格**　音セッテイカク。十二支の寅。

重輯神農本草経 序

森立之

夫れ醫の本草有るは猶学者の説文有るがごときなり。薬性の良毒有るは猶篆文（テンブン）の六書有るがごときなり。未だ薬性を辨ぜずして能く医を爲す者はあらず。亦た篆文を知らずして能く字を爲す者は有らざるなり。

余は幼きときより意を本草学に注ぎ、日夜研究し、殆ど三十年なり。毎（つね）に歎ずるは、本草を以て（一）家を爲す者が李氏の綱目を奉じ以て圭臬（ケイゲツ）とし、古本草の何物爲（た）るかを知らざることなり。則ち其の弊（害）は道（い）うに勝（た）う可からざる者有り。

余は嘗って竊（ひそ）かに古本草の舊を復せんと欲す。仍（しきり）に証類本草を取って之を読む。而して始めて綱目の杜撰妄改、拠るに足らざるを知る。再び校するに新修本草を以てして又已に証類の宋人の刪（サン）改を経て信ずるに足らざるを知るなり。

更に真本千金方及び皇国の医心方、太平御覧の引く所を以て之を校して蘇敬の時の校改亦た復た少なからざるを知るなり。

是に於いて反覆校讎（コウシュウ）す。而して後、白黒の二文始めて陶氏の舊に復することを得たり。しかる後、神農の経、因って以て其の全豹を窺う可し。遂に中に就いて白字（本経の文）を採摭（サイセキ）し輯（あつ）めて四巻と爲す。

攷（かんが）うるに經を名づくるに本草を以てするは、蓋し薬物は草を以て本と爲すの謂（いい）なり。

○**説文**　説文解字。後漢の許慎の撰。中国最古の部首別字書。紀元百年に成る。

○**篆**　音テン。書体の一つ。

○**六書**　漢字の字形の構成、漢字の用法に関する六つの区分。象形、指示、会意、形声、転注、仮借。

○**圭臬**　日時計。転じて基準。圭は日時計。臬は「くい」。

○**刪**　音サン。けずる。

○**摭**　音セキ。拾う。

故に説文解字に云う。薬は病を治する草なり、と。
呂氏春秋孟夏紀に云う。是の月や、百薬を聚蓄す、と。高誘の注に是の月は陽気極り百草成る。故に聚積す、と。則ち見る可し、薬物は草を以て本と為すこと明らかなり。其の玉石鳥獣虫魚の属も亦た之を薬と謂う。則ち六書転注の義なり。本経は薬品を計えるに毎に幾種と称す。亦た此れと一例なり。

本草釈に云う。薬の衆（多き）は草に過ぎるは莫し。故に多きを挙げて之を本草と云う、と（惟宗時俊の医家千字文に引く）。

韓保昇は云う。按ずるに薬に玉石草木虫獣有りて而かも直に本草と云うものは諸薬中で草類最も衆ければなり、と（証類本草引く）。此の説是なり。

其の冠するに神農の二字を以てする者は猶内経の冠するに黄帝の二字を以てするがごとし。（しかし）未だ始めより神農氏を出ださざるなり（神農本草経と云ったわけではない）。

陶氏の本草経序に云う。軒轅（黄帝）以前、文字未だ傳わらず。（易占で）六爻をもって指垂するが如し。畫像、稼穡は事に即して迹を成す。薬性の主る所に至っては當に識識相因るべし。爾らざれば何に因って聞くことを得ん。

桐（君）雷（公）に至って　廼わち著して扁簡に在り。此の書は應に素問と類を同じくすべし。但し後人が多く更に之を修飾するのみ。

掌禹錫等云う。蓋し上世は未だ文字を著わさず。師学相伝う。之を本草と謂う。兩漢以来、名医益々多し。張機、華佗の輩、始め古学に因り、附するに新説を以てし、通じて編述を為す。本草は是に繇る。経録に見ゆ。是の説是なり。

○**高誘**　後漢の学者。呂氏春秋注、淮南子注の著がある。
○**転注**　漢字の転用法。悪（アク・わるい）→悪（ヲ・にくむ）。
○**韓保昇**　十世紀、後蜀の人。重広英公本草を編す。
○**即事**　即はすぐ傍にくっ付くこと。即事で事柄に実際に従事すること。その結果として跡が残る。
○**稼穡**　穀物の植え付けと収穫。農業。
○**掌禹錫**　北宋の政治家。嘉祐補注神農本草を撰す。九九二—一〇六八年。
○**繇**　音ユウ。よる。由ると同意。

（案ずるに帝王世紀に云う。炎帝神農氏、草木を嘗味し、薬を宣べて疾を療し、夭傷の命を救う。百姓は日々に用いて知らず。本草四巻を著す、と。此の言、始めて出でしより、学者は習見し、以て本草は神農の作る所と為す。而れども或る人の疑うらくは禹余糧、胡麻を以て後人の増す所と為す。殊に知らず、白字の経文と雖も未だ何れの時に成れるかを詳かにせず。然して黒字は已に呉普、李當之の輩に出づるを以て之を推せば其の迢かに西漢以前に出づること尋ぬ可きなり。則ち禹余糧、胡麻の有るは霊枢に十二水の名が有るのと同例。復た奚ぞ疑わん）。

其の書は漢（書芸文）志に著録せず。唯だ平帝紀、郊祀志、及び楼護傳には並びに本草の目有り。

蓋し本草は漢時には方術の士が専ら之を修む。所以に漢書は毎に方術本草と連ねて云うなり。

其れ謂う。上古は無為、疾病有ること莫し、縦い微恙有りとも沈固（重症化）に至らず。故に云う。上薬命を養う、中薬性を養う、下薬は病を治す、と。是れ固より神農家の古義なり。

孫眞人は云う。古は日長し、薬は土の中に在り、自ら養うこと久しきを経て気味眞實なり、百姓は欲少なく、稟氣忠信なり、病に感ずるも軽微にして医療を為すこと易し、と。此れの謂なり。

其の上中の二品に軽身延年の語多し。蓋し謂う。此の諸薬は便ち気を益し脈を通ずるの物為り。多く之を服するときは則ち耳目は聡明にして九竅は通暢す。久しく服すれば乃ち軽身延年するなり。

○**宣**　音ギ。よろしい。適当。よろしく…すべし。

○**帝王世紀**　晋の皇甫謐の著。

○**呉普**　三国時代、魏の医家。呉普本草を著す。

○**李當之**　華佗の弟子

○**平帝紀**（漢書一二巻）、**郊祀志**（漢書二五巻）、及び**楼護傳**（漢書九二巻）。

○**方術**　方は不老長生の術。熟して方士、方術という。

○**微恙**　軽微な病。

古本草の分類次序の如きは、玉石を以て第一と爲す。之を次ぐに草木を以てす。之に次ぐに蟲獣を以てす。之に次ぐに果菜を以てす。之に次ぐに米食を以てす。

凡そ薬は常食より遠きを以て尊しと爲す。故に之を最初に置く。人の常食は卑しと爲す。故に之を最後に置く。其の尊卑の等級は乃ち素問の上古天真論の称する所の眞人、至人、聖人、賢人の次第と正に同じ。

医心方が引く養生要集に云う。郄悟（千金此の文を載せて悟を愔に作る）は服薬を論じて云う。夫れ服食をせんと欲するときは当に性理の宜しき所を尋ね、冷熱の適するところを審らかにすべし。彼（薬食）が力を得ち我は便ち之を服すと見る可かず。初め薬を御するには、草を先とし木を次にし石を次にす。薬を将いるの大較（原則）は所謂精麤（粗）相代わり、麤を階って以て精に至るなり、と。以て証とす可し。

其の巻數は隋志に神農本草経三巻と有り（舊新唐志並びに同じ）。又神農本草四巻雷公集注、本草経四巻蔡英撰、本草鈔有り。

帝王世紀に云う。炎帝神農氏本草四巻を著す、と。抱朴子も亦た神農四経を引く。陶氏の序に云う。今の存する所此の四巻あり、と。是れ其の本経なり。

而して嘉祐本草に掌禹錫は云う。唐本も亦た四巻に作る、と。韓保昇も亦た云う。神農本草は上中下并びに序録を合せて四巻、と。然らば則ち陶氏以前の本経の正文は必ず是れ四巻。上薬は上経に本づく、中薬は中経に本づく、下薬は下経に本づくの文に拠れば則ち三品三巻、序録を并せて四巻と爲す。宜しく韓保昇の云う所の如くなるべし。

而るに掌禹錫は乃ち云う。四の字は当に三に作るべし、伝写の誤りなり。何となれば

○**御薬**　御は音ギョ。おさめる。調整。馬を使いこなす。ここは薬を使いこなす意味であろう。

○**大較**　音タイコウ。根本的な道理。また大略。

○**将**　もちいる。処理する。また率いる。

○**階**　階段。はしご。のぼる。

則ち梁七録を按ずるに云う。神農本草三巻、と。又今の本経に拠れば陶序の後に朱書して云う。本草経、巻上、巻中、巻下。巻上の注に云う。薬性の源本を序し、病名の形診を論ず、巻中に云う、玉石草木三品、巻下に云う、蟲獣果菜米食三品、と。即ち三巻の外に別に序録有りと云わず。明らかに知る。韓保昇の云う所は又誤本に拠って妄りに曲説を生ず。今当に三巻に従うを正と為すべし、と。

此の説は是に非ず。

何を以て然るを知るか。陶の序後に云う有り。右三巻、其の中下の二巻は薬七百三十種を合わす、と。此れに拠るときは則ち陶云う所の三巻とは即ち唐宋の類書等が引く所の本草経の朱墨混雑の者にして梁（七）録、隋（書経籍）志称する所の神農本草経三巻は蓋し是（序録）を指すなり。陶氏以前の本の若き(ごと)は必ず是れ四巻なり。三巻には非ざるなり。

而るに綱目の序例は本草経上薬百二十品、中薬百二十品、下薬百二十五品を載す。明の盧復の醫種子本は之に依る。妄意に條析し以て本経の數に充つ。則ち僭妄にして拠るに足らず。

清の孫星衍が輯める所の神農本経三巻は攷証頗る精。然れども其の體式は一に証類に依る。此れ亦た未だ拠るに足らざるなり。今古體を復し序録を以て一巻と為し、上薬を一巻と為し、中薬を一巻と為し、下薬を一巻と為す。凡そ四巻なり。

毎巻の各薬の次序に至っては更に問う可からず。但し証類の陶序の後に唐本の注を引いて云う。豈に草木をして品を同じくし蟲獣を條を共にせしめれば披覧既に難く圖絵をして易からざらしむるや、と。此れに拠るときは則ち蘇敬以前の陶氏の七巻本は必ず是れ草木同品、蟲獸共條なることを知る。

今眞本千金方及び医心方所載の七情の條例は草木を以て混同し蟲獸を合併す。其の七情薬無きが如きは則ち見（現）存する舊鈔の新修本草の次序に依って之を補う。新修欠ける所は本草和名に拠り、以て之を足す。

（本草和名の部分、及び薬名の次序は之を新修本草に本づく、故に今復た之に依る）。

毎條の體例は一に太平御覧に依り薬名の下に一名を直列す。

（証類本草黒字の鸕鷀屎、一名蜀水花は新修本草同じ、此れ特り御覧と合す、此れに依るときは則ち今本が一名を以て條末に置くは蘇敬の改むる所に係る、此の條は偶々未だ校改を経ず舊本の面目を観るに足るなり）。

次に気味を挙ぐ。

（乾漆及び白頭翁の條、気味の下に無毒の二白字有り、御覧の白頭翁の下にも亦た此の二字有り、因って攷うるに毎條の無毒有毒等の語は元もと是れ白字なり、今此の二條は白字無毒、黒字有毒、且つ御覧及び嘉祐、往々呉氏を引き、神農無毒等の語を載す、即ち無毒有毒等の字は蓋し本経既に之有り、別録にも亦た有り、陶が朱墨雑書の時、其の相同じき者は皆黒字の例に従う、但し此の二條は本経無毒、別録有毒、故に朱墨両書せざるを得ず、開宝の重定の時、此れに依って白黒両書するなり。知る可し、御覧撰修の時、此の二字は已に朱書なり、然れども御覧には無毒有毒等の字、或は有り或は無し、殆ど一定せず、今悉く此れに依って補訂することを得ず、姑らく録して攷を俟つ）。

次に出処を記す。

（御覧には気味の下に毎に生山谷等の字有り、必ず是れ朱書の原文なり、主治の末にも亦た生太山等の字有り、必ず是れ墨書の原文なり、蘇敬新修の時、一たび此の體を変え、直に主治の下に生太山、山谷等の語を記す、開宝以後、全く此の體に倣（なら）い、古色は見る可からず、今御覧に依って生山谷等の字を補う、陶氏以前の舊面は蓋し此の如し。但し朱書の原文、或は已に後人の竄入する者有らん。爾雅釋文が引く本草に云う。苦菜は益州（今四川省また成都を指す）の川谷に生ず、と。名医別録に云う。山陵の道旁に生ず、と。是れ益州の二字は本経の朱字にして已に之有りしに似たり。顔氏家訓に云う。本草は神農の述べる所なり、而るに豫章、朱崖等の郡県の名有り、皆後人の竄（入）する所にして本文に非ざるなり、と。然らば則ち陸氏の見し所の七巻の本草は已に竄入本なり、未だ蘇敬の時に始まらざるなり）。

○**開宝**　北宋の年号。九六八―九七六年。
○**爾雅釋文**　経典釈文内の爾雅音義。
○**顔氏家訓**　南北朝の北斉の儒者、顔子推（五三一―六〇二年頃）の著。
○**陸氏**　陸徳明。唐の人。経典釈文の著がある。

次に主治を録す。

（今本の白字中に亦た間々黒字を錯入せる者有るに似たり。

滑石、車前子、石葦、瞿麦、髪髪、燕矢、斑苗、貝子、冬葵子の條には並びに癃の字有り。

石胆、石龍蒭（セキリュスウ）、石龍子、桑螵蛸、馬刀の條には淋の字有り。

石蚕蠶の條には癃淋並びに称するの類、是れなり。

今分別す可からず。以て後日の参攷に備えるのみ）。

経文は一に証類本草に従う。是れ開宝以来摸刻して傳える所と為す。

尤も拠る可きなり。

其の白黒の分かち書きは大観、政和の二本互いに出入有り。及び皇国傳える所の各種の古籍、唐宋の諸々の類書の引く所、異同尠なからず。亦た皆一一校勘し、別に攷異を作り、以て後に附す。

但し寡聞浅見にして遺漏を免れざるを恐る。以て識者の補訂を俟つのみ。

嘉永七年甲寅正月

福山の森立之、員山の温知薬室中に於いて書す。

○**類書**　漢籍の百科全書。太平御覧など。

○**尠**　音セン。すくない。

○**嘉永七年**　一八五四年。嘉永は孝明天皇の年号。一八四八―一八五四年。

陶弘景傳

南史列伝 巻六十六

陶弘景、字通明
丹陽秣陵人也
祖隆王府參軍
父貞孝昌令
初弘景母郝氏
夢兩天人手執香鑪
來至其所而有娠
以宋孝建三年
景申歲夏至日生

陶弘景、字(あざな)は通明
丹陽秣陵の人なり
祖（父）隆は王府参軍
父貞は孝昌の令
初め弘景の母郝氏(カクシ)は
ふたりの天子が手づから香炉を執って
其の所に至るを夢みて娠(はらむ)こと有り
宋の孝建三年を以て
景は申の歳の夏至の日を以て生る

訳

陶弘景（四五六―五三六年）は字(あざな)は通明という。丹陽の秣陵の人である。祖父の隆は王府参軍であった。父貞は孝昌令である。

母郝氏は二人の天人が手に香炉を持って自分の所にやって来る夢を見て妊娠した。弘景は南朝、宋（四二〇―四七九年）の孝建三年（四五六年）申歳の夏至の日に生まれた。

注

○**字**　あざな。成人男子が実名のほかにつける別名。日常的の呼び名

○**丹陽**　現在は江蘇省南部の県。鎮江の南、常州の北西に当たる。秦の始皇帝のとき、曲阿県と名づけ、後漢末に雲陽県、晋で曲阿県、唐で丹陽県と改められ、現在に至る（アジア）。○**秣陵**　南京市付近。○**孝建**　南宋の年号。四五四―四五六年。○**王府**　親王の屋敷。

○**参軍**　官名。州や郡に属する軍事参議官。○**孝昌**　湖北省孝感市。
○**景**　大きい、めでたい意。

幼有異操	幼にして異操有り
年四五歳	年四五歳
恒以荻爲筆	恒(つね)に荻を以て筆と爲(な)し
畫灰中學書	灰中に畫いて書を學ぶ
至十歳得葛洪神仙傳	十歳に至り葛洪の神仙傳を得て
昼夜研尋	昼夜に研尋す
便有養生之志	便(すなわ)ち養生の志有り
謂人曰	人に謂(い)いて曰く
仰青雲、睹白日	青雲を仰ぎ白日を睹(み)て
不覚爲遠矣	遠しと爲すを覚えず
父爲妾所殺	父は妾の殺す所と爲る
弘景終身不娶	弘景は終身娶(めと)らず

訳

幼いときから普通と違った言動があった。

四、五歳の頃、荻を筆にして灰の中に文字を書いて書の練習をした。

十歳になって葛洪の神仙傳を手に入れ、昼も夜もこれを読んで研究した。神仙の養生術に関心をもったのである。

この頃、人に向かってこう言っている。「私は青雲を仰ぎ、白日を見て身近なものに感じる」と。人外の自然に興味と憧れ、仙人を志す傾向があった。

父は妾に殺された。弘景は終身結婚をしなかった。

注

○**異操**　異は普通と違う別のもの。操は言動。行いや心がけ。○**研尋**　研はみがいて汚れを取り、本質を見極めること。尋は跡をたどって追究すること。研尋で研究である。○**青天白日**　青天は雲一つ無い晴天。白日は曇り無い太陽で、潔白なこと。

及長身長七尺七寸	長ずるに及び身長は七尺七寸
神儀明秀	神儀明秀にして
朗目疎眉	目は（明）朗、眉は疎(まばら)
細形長額聳耳	形(からだ)は細く額長く耳聳(そばだ)つ
耳孔有十餘毛	耳孔に十餘の毛有り
出外二寸許	外に出づること二寸許(ばかり)
右膝有數十黒子	右膝に數十の黒子有り
作七星文	七星の文（模様）を作(な)す

訳

年長になって身長は七尺七寸。精神、態度は明瞭優秀であった。目は清らかに澄んでおり、眉は一本々々分かれてまばらであった。細身で額は広く耳は大きく張り出ていた。耳の孔には十数本の毛が生えており、耳の外に二寸ほど飛び出していた。右膝には黒子が数十個あり北斗七星の模様を描いていた。

注

○儀 程よく整っていること。**○朗** 清澄。

讀書萬餘卷
一事不知
以爲深恥
善琴棊
工草隷
未弱冠
齊高帝作相
引爲諸王侍讀
除奉朝請

書を読むこと萬餘巻
一事でも知らざることあれば
以て深く恥と爲す
琴や棊を善くし
草（書）隷（書）に工(たく)みなり
未だ弱冠ならざるに
齊の高帝は相と作し
引いて諸王の侍讀と爲し
除(ジョ)して朝請に奉ず

訳

　万巻の書を読み、一事でも知らないことがあるのを恥とした。君子のたしなみである琴や囲碁が上手で草書や隷書の書道にも巧みであった。

　二十歳にもならないうちに、斉の高帝はおそば役とし、さらに王子たちの講義役に抜擢した。そして朝請の役に任じた。

注

○**琴棊**　琴と囲碁。琴棊書画（キンキショガ）と熟して士君子の風流韻事、たしなみとされた芸術。○**草隷**　草書と隷書。書体の一つ。○**弱冠**　二十歳を弱といい、冠をかぶった。男子二十歳、成人に達したこと。○**相**　傍に付いて手助けをする人。わきぞえ。また人相を見ること。○**齊**　南北朝時代の南朝の国。四七九―五〇二年。○**侍讀**　ジドク。侍講ともいう。侍は身分の高い人のそば近く仕える事また人。侍讀で天子や皇太子に講義する人。○**朝請**　チョウセイ。朝は朝廷、請は接待の意。朝請は官名で漢代、朝会の進行を司った。のち実務はなく名前だけの官となった。○**除**　任官すること。○**奉**　仕える。

雖在朱門
閉影不交外物
唯以披閲爲務
朝儀故事多所取焉

朱門に在りと雖も
影を閉し外物と交わらず
唯だ披閲を以て務と爲す
朝儀故事、多く焉（これ）より取る

訳

　朱門の家柄ではあったが、姿を隠して人と交わらず、書物を読むことに専心した。朝廷の儀式の次第や故事来歴に関する知識はこれによって獲得したことが多い。

注

○**朱門**　富貴の人、高官の家。朱塗りの門を持っていた。

○**披閲**　披読とも。書物や書類を広げて読むこと。○**朝儀**　朝廷の儀式。○**故事**　習慣や来歴。

家貧求宰縣不遂	家貧しく宰を縣に求めるも遂げず
永明十年	永明十年（四九二年）
脱朝服挂神武門	朝服を脱ぎ神武の門に挂け
上表辞禄	表を上って禄を辞す
詔許之	詔して之を許し
賜以束帛	賜うに束帛を以てす
敕所在	在所に敕して
月給茯苓五斤白蜜二升	月に茯苓五斤白蜜二升を給す
以供服餌	以て服餌に供す
及發公卿祖之征虜亭	公卿祖の征虜亭を發くに及んで
供帳甚盛	供帳甚だ盛んにして
車馬填咽	車馬咽を填む
咸云	咸（皆）云う
宋齊以來	宋齊以來
未有斯事	未だ斯（かくの如き）事有らずと

訳

家が貧しく、県の役人の職を求めたがうまくいかなかった。

永明十（四九二）年・弘景三十七歳、朝服を脱いで神武の門に挂けて辞表を出して俸給を辞退した。帝王は詔を出してこれを許可し、慰労として、束帛を下賜した。また担当の役所に指示して茯苓五斤、白蜜二升を供給して服餌の用に供えた。

公卿（沈約の）祖の征虜亭を（慰労会の会場として）開場したとき、会場の設備は盛大で、車馬が殺到して道を塞ぐほどであった。人々は皆、宋斉以来、このような盛んな事は未だ見たことがないと言って感心した。

注

○**宰**　つかさ。代官。○**縣**　行政区。郡、府の下部。○**永明**　南斉の年号。四八三―四九三年。○**朝服**　朝廷で着る衣服。朝衣。○**神武**　北斉の高歓帝。○**束帛**　音ソクハク。絹十一反の束。贈答用に用いた。○**公卿祖之征虜亭**　公卿は沈約（斉梁の政治家・四四一―五一三年）。征虜亭はその祖の征虜将軍の亭。○**供帳**　音キョウチョウ。宴会場や休息所設備また設備をすること。○**填咽**　人が集まりひしめいて道を塞ぐこと。○**咸**　音カン。皆。

於是止句容之句曲山　　是に於いて句容之句曲山に止まる
恒曰　　恒に曰く
此山下是第八洞宮　　此の山の下は是れ第八洞宮と
名金陵華陽之天　　金陵の華陽の天と名づく
周回一百五十里　　周回一百五十里
昔漢有咸陽三茅君　　昔、漢に咸陽の三茅君有り
得道來掌此山　　道を得て來って此の山を掌る
故謂之茅山　　故に之を茅山と謂う

乃中山立館
自號華陽陶隠居
人間書札
即以隠居代名

乃ち中山に館を立て
自ら華陽陶隠居と號す
人間の書札には
即ち隠居を以て名に代える

訳

ここにおいて句陽の句曲山に止まって住んだ。いつもこう言っていた。「この山の下は第八洞宮である」と。金陵華陽の天と名づけた。周囲は百五十里であった。

昔、漢の時代に咸陽に茅氏の三人兄弟がいた。この人達はこの山にやって来て修行を積んで悟りを得、山の管理をした。そこで茅山と呼んでいる。

そういう訳でこの山に住むようになり、山の中に館を建てた。自分のことを華陽陶隠居と号し、手紙にはただ隠居と書くだけで、名前の代わりにした。

注

○**句容**　江蘇省の句容県。○**句曲山**　江蘇省句容県の東南に在る山。伝説によれば、漢の茅盈が弟の固及び衷と共にこの山で修行した。そこで茅山ともいう。道家は十大洞天の内の第八洞天としている（漢語大詞典）。○**金陵**　南京（ナンキン）の古称。○**咸陽**　陝西省中部、渭水の北岸にある都市。秦の古都。○**得道**　悟りを開くこと。○**人間**　音ジンカン。世間。○**書札**　書付。手紙。

始從東陽孫游嶽
受符圖經法
偏歴名山
尋訪仙藥
身既軽捷
性愛山水
毎經潤谷
必坐臥其間
吟咏盤垣
不能已已
謂門人曰
吾見朱門廣厦
雖識其華樂
而無欲往之心
望高巖瞰大澤
知此難立止
自恒欲就之

始め東陽孫游嶽に從って
符圖經法を受く
名山を偏歴し
仙藥を尋訪し
身既に軽捷となる
性、山水を愛し
潤谷（カンコク）を經（ふ）る毎に
必ず其間に坐臥し
吟咏、盤垣（バンカン）して
已（や）むこと能わず
門人に謂いて曰く
吾、朱門、廣厦を見るに
其の華樂を識ると雖も
而しながら往かんと欲するの心無し
高巖を望み、大澤を瞰（見下ろ）すとき
此こに立ち止まることの難きを知るも
自ら恒に之に就かんと欲す

訳

東陽の孫游嶽に従って未来の吉凶を記したおふだや道教の経典を学んだ。その後、名山を歴訪し、仙人になる薬を探して歩き回った。修行の結果、身軽で敏捷に動けるようになった。

弘景は元々山水の風光に好みを持っていたが、名山歴訪で山間の谷水を渡るとき、いつも必ずそこに腰をすえ、詩を吟じたり歌ったりして、ゆったりと自然の風景を楽しんでいた。

門人にはこのように語っている。

「私は高貴の人が住む赤い門や広大なお屋敷を見て、その住まいの華やかな楽しみを知らない訳ではないが、そこに住みたいとは思わない。険しい巌や大きな沢を見たときは、ここに住むのは大変難しいと分かっても、こういう所に住んでみたいといつも思うのである」と。

注

○**東陽**　地名。浙江省金華市、衢州市一帯の地。三国時代呉の時に置かれた。○**符**　お守り。おふだ。○**圖**　漢音はト。ズは呉音。図籤（トシン）。未来の吉凶を記した書物。○**尋**　次々とあとをたどって探すこと。○**訪**　あちこち探し求めること。尋訪、訪尋で捜し求める意。○**仙薬**　仙は人里離れて山中に入り霞を吸い露を食らって不老不死の修行をする人。仙薬は飲むと仙人になる薬。

○**捷**　動きが早い。敏捷。○**澗谷**　澗はたに、峡。また谷川。

○**盤桓**　たちもとおる。盤は皿。皿を回す意味からあぐらをかく、とぐろを巻く意となる。盤桓で一所をぐるぐる回って進まないこと。ゆったりして楽しむこと。

且永明中
求禄得
輒差舛
若不爾

且つ永明中（四八三—四九三年）
禄を得ることを求めて
輒（すなわ）ち差舛（サセン）す
もし爾（しか）らざれば

豈得爲今日之事
豈唯身有仙相
亦縁勢使之然

豈[あ]に今日の事を爲すを得んや
豈に唯だ身に仙相有るのみならんや
亦た勢に縁[よ]って之をして然らしむ

訳
また永明年間に俸給を得るため、就職活動をしたが、事、志と食い違って思うようにうまくいかなかった。
もしそうでなかったら、今の仕事（神仙道）をすることもなかった。今の仕事をするようになったのも、陶に仙人になる傾向があったからだけではない。事の勢いからこうなったのであり、永明当時の就職の齟齬も理由の一つである。

注
○差舛　音サセン。舛差。食い違い。間違い。

沈約爲東陽郡守
高其志節
累書
要之不至

沈約[シンヤク]は東陽の郡守爲[た]り
其（陶弘景）の志節を高しとし
書を累[かさ]ねて
之を要[もと]むるも至らず

訳

沈約は東陽の郡守であった。弘景の志気、節操の高邁な様子を見て、何度も書簡を送って官吏として登用しようとしたが、弘景は出頭しなかった。

注

○**沈約** 南朝梁の政治家、文学者。浙江省武康県の人。四四一―五一三年。祖は宋の征虜将軍。父は淮南太守であったが、暴虐な太子に殺され、子どもの頃は困苦した。それから斉に仕え、東陽太守、国子祭主になり、梁の武帝の即位に際し尚書僕射、侍中、特進光禄大夫に進んだ。宋書の編纂に携わった。

○**志節** 志操。志は志気、物事を遂行する意気込み。節は節操、節度のある高邁な行動。

弘景爲人
員通謙謹
出處冥會
心如明鏡
遇物使了
言無煩舛
有亦随覺

弘景の人と爲り（な）は
員通、謙謹にして
出處は冥會す
心は明鏡の如く
物に遇えば了（おわ）らしむ
言に煩舛無く
（言うこと）有るときは亦た覺に随う

訳

弘景は人柄が円満で、物事に通達し、謙遜、謹厳であった。出処進退は慎重で注意深かった。心は鏡のように明瞭で、物事は明確に処理した。言葉には回りくどさや間違いがなかった。発言するときは覚書に従った。

注

○**員**　圓。円満は角がなく穏やかなこと。○**冥會**　冥は暗い。奥深く見えにくい。會は了解。○**了**　おわる。物事を決着する、結末をつける。終了。○**随覺**　覺は覚書。

永元初
更築三層樓
弘景處其上
弟子居其中
賓客至其下
與物遂絶
唯一家僮
得至其所

永元の初め
更に三層の樓を築く
弘景は其の上に處る
弟子は其の中に居り
賓客は其の下に至る
物と遂に絶し
唯だ一家僮のみ
其の所に至るを得たり

訳

永元の初め、新しく三層の楼閣を築き、弘景は最上階に住んだ。中層には弟子を置き、下層は客室とした。こうして人々と離れ住み、一人の召使だけ住まいに往来させた。

注

○**永元**　南斉の年号。四九九—五〇一年。○**僮**　雑用をする召使。

本使馬善射
晩皆不爲
唯聽吹笙而巳
特愛松風
庭院皆植松
毎聞其響
欣然爲樂
有時獨游泉石
望見者以爲仙人

本と馬を使い射を善するも
晩（年）には皆爲さず
唯だ笙を吹くを聴くのみ
特（ひと）り松風を愛し
庭院には皆松を植え
毎（つね）に其の響を聞き
欣然として樂と爲す
時有りては獨り泉石に游（あそ）ぶ
望み見る者は以て仙人と爲す

注

○笙　ふえ。管楽器の一つ。**○游**　およぐ。あそぶ。気のゆくままに歩き回る。

訳

もともと馬術が得意で射撃も上手であったが、晩年にはやらなくなった。ただ、笙を吹くのを聞くだけであった。

殊に松風の音が好きで、庭園には至る所に松を植えた。毎度その響きを聞いて喜び、楽しみとした。ときには独りで清らかな泉や美しい岩石の間を逍遥することがあった。その様子を遠くから見た人は、これは仙人のようだと言った。

性好著述
尚奇異
顧惜光景
老而彌篤
尤明陰陽五行
風角星筭
山川地理
方圓產物
醫術本草

性、著述を好み
奇異を尚ぶ
光景を顧惜し
老いて彌篤し
尤も陰陽五行
風角星筭
山川地理
方圓產物
醫術本草に明るし

訳

もともと書物を書き表すことが好きであった。また珍奇なことを尊重した。優れた風景を見ては名残り惜しんで懐かしみ、それは年老いてますます熱心になった。

なかでも陰陽五行（天文地理の情況で未来を予測する術）、風占いや星占い、山川の地理、色々の形と質をもった各地の産物、医術や薬物などの学術についてよく理解していた。

注

○**奇異**　異常で珍しいこと。珍奇。○**風角**　風は風占。角は角笛。風向きや音によって吉凶を占う術。○**星筭**　筭は音サン。算の異体字。易占に用いる算木。星は星占い。星筭で星占いや易占。

○**方圓**　方は四角、圓は丸。方圓で形状、性質。また天地。天は円く、地は方である。

帝代年歴、以筭推知
漢喜平三年丁丑冬至
加時在日中
而天實以乙亥冬至
加時在夜半
凡差三十八刻
是漢歴
後天二日十二刻也

帝代の年歴を筭を以て推知するに
漢の喜平三年、丁丑の冬至には
加時は日中に在り
而れども天の實は乙亥の冬至を以て
加時は夜半に在り
凡そ差は三十八刻
是れ漢の歴は
天に後れること二日と十二刻なり

注
○喜平　後漢の年号。一七二―一七八年。

訳
歴代の暦を計算で推算し訂正した。
漢の喜平三（一七四）年、丁丑の日の冬至の日中に閏を加えた。しかし実際の天文の動きは、その二日前の乙亥の日の冬至の夜半に閏を加えるべきであった。この時差は三十八刻である。漢の暦は実際の天文の動きより二日十二刻遅れていたのである。

又以歴代
皆取其先妣母后
配饗地祇以爲神
理宜然
碩學通儒咸所不悟

又以って歴代
皆其の先妣母后を取って
地祇に配饗し以て神と爲す
理として宜しく然るべし
碩學、通儒、咸(みな)悟らざる所なり

訳
またこういうこともある。歴代の帝王は亡くなった母親や皇太后の名によって土地神にお供えをして神事とした。道理に叶っている。しかし偉い先生も学者も皆、このことについて知っている人がいない。弘景は知っていた。

注
○**先妣** 死んだ母。○**母后** 皇太后。先帝の皇后。現在の帝王の母。○**饗** 酒食で客をもてなし神を祭ること。○**地祇** 天神に対して地の神をいう。

又嘗造渾天象
高三尺許
地居中央
天轉而地不動
以機動之

又嘗て渾天象を造る
高さ三尺許り
地は中央に居る
天は轉じて地は動かず
機を以て之を動かす

悉與天相會
云脩道所須
非止史官用是
深慕張良爲人
云古賢無比

悉く天と相い會す
云う、脩道に須いる所にして
止史官のみ是を用うるものに非ず
深く張良の人と爲りを慕って
云う、古賢無比と

注

○**渾天**　地球を取り巻く円形の天。渾は全体。○**渾天象**　渾天儀。地球儀様の形をしたもので日月星辰の動きを測定する古代の器具。○**史官**　記録、文書係の役人。○**張良**　漢の高祖の忠臣。黄石老人から太公の兵法を授かった。晩年、断穀、道引を行い軽身、長生の術を修めた（『史記』留侯世家第二十五）。

訳

また以前渾天儀を作ったことがある。高さ三尺ほどの器具である。地が中心になっていた。天が回転して地の方は動かないようになっていた。機械で動かした。その運動は天文の動きと同調していた。

「これは道教の修行に必要なものである。記録係の役人も使うが、それだけの用に役立つものではない」と言っていた。

漢の張良の人物、識見に強く共感しており、古人の中でも比類のない偉い人だとしていた。

齊末爲歌
曰水丑木爲梁字
及梁武兵至新林
遣弟子戴猛之
假道奉表
及聞議禪代
弘景援引圖籖數處
皆成梁字
令弟子進之

齊末に歌を爲る
曰く、水丑木とは梁の字と爲る、と
梁武の兵、新林に至るに及んで
弟子の戴猛之を遣し
道を假りて表を奉ず
禪代を議するを聞くに及んで
弘景は圖籖數處を援引するに
皆梁の字と成る
弟子をして之を進む

訳

南朝斉の代の末期に歌を作った。水木丑の三字は並べると梁の字になる。梁の武帝が新林にやって来たとき、弟子の戴猛之を派遣し、他人の土地を一時借用して武帝の所に行き、意見書を呈上した。帝王の禅譲による交代が協議されていると聞いて、弘景は数個の預言書を引用したところ、みな梁の字が出来上がった。そこで弟子にその旨を武帝に進言させた。

注

○**禪代**　禪は帝王が位を譲ること。禅譲。代は帝王の統治する世代。禪代は禅譲で統治の世代が交代すること。ここは斉から梁への交代。○**假道**　假は借りる、借用。假道は一時借用すること。
○**圖籖**　音トセン。未来の吉凶を記した預言書。
○**南朝**　宋斉梁陳の四国。

武帝既早與之游
及即位後
恩禮愈篤
書問不絶
冠盖相望

武帝は既に早く之と游ぶ
即位の後に及んで
恩禮愈よ篤し
書問絶えず
冠盖相い望む

訳

武帝はその前から弘景と交際していた。即位してからは一層丁寧に恩賞を与えるようになった。手紙がひっきりなしにあり、使者の冠と車の覆いが互いに見えるくらい頻繁に使者が派遣された。

注

○**恩禮**　恩典。君主が臣下を厚遇し恵みを与えること。
○**冠盖相望**　使者の冠と車の蓋・覆いが互いに続く様。頻繁に使者を派遣すること。

弘景既得神符秘訣
以爲神丹可成
而苦無藥物
帝給黄金朱砂

弘景既に神符秘訣を得
以て神丹成る可しと爲す
而れども藥物無きに苦しむ
帝は黄金朱砂

曾青雄黄等
後合飛丹
色如霜雪
服之體軽
及帝服飛丹有験
益敬重之
毎得其書
焼香虔受

曾青雄黄等を給す
後、飛丹を合す
色は霜雪の如し
之を服するに體軽し
帝飛丹を服するに及んで験有り
益々之を敬重す
其書を得る毎に
焼香して虔（つつしんで）受く

訳

弘景は前々から神の預言書や錬丹の秘密の方法について資料を持っていたので、神丹を完成することが出来ると考えていた。ただ材料になる薬物が手に入らないので困っていた。

武帝は黄金朱砂曾青雄黄などの薬物を供給したので、丹薬を合成することが出来た。その色は霜や雪の様に純白で、服用するとからだが軽くなった。武帝がこの飛丹を服用したところ効験があったので、ますます弘景を尊敬し鄭重に待遇した。書物を受け取るときはいつも香を焚いて気分を改め、慎んで行った。

注

○**神**　霊妙不可思議な働き、力。また極めて優れていること。神品。○**神符**　お守り。神の霊力が籠もった力がある。また神の預言書。○**秘訣**　秘密の方法。○**丹**　硫化水銀の鉱物。○**飛丹**　道家が錬成した丹薬。○**丹藥**　道教の不老長生の薬。

帝使造年歴
至巳已歳而加朱點
實太清三年也
帝手敕招之
錫以鹿皮巾
後屢加禮聘並不出

帝、年歴を造らしむ
巳已の歳に至って朱點を加う
實に太清三年（五四九年）なり
帝は手ずから敕して之を招き
錫うに鹿皮の巾を以てす
後しばしば禮聘を加えるも並びに出でず

訳

武帝は弘景に暦を作らせた。己巳の歳のところになって、朱で○の注意点を加え、重要性を意味することを示した。それは梁の太清三（五四九）年に当たっていた。
武帝は詔を出して招待し鹿の皮の巾を与えた。その後もしばしば礼を厚くして招聘したが、弘景は出仕しなかった。

注

○**巳已**　巳は音シ、十二支の六番目の「み・蛇」。已は音イ、やむ、すでにの意。巳已では干支としての意味をなさない。己巳・キシ、土の弟みの年の間違いである。○**朱點**　赤い丸印を付けて強調すること。朱書。○**太清**　タイセイ。南朝梁の年号。五四七―五四九年。○**禮聘**　聘は贈り物をして賢者を招くこと。禮聘で礼を厚くして人材を招くこと。

唯畫作兩牛
一牛散放水草之間
一牛著金籠頭
有人執縄
以杖驅之
帝笑曰
此人無不作
欲斅曳尾之亀
豈有可致之理

唯だ畫(えが)いて兩牛を作る
一牛は水草の間に散放し
一牛は金の籠を頭に著く
人有って縄を執(と)り
杖を以て之を驅る
帝笑って曰く
此の人は作(な)さざること無し
尾を曳く亀を斅(おし)えんと欲す
豈に致す可きの理有らんや

訳

出仕の気持ちの無いことを示すために二頭の牛を描いた。一頭は水溜りのある草原に放ち飼いにしている。もう一頭は金の籠を頭にかぶせた。そして手に縄を持った人が杖でその牛を追い立てている。

武帝は笑って、この人は何でも出来るなぁ、と感心した。曳尾の亀の喩のように、立身出世の意志の無いことを示そうとしたのだ。招致を受ける訳が無いはずだ。

注

○**斅**　音コウ。教える。○**曳尾亀**　出典は『荘子』秋水。亀が死んで宝物として御殿に飾られるよりは、生きて泥の途で尾を曳いていた方がよいという話。お役所の偉い人になって苦労するよりは、賎しく貧しくても民間で自由気ままに過ごした方がよいという喩。

國家毎有
吉凶征討之大事
無不前以諮詢
月中常有數信
時人謂爲山中宰相
二宮及公王貴要
參候相繼
贈遺未嘗脱時
多不納受
縦留者即作功徳

國家には毎(つね)に
吉凶征討の大事有り
前もって諮詢(シジュン)せざること無し
（ひと）月の中に常に數（回の）信（書）有り
時の人は謂いて山中宰相と爲す
二宮及び公王貴要の
參候するもの相い繼ぐ
贈遺未だ嘗って脱する時なきも
多くは納受せず
縦(たと)え留める者あれば即ち功徳を作す

訳

国家にはいつもおめでたや凶事、軍隊の出動というような大事なことがある。そういうときは前もって意見を求めて相談した。一月(ひとつき)のうちに何回も書信があった。人々は弘景を山中宰相と呼んでいた。

皇后や皇太子、三公や王族、貴族や要人など、世の貴顕の人々が次々と参詣、伺候し、贈り物が絶えることがなかったが、ほとんど受け取らなかった。一時預かるときもすぐに人々に布施として与えてしまった。

注

○**諮詢**　諮は音シ。意見を尋ねる。相談。詢は音シュン。ジュンは慣用音。質問、相談する。諮詢で諮問、相談の意。○**信**　信書。○**宰相**　宰は肉を切って料理すること。料理から転じて物事の処理の意となる。宰相は君主を補佐して政治を行う大臣。

○**二宮**　正宮は皇后。東宮は皇太子。○**公**　最高の官僚。三公。

○**王**　皇族で地方に封ぜられた者。

○**功徳**　仏教上の善行。念仏や布施など。ここは布施であろう。適切な寄付である。

天監四年
移居積金東澗
弘景辟穀導引之法
自隠處四十許年
年踰八十
而有壮容
仙書曰
眼方者壽千歳
弘景末年
一眼有時而方

天監四（五〇四）年
居を積金の東澗に移す
弘景は辟穀導引の法をよくす
隠處より四十許年
年八十を踰（こ）えて
壮（年の）容（貌）有り
仙書に曰く
眼方の者は壽千歳、と
弘景、末年には
一眼時に方（四角）なること有り

訳

天監四（五〇四）年に住所を積金（茅山）の東の谷間に移した。

弘景は道家の神仙法である辟穀や導引の方法を知っていた。それで世を避けて隠退してから四十年も経って八十歳を過ぎても衰えず、壮年の容姿を保っていた。

神仙法を書いた書物には方眼の人は千年の寿命があると書いて

あるが、弘景も晩年には片方の目が四角になっていたことがある。

注

○**辟穀**　辟は避。穀物を避けて食べない。神仙になるための修行法。○**導引**　道家の修行法。導気引体。呼吸と体操の方法である。近年発掘された馬王堆漢墓に導引の図があり、具体的な体操の方法が明らかになった。○**眼方**　方眼四角い目。○**積金**　江蘇省句容県東南の茅山。

曾夢佛授其菩提記
云名爲勝力菩薩
乃詣鄮縣阿育王塔
自誓受五大戒

曾て佛が其れに菩提記を授けるを夢む
云う、名づけて勝力菩薩と爲す、と
乃ち鄮縣の阿育王塔に詣で
自ら誓って五大戒を受く

訳

あるとき、仏様から菩提記を授かる夢をみた。勝力菩薩という名号を与えられた。そこで鄮縣の阿育王の塔に参詣して五大戒を守ることを誓った。

注

○**菩提**　仏教で悟りを得ること。○**記**　仏教で成仏することを保証する記。○**菩提記**　開悟、成仏を保証する記。○**菩薩**　大乗仏教の修業者。衆生の救済を志す。○**鄮縣**　音ボウケン。地名。秦代に置く。浙江省寧波市の一部。○**阿育王塔**　阿育王（アイク王）。紀元前三世紀ころ、インドを統一したマウルヤ王朝第三代の王。アショカ王。塔は仏骨を納める層状の建物。ここは阿育王を祭った塔であろう。○**五戒**　五つの戒律。殺生。偸盗。邪淫。妄語。飲酒。

後簡文帝臨南徐州
欽其風素
召至後堂
以葛巾進見
與談論數日而去
簡文甚敬異之

後、簡文帝は南徐州に臨み
其の風素を欽（慕）い
召して後堂に至らしむ
葛巾を以て進見し
與に談論すること數日にして去る
簡文甚だ之を敬異す

訳

その後、簡文帝は南徐州に行幸したとき、弘景の簡素な風格を好ましく思って、私用の部屋に招きよせ、葛の頭巾を被って謁見した。数日間一緒に談話し、議論を交わして別れた。

簡文帝は弘景が優れているのに感心して大いに敬意を表した。

注

○**臨**　臨行。行幸。○**南徐州**　南朝宋の永初二年に置かれた。治所は京口。今の江蘇省鎮江市。○**欽**　音キン。尊敬して慕う。○**風**　風格。人柄。○**素**　絹の原糸。元々の本質。平素。また質素、簡素。○**後堂**　本屋の後ろの堂屋。また屋後の庭院。○**葛巾**　葛の布で作った頭巾。隠者や在野の人が用いた。○**進見**　謁見。目上の人にお目にかかる。

天監中
獻丹於武帝
中大通中
又獻二丹
其一名善勝
一名成勝
並爲佳寶

天監（五〇二―五一九年）中
丹を武帝に獻ず
大通（五二七―五二九年）中に中（あた）って
又二丹を獻ず
其の一は善勝と名づけ
一は成勝と名づく
並に佳寶と爲す

訳

天監年間に弘景は武帝に丹薬を献上した。大通年間になってまた二つの丹薬を献上した。一つは善勝と名づけ、もう一つは成勝と名づけた。どちらも優れた宝物である。

注

○**丹**　丹薬。不老長生の仙薬。○**大通**　南朝梁の年号。五二七―五二九年。○**勝**　優秀。

無疾自知應逝
逆剋亡日
仍爲告逝詩

疾無くして應（まさ）に逝くべき日を知り
逆に（死）亡の日を剋（きざ）（刻）み
仍（なお）告逝の詩を爲（つく）り

大同二年卒
時年八十五
顔色不變
屈伸如常
香氣累日
氛氳満山
遺令既没
不須沐浴
不須施牀
止兩重席於地
因所著舊衣
上加生裓裙
及臂衣韎冠法服
左肘録鈴
右肘藥鈴
佩符絡左腋下遶腰
撰環結於前
釵符於髻上
通以大袈裟

大同二年に卒(シュツ)す
時に年八十五
顔色變らず
屈伸常の如し
香氣累日
氛氳(フンウン)山に満つ
遺令(イレイ)して既に没するも
沐浴を須(もち)いず
施牀を須いず
止(た)だ地に席を兩つ重ぬ
著る所の舊衣に因って
上に生の裓裙(コククン)
及び臂衣、韎、冠、法服を加う
左の肘には録鈴
右の肘には藥鈴
佩符を左腋下に絡(まと)い腰に遶らす
環を撰んで前に結び
符を髻の上に釵(サイ)す
通ずるに大袈裟を以てし

覆衾蒙首足

覆衾は首足を蒙う

訳

病気はなかったが死期を悟ったので、死亡の日を記録し告別の詩を作った。大同二（五三六）年に死去した。享年八十五。顔の色も変わらず、からだも柔かく普段のように屈伸した。毎日香気が立ち上り、山中に立ち込めた。

遺言して、死後には沐浴もベッドに寝かせることも不用とした。ただ莚を重ねて地面に敷き、そこに寝た。着ていた古い衣裳の上に重ねて、スカート、上着、靴下、冠、法服を乗せ、左の肘には録鈴、右の肘には薬鈴を付けた。身に着けていた御札は左の脇の下に絡め、腰に回し、環を造って前で結んだ。また御札を髻の上に簪のように差し込んだ。全身に大きな袈裟を掛け、掛け布団で首や足を覆った。

注

○**應**　推定の助詞。まさに…すべし。○**逝**　ゆく。逝去は目上の人の死去。○**大同**　南朝梁の年号。五三五―五四六年。○**氛氳**　もやが立ち込める様。○**施**　漢音はシ。セは呉音。敷く。平らに伸ばす。○**牀**　ベッド。○**席**　蒲や井草で編んだ敷物。○**卒**　音シュツ。高貴の人の死。死の忌み言葉。音ソツは終わること。また雑兵をいう。○**生**　新しい。○**裓裙**　裓は音コク、衣服の裾。また僧の袈裟。裙はスカート。下半身を取り巻く衣服。○**韎**　漢音はバツ。呉音はマツ。足首を隠す皮製の靴下。○**法服**　決められた正式の衣服。○**佩符**　佩はぴたりと身に着ける。肌身離さず身に着けていること。符は御札、お守り。○**撰環**　環は輪状のもの。撰は製造。撰環で輪を作ること。○**釵**　音サイ。サは慣用音。かんざし。ここは動詞、簪を挿すように挿入すること。○**髻**　もとどり。髪を頭上で束ねた所。○**衾**　音キン。死体にかぶせる衣服。経帷子。また上ぶとん、掛け布団。○**蒙**　かくす。おおう。

[redacted]

明器有車馬
道人（道士並在門中
道人左、道士右
百日内
夜）常然燈
旦常香火
弟子遵而行之
詔贈太中大夫
諡曰貞白先生

明器に車馬有り
道人（道士並びに門の中に在り
道人は左、道士は右
百日の内
夜には）常に燈を然（燃）し
旦（あした）には常に香火あり
弟子遵（したが）って之を行う
詔（みことのり）して太中大夫を贈り
諡（おくりな）して貞白先生と曰（い）う

訳

死者と一緒に埋葬する副葬品には馬車があった。道人と道士が門の中に並んでいた。道人は左、道士は右にいた。百日の間、夜には常夜燈が灯り、朝には常香火が点されていた。その世話は弟子が決まりに従って行った。詔で太中大夫に叙し、貞白先生と贈り名をつけた。

注

○**明器**　死者と共に埋葬する器具。多くは模造品。○**道人**　僧尼。仏教の修行者。○**道士**　道教の修行者。○**遵**　音シュン。ジュンは慣用音。決まりや先例のとおりにする。○**諡**　音シ。贈り名。死後、功績にちなんで付ける名。

弘景妙解術數
逆知梁祚覆没
預制詩云
夷甫任散誕
平叔坐論空
豈悟昭陽殿
遂作单于宮
詩秘在篋底裏
化後門人方稍出之
大同末
人士競談玄理
不習武事
後侯景簒
果在照陽殿

弘景は術數を妙解す
逆(あらかじ)め梁祚の覆没を知り
預(あらかじ)め詩を制して云う
夷甫、散誕に任ず
平叔坐して空を論ず
豈に悟らんや昭陽殿
遂に単于の宮と作(な)るを
詩は秘して篋底の裏(うち)に在り
化後、門人方に稍やく之を出す
大同の末（五四六年頃）
人士競って玄理を談じ
武事を習わず
後、侯景（帝位を）簒（奪）し
果して照陽殿に在り

訳

弘景は予言術をよく理解していた。前々から梁の帝位が覆ることを推測していた。前もってこういう詩を作っていた。夷甫は気ままに嘘でたらめ。平叔は座談において空を論じた。梁の昭陽殿が匈奴の御殿になることなど、どうして悟れようか。

詩は箱の奥にしまい込まれていたが死後、弟子が探し出した。

大同年間の終わり頃、人々は清談に耽って軍事の訓練をしなかった。後に侯景が簒奪して昭陽殿の主人になった。

注

○**術數**　天文、暦数、占相などによって世の中の変化を予測する術。○**祚**　初代が開き伝えた国の福運。また代々続く君主の位。○**夷甫**　夷も甫も平ら。○**平叔**　叔は兄弟の三番目。また末。○**散誕**　誕は「うそ」。野放図。伸び放題。荒誕。散は「とりとめがない」。散漫。○**篋**　音キョウ。長方形の竹の箱。書物などを入れる。○**化後**　死後。○**大同**　南朝梁の年号。五三五―五四六年。○**侯景簒**　侯景は南北朝、北魏の将軍。五〇三―五五二年。五四九年三月、建康（南京）の宮城を攻めて梁の武帝を窮死せしめた。これにより建康は荒野となり、南朝貴族文化は大きな打撃を受けた。○**玄談**　玄は霊妙深奥な道理。南北朝の時期、これについて談論することが流行した。清談という。竹林の七賢が有名。○**簒**　音サン。簒奪。うばう。

初弘景母
夢青龍無尾自己升天
弘景果不妻無子
従兄以子松喬嗣

初め弘景の母
青龍の尾無きもの己より天に升るを夢む
弘景果して妻（めと）らず、子無し
従兄は子・松喬を以て嗣とす

訳

弘景の母は、尾の無い青竜がそのからだから出て天に昇るという夢を見て弘景を産んだ。弘景は結局結婚しなかったので子どもが無かった。従兄弟は自分の子の松喬を養子にして跡取りにした。

所著学苑百巻
孝經論語集注
帝代年暦
本草集注
効験方
肘後百一方
古今郡記
圖像集要
及玉匱記
七曜新舊術疏
占候合丹法式
共秘密不傳
及撰而
未訖又十部
唯弟子得之

著す所は学苑百巻
孝經、論語集注
帝代年暦
本草集注
効験方
肘後百一方
古今郡記
圖像集要
及び玉匱記なり
七曜新舊術疏と
占候合丹法式は
共に秘密にして傳わらず
撰して
未だ訖(おわ)らざるもの又十部に及ぶ
唯だ弟子のみ之を得たり

訳

著書は以下のとおりである。『学苑百巻』『孝経集注』『論語集注』『帝代年暦』『本草集注』『効験方』『肘後百一方』『古今郡記』『圖像集要』『玉匱記』。

七曜新舊術疏、占候合丹法式は何れも秘密の書物で世間には伝わっていない。

その他、作ったけれども完成しなかったものが十部ある。これは弟子だけが受け取った。

陶弘景字通明
丹陽秣陵人也
初母夢青龍自懐而出
并見兩天人
手執香爐來至其所
已而有娠、遂産弘景

幼有異操
年十歳得葛洪神仙傳
晝夜研尋
便有養生之志
謂人曰
仰青雲、睹白日
不覺爲遠矣
及長身長七尺四寸

陶弘景、字は通明
丹陽、秣陵の人なり
初め母、青竜が自の懐より出るを夢み
并せて兩天人の
手に香爐を執って其所に至るを見る
已にして娠(はらみ)有り遂に弘景を産む

幼にして異操有り
年十歳、葛洪の神仙傳を得て
昼夜に研尋す
便ち養生の志有り
人に謂いて曰く
青雲を仰ぎ、白日を睹て
遠しと爲すを覺えず
長ずるに及んで身長七尺四寸

神儀明秀、朗目疎眉
細形長耳
讀書萬餘卷
善琴棊、工草隷
未弱冠齊高帝作相
引爲諸王侍讀
除奉朝請

雖在朱門
閉影不交外物
唯以披閲爲務
朝儀故事、多取決焉

永明十年、上表辭禄
詔許之、賜以束帛
及發公卿祖之於征虜亭
供帳甚盛、車馬填咽
咸云、
宋齊以來、未有斯事

神儀は明秀、目は朗かにして眉は疎
形細く耳長し
讀書萬餘卷
琴棊を善くし、草隷に工(たく)みなり
未だ弱冠ならずして齊の高帝、相と作して
引いて諸王の侍讀と爲し
除して朝請に奉ず

朱門に在りと雖も
影を閉じて外物と交わらず
唯だ披閲を以て務と爲す
朝儀故事、焉(これ)に決を取ること多し

永明十年、表を上って禄を辭す
詔して之を許し、賜うに束帛を以てす
公卿祖之を征虜亭に於いて發くに及び
供帳甚だ盛んにして、車馬咽を填む
咸云う、
宋齊以來、未だ斯のごとき事無し、と

朝野榮之

於是止于句容之句曲山
恒曰
此山下是第八洞宮
名金壇華陽之天
周回一百五十里
昔漢有咸陽三茅君
得道來掌此山
故謂之茅山
乃中山立館
自號華陽隱居

偏歷名山、尋訪仙藥
毎經澗谷、必坐臥其間
吟詠盤桓、不能已已
時沈約爲東陽郡守
高其志節、累書要之
不至

朝野之を栄とす

是に於いて句容の句曲山に止まる
恒(つね)に曰く
此の山の下は是れ第八洞宮
名は金壇華陽の天
周回一百五十里
昔漢に咸陽の三茅君有り
道を得て來り此の山を掌す
故に之を茅山と謂う
乃ち山中に館を立て
自ら華陽隱居と號す

名山を偏歴し、仙藥を尋ね訪い
澗谷を經る毎(ごと)に必ず其の間に坐臥し
吟詠し盤桓して已(や)むこと能わず
時に沈約は東陽の郡守爲(た)り
其の志節を高しとし、書を累ねて之を要するも
至らず

弘景爲人
圓通謙謹、出處冥會
心如明鏡、遇物便了
言無煩舛、有亦輒覺

建武中
齊宜都会王鏗
爲明帝所害
其夜弘景夢鏗告別
因訪其幽冥中事
多説秘異
因著夢記焉

永元初更築三層樓
弘景處其上
弟子居其中
賓客至其下
與物遂絶
唯一家僮得侍其旁

弘景の人と爲(な)りは
圓通、謙謹にして、出處は冥會なり
心は明鏡の如く、物に遇うときは便ち了す
言に煩舛無く、有るときは亦た輒ち覺る

建武中
齊の宜都会王鏗は
明帝の害する所と爲る
其の夜、弘景は鏗の告別を夢みる
因って其の幽冥中の事を訪(たず)ね
秘異を説くこと多し
因って夢記を著す

永元の初め、更に三層の樓を築く
弘景は其の上に處り
弟子は其の中に居る
賓客は其の下に至る
物と遂に絶す
唯だ一家僮が其の旁に侍するを得たり

特愛松風、毎聞其響
欣然爲樂
有時獨游泉石
望見者以爲仙人

性好著述、尚奇異
顧惜光景、老而彌篤
尤明陰陽五行
風角星筭、山川地理
方圖産物、醫術本草
著帝代年歴
又嘗造渾天象
云脩道所須
非止史官用是

義師平建康
聞議禪代
弘景援引圖讖數處
皆成梁字

特り松風を愛し、毎に其の響を聞き
欣然として樂と爲す
時有りて獨り泉石に游ぶ
望見する者は以て仙人と爲す

性、著述を好み、奇異を尚ぶ
光景を顧惜し、老いて彌篤し
尤も陰陽五行
風角、星筭、山川地理
方圖産物、醫術本草に明らかなり
帝代年歴を著す
又嘗て渾天象を造る
云う、脩道に須つ所にして
止だ史官の是を用うるのみに非ず、と

義師、建康を平らげ
禪代を議するを聞き
弘景が圖讖數處を援引するに
皆梁の字と成る

令弟子進之
高祖既早與之游
即位後、恩禮逾篤
書問不絶、冠蓋相望

天監四年
移居積金東澗
善辟穀導引之法
年逾八十而有壯容
深慕張良之爲人
云古賢莫比
曾夢佛授其菩提記
名爲勝力菩薩
乃詣鄮縣阿育王塔
自誓受五大戒

後太宗臨南徐州
欽其風素
召後堂與談論

弟子をして之を進めしむ
高祖、既に早くより與(とも)に之と游ぶ
即位に及べる後、恩禮逾(いよいよ)篤し
書問絶えず、冠蓋相い望む

天監四年
居を積金の東澗に移す
辟穀導引の法を善くす
年八十を逾(こ)えて壯容有り
深く張良の人と爲りを慕い
古賢比莫(な)しと云う
曾(か)って佛の其の菩提記を授けるを夢む
名は勝力菩薩と爲す
乃ち鄮縣の阿育王塔を詣(もう)で
自ら誓って五大戒を受く

後、太宗の南徐州に臨むや
其の風素を欽び
後堂に召して與に談論すること

數日而去
太宗甚敬異之

大通初
令獻二刀於高祖
一名善勝、一名成勝
並爲佳寶

大同二年卒
時年八十五
顏色不變、屈伸如恒
詔贈中散大夫
謚曰貞白先生
仍遣舍人
護喪事
弘景遺令薄葬
弟子遵而行之

數日にして去る
太宗甚だ之を敬異す

大通の初
二刀を高祖に獻ぜしむ
一は善勝と名づけ、一は成勝と名づく
並びに佳寶爲り

大同二年卒す
時に年八十五
顏色變ぜず、屈伸恒(つね)の如し
詔して中散大夫と贈る
謚（贈り名）は貞白先生と曰う
仍(な)お舍人を遣(つか)わして
喪事を護らしむ
弘景遺令して薄葬す
弟子遵って之を行う

本草経集注　巻第一　序録

集注

隠※居先生
在乎茅山巌嶺之上
以吐納餘暇
頗遊意方技
覧本草藥性
以爲盡聖人之心
故撰而論之

隠居先生
茅山の巌嶺の上に在って
吐納の餘暇を以て
頗や意を方技に遊ばせ
本草の藥性を覧み
以て聖人の心を尽くすと爲す
故に撰して之を論ず

校

※隠居…聖人之心　敦煌本『集注』は欠く。『大観』『政和』により補う。

訳

私、陶弘景、号は華山隠居、茅山の巌の上に住んで、道教の呼吸法である吐納を行って修業に努めている。その傍ら、医学にも関心を持ち、本草の薬性を研究して、これは聖人が精神を注ぎ込んだものだと考えた。そこで本草について論文を作った次第である。

注

○**隠居先生**　陶弘景（四五六―五三六年）は南朝梁（五〇二―五五七年）の道士。華陽隠居と号した。○**茅山**　ボウザン。茅氏の三兄弟が住んだのでこの名がある。○**撰**　文章を作ること。

集注

舊説皆稱神農本草經
余以爲信然
昔神農氏之王天下也
畫易卦以通鬼神之情
造耕種以省煞※害之弊
宣藥療疾以拯夭傷之命

旧説皆神農本草經と称す
余は以て信(まこと)に然りと爲す
昔、神農氏の天下に王たるや
易卦を畫して以て鬼神の情を通じ
耕種を造って以て煞害(サツガイ)の弊を省(はぶ)き
藥を宣(の)べ疾を療し以て夭傷の命を拯(すく)う

校

※煞害　『大観』『政和』は「殺生」に作る。

訳

旧説はみな、本書を『神農本草経』と呼んでいる。私もそのとおりであると考える。

昔、神農が天下の王であったとき、次のような事業を行った。

易の卦を画いて霊妙不可思議な天地の実相に通達した（易占）。

耕作、播種による農業を始めて飢饉のために死亡することを防いだ（農耕）。

薬を広め病を治療して不慮の災害や病気で落とす命を救った（医薬）。

注

○**煞害**　殺害である。煞は音サツ。殺す意。

集注

此三道者歴羣聖而滋彰
文王孔子彖象繇辭幽贊人天
後稷伊尹播厥百穀恵被生民
岐皇※彭扁振揚輔導恩流含氣
並歳踰三千民到於今頼之

此の三つの道は群聖を歴て滋(ますま)す彰なり
文王、孔子は彖象繇辭をもって人天を幽賛す
後稷、伊尹は厥(そ)の百穀を播き恵は生民に被る
岐、皇、彭、扁は振揚輔導し恩は含氣に流る
並びに歳は三千を踰(こ)え民は今に到るも之に頼る

校

※皇　『大観』『政和』は「黄」に作る。

訳

神農が始めた三つの教え、易占、農耕、医薬は歴代の聖人たちによってますます増補され明確になった。

文王、周公と孔子は易の彖傳、象傳、繇辭傳をつくり、それによって間接的にこの教えを援助した。

後稷と伊尹は沢山の穀物を栽培して農業を振興して人民に恩恵を施した。

岐伯、黄帝、彭祖(ホウソ)、扁鵲(ヘンジャク)は医薬、本草の道において、この教えを振興、発揚、補助、教導した。その恩恵は大衆に広く行き渡っている。

神農がこの教えを始め、広めてから既に三千年が経過したが、今なお大衆はこの教えのおかげを蒙っている。

注

○**後稷**　コウショク。周朝の祖先。帝堯に仕えて農業を司る。○**伊尹**　イイン。殷の大臣。湯王を助けて夏の桀王を滅ぼした。○**文王**　周王朝の基礎をつくった王。武王の父。○**周公**　文王の子。名は旦。周の礼楽制度を整備した。○**彖象繇辭**　『易経』の注釈部である十翼の諸篇。彖傳(タンデン)、象傳(ショウデン)、繇辭傳(ケイジデン)である。彖は音タン。

易は六本の算木で天地人の運勢を現す。算木の一本を爻(コウ)という。六爻を卦(カ)という。爻辞の解説を彖傳という。文王の作。卦辞の解説を象傳という。周公の作。繇辭傳は『易』の内容を哲学的に解説している。孔子の作。

○**幽賛**　幽は「ひそかに」の意味。賛は「助ける」意。○**厥**　音ケツ。「其」と同意。「その」、「それ」。○**含氣**　生気を含む存在で人のことである。病人とは限らない。

集注

但軒轅以前文字未傳
如六爻指垂
畫象稼穡即事成迹
至於藥性所主
當以識識相因
不爾何由得聞
至乎桐雷乃著在篇簡
此書應與素問同類
但後人多更修飾之耳
秦皇所焚醫方卜術不預
故猶得全録
而遭漢獻遷徙晉懷奔迸
文籍焚靡千不遺一

但し軒轅以前は文字未だ傳らず
六爻の指垂するが如し
畫象稼穡は事に即して迹を成す
藥性の主る所に至っては
當に識識を以て相い因るべし
爾らざれば何に由ってか聞くことを得ん
桐（公）雷（公）に至って乃ち著して篇簡に在り
此の書は應に素問と類を同じくすべし
但だ、後人多く更之を修飾するのみ
秦（始）皇の焚（焼）く所醫方と卜術は預らず
故に猶全録を得たり
而れども漢の獻帝の遷徙、晉の懷帝の奔迸に遭い
文籍は焚靡して千に一も遺らず

訳

しかしながら、軒轅に都して天下を治めた黄帝以前には未だ文字が無かった。そこで『易』のように六本の算木によって物事を象徴的に指示して説明した。

書画や農作業などは事態に即応して具体的に技術を後世に残した。

薬物の性状、効用については、具体的な物による説明は困難で、当然人から人へと口伝えによって知識を伝達した。それでなければ如何にして知識を得ることが出来ようか、出来はしない。

古代の本草研究者の桐公や黄帝の医学顧問であった雷公の時代になってようやく文字が出来たので、書物に書き表すようになった。桐君や雷公の書物は『素問』と同類の医学書であるが、後世の人が修正したり整理したりしたところが多く加えられており、元のままではない。

秦の始皇帝は、宰相李斯の助言によって焚書坑儒を行ったが、幸いに医学と卜占の書物は焼かなかったので、原書が失われなかった。

ところがその後、後漢の献帝が董卓の兵乱で洛陽から長安に遷都（一九〇年）したり、西晋の懐帝の永嘉の乱（三一一年）に際して洛陽から江南に奔走したりしたとき、古代の文献は大方焼失、消亡して千に一つも残る物が無かった。

注

○**軒轅**　黄帝のこと。軒轅の丘に都を置いて天下を治めた。
○**指垂**　指示、流伝。○**稼穡**　稼は春の植え付け。穡は秋の収穫格納。○**識識相因**　識者が知識を手から手へ、口から口へと次々と伝えていくこと。○**桐雷**　桐公と雷公。何れも古代の伝説的な本草家、医師。○**秦皇**　秦の始皇帝（前二五九―前二一〇年）。戦国末期、中国を統一し、帝国を建てた。焚書坑儒が有名。○**漢献遷徙**　董卓の兵乱の際、後漢（二五―二二〇年）の献帝の初平元（一九〇）年に都を洛陽から長安に移したこと。○**晋懐奔迸**　晋（二六五―三一六年）の懐帝の永嘉五（三一一）年、匈奴の劉曜が洛陽に侵入し懐帝を虜にし都を焼いた。永嘉の乱という。このとき、古代から伝承した多くの文物が焼尽した。奔迸。奔も迸も「はしる」こと。乱に際して華北の漢族は雪崩を打って江南地方に逃散した。これより東晋（三一七―四二〇年）が始まり、江南が開けてくる。
○**焚靡**　焚は焼く。靡は「無くなる、分散する」意。

今之所存有此※四巻
是其本經
所出郡縣乃後漢時制
疑仲景元化等所記
又有桐君採藥録
説其華葉形色
藥對※四巻論其佐使相須
魏晋以來呉普李當之等更復損益
或五百九十五
或※四百卌一
或※三百一十九
或三品混糅
冷熱舛錯
草石不分蟲獸無辨
且所主治互有※多少
醫家不能備見
則識※智有浅深

今の存する所、此の四巻有り
是れ其の本經なり
出づる所の郡縣は乃ち後漢の時の制（度）なり
疑うらくは張仲景、元化等の記す所なり
又桐君採藥録なるもの有り
其の華、葉、形、色を説く
藥對四巻は其の佐、使、相須を論ず
魏晋以來呉普、李當之等は更に復た損益す
或は五百九十五
或は四百卌一
或は三百一十九
或は三品混糅（コンジュウ）し
冷熱舛錯（センサク）す
草石分たず、蟲獸辨ずること無し
且つ主治する所、互に多少有り
醫家は備（つぶさ）に見ること能わず
則ち識智に浅深有り

校

※四巻　三巻が正しい。

※四百卅一　『呉普本草』は四百四十一種。「卅」は「四」とすべきである。

※三百一十九　「一」は「六」の間違い。三百六十九が正しい。

※多少　『大観』『政和』は「得失」に作る。

※智有　『大観』『政和』は「致」に作る。

訳

今存在しているのはこの四巻（三巻）である。これがその本経である。薬物の産地の郡県の名前は後漢時代のものである。本来の地名でないのは、張仲景や華佗など、後漢の医師達が記載したものかもしれない。

また、『桐君採薬録』という書物があって、薬物の花や葉の形や色を記している。徐之才の『薬對』には君臣佐使や相須など薬効の相互作用を載せている。

三国時代の魏（二二〇―二六五年）晋（二六五―四二〇年）以来、呉普とか李當之というような本草家が薬物の種類を増やしたり減らしたりした。その結果、所載された薬物の種類には五百九十五のもの、四百三（四）十一のもの、三百一（六）十九のものなどがある。

そのため、内容に誤りが見られるようになった。上品、中品、下品の三品の区別が混乱したり、薬物の気味の寒熱が入り乱れたり、植物、鉱物の区分が無かったり、虫と獣の区別が無かったりしている。

薬の主治症についても多かったり少なかったりで不定である。これでは医者は完備したものを見ることが出来ず、知識も正確でなくなる。

注

○**仲景**　張仲景。後漢の医師。『傷寒卒病論』の編者。○**元化**　華佗。後漢末の医師。麻沸散（麻酔薬）を用いて開腹手術を行った（『後漢書』華佗傳）○**薬對**　北斉の徐之才の撰による薬学書。○**呉普**　三国時代、魏の医師。『呉普本草』を著す。○**李當之**　華佗の弟子。『李當之本草経』を著す。亡佚。○**混糅**　混も糅も「まぜる」意。糅は音ジュウ。○**舛錯**　入り乱れること。舛は乱れる、錯は重なること。

集注

今輒苞綜諸經研括煩省
以神農本經三品
合三百六十五爲主
又進名醫副品亦三百六十五
合七百卅種
精麁皆取無復遺落
分別科條區畛物類
兼注詺世用土地所出
及仙經道術所須
并此序録合爲三巻
雖未足追踵前良
蓋復一家撰製
吾去世之後
可貽諸知音爾

今輒（すなわ）ち諸經を苞綜し研括煩省す
神農本經三品
合せて三百六十五を以て主と爲す
又名醫副品亦た三百六十五を進め
合せて七百卅種なり
精麁（粗）皆取り復た遺落無し
科條を分別し物類を區畛（シン）す
兼ねて世用、出づる所の土地
及び仙經、道術の須（もち）いる所を注詺し
此の序録と并せて合して三巻と爲す
未だ前良を追踵するに足らずと雖も
蓋し復た一家の撰製なり
吾が世を去りし後
諸々の知音に貽（のこ）す可し

訳

以上の状況に鑑みて私、陶弘景は色々の書物を綜合し、重複を省き、統合して定本を作った。『神農本経』の三品、合計三百六十五種を主とし、『名医副品』の三百六十五を合わせて七百三十種とした。

編修に際しては、精密なものも粗略なものもすべて取り上げ、

遺漏の無いようにした。また科目を分け、種類を区別し、併せて世間での使用法、出所、さらに道教の経典や学術での使用についても注解した。

以上の作業によって、この序録を含めて三巻とした。前代の優れた仕事に追従するには不十分ではあるが、これも一つの独自の制作である。後世の同学の人々に残して参考にしてもらうことは出来るであろう。

注

○苞綜　苞は「つと、つつむ」意。綜は「まとめる」意。**○研括煩省**　研は「みがいて汚れをとり本質を明らかにすること、詳しく調べる」こと。括は「しめくくる」。煩は煩雑、省は省略。煩省で繁雑と簡単。あれこれの雑件。**○名醫副品**『新唐書』于志寧傳に「別録は魏晋以来、呉普、李當之の記す所にして、其の華葉の形と色、佐使相須を云い、経に附して説を爲す、故に陶弘景合して之を録す」とある。この別録中から三百六十五種を選んで『本草経集注』に加え「名医副品亦三百六十五を進む」としたのである。**○麁**　粗と同じ。**○昣**　シン。畛に同じ。**○畛**　音シン。田間の道。境。くぎり。**○貽**　音イ。贈る、遺す。ここは後者。

本経

本草經巻上
序藥性之本源
詮※病名之形診
題記品録
詳覧施用之
本草經巻中
玉石草木三品
合三百五十六種

本草經巻上
藥性の本源を序す
病名の形診（症状）を詮（セン）す
品（々の目）録を（標）題記（載）す
之が施用（使用法）を詳覧（詳細に表現）す
本草經巻中
玉、石、草木の三品
合せて三百五十六種

本草經卷下
蟲獸果菜米食三品
合一百九十五種
有名無實三條
合一百七十九種
合三百七十四種

本草經卷下
蟲獸、果菜、米食の三品
合せて一百九十五種
有名無實三條
合せて一百七十九種
合せて三百七十四種

校

※詮 『大観』『政和』は「論」に作る。詮は「説き明かす」意で論に近い。

訳

本草経巻上

薬物の性状についての本質的事項を記す。病の名称と症状を論ず。三品の分類を行う。使用法について詳しく示す。

本草経巻中

玉石、草、本の三種類の薬物、合計三百五十六種。

本草経巻下

虫獣、果菜、米食三品、合計百九十五種と有名無実三条、合計百七十九種、両者合わせて三百七十四種。

注

○**序** のべる。叙と同意。○**詮** 物事をつまびらかに説き明かすこと。

集注

右三巻其中下二巻
藥合七百卅種各別有目録
並朱墨雜書并子注
大書分爲七巻

右三巻、其の中下巻には
藥、合せて七百三十種あり、各々別に目録有り
並びに朱墨雜え書し子注を并す
大書して七巻に分つ

訳

本草経三巻のうち、中下の二巻には合計七百三十種の薬物が記載されており、別に目録が付いている。『本経』と『名医』は朱と墨で書き分けてあり、合わせて私の注が記されている。全体で七巻に分けてある。

注

○**子注**　陶弘景自身の注である。

本経

上藥一百廾種爲君
主養命以應天
無毒多服久服不傷人
欲輕身益氣不老延年者
本上經

上藥一百廾種を君と爲す
命を養うことを主る、以て天に應ず
無毒、多服、久服するも人を傷らず
輕身、益氣、不老延年を欲するものは
上經に本づく

訳

上等の薬物は百二十種あり、政治の世界で一番偉い君主の位に相当する。

天から授かった「いのち」を養い育てる働きをする。万物を生成する天に対応しているものである。

毒性が無いのでたくさん飲んでも永く飲んでも障害を起こすことはない。

からだが軽々と動くこと、生命力を増進したいとき、不老長生を望むときは、この上経の記載を基本として服薬する。

注

○**養**　羊のような栄養素に富んだ食べ物。それによって体力、気力を増すこと。○**命**　天から授かった生きる力。また天（の定めた運）命。それに基づく生命力また寿命。

○**益氣**　益は水が皿一杯になっている様。増と類する。氣は精氣。精は米のエキス。エネルギーの塊り。氣はエネルギー。ものを動かす力。精気は人体では栄養素で、人体の機能を遂行する力、また各臓器組織の機能物質。

本経

中藥一百廾種爲臣
主養性以應人
無毒有毒斟酌其宜
欲遏病補虛羸者
本中經

中藥一百廾種は臣と爲す
性を養うことを主り以て人に應ず
無毒あり、有毒あり、其の宜を斟酌（シンシャク）す
病を遏（とど）め虚羸（キョルイ）を補わんと欲する者は
中經に本づく

訳

中等の薬物は百二十種あり、君主に仕える臣下に相当する。

生まれつき持っている心身の働きを養い育てる働きをする。一人ひとり違う人間の存在様式に対応している。

有毒のものも無毒のものもある。その特性を勘案して使用する。

病気を防ぎ体力の衰えを補うには、この中経の記載を基本として服薬する。

注

○**臣**　からだを緊張させて君主に仕える人。ここは大臣。
○**性**　生まれながらに持つ個人個人の心身の能力。○**斟酌**　斟も酌も水や酒を汲むこと。斟酌は杯の大きさなどを考えて適当に汲み取ること。転じて事情に応じて適切に対応すること。○**遏**　音アツ。とどめる。ふせぐ。

本経

下藥一百廾五種爲佐使
主治病以應地

下藥一百廾五種は佐使と爲す
病を治することを主る、以て地に應ず

多毒不可久服
欲除寒熱邪氣
破積聚愈疾者
本下經

多毒にして久服す可からず
寒熱の邪氣を除き
積聚(シャクジュ)を破り疾を愈さんと欲する者は
下經を本とす

訳

下等の薬物は百二十五種類あり、政治の体制上の大臣の補佐役、局長クラスに相当する。

病気の治療を担当する。色々の薬物を育成する大地の力に相当する。

毒性が強いので永く飲んではいけない。

悪寒発熱を起こす邪気を除去したり腹部腫瘤を破壊したりして病気を治癒させたいと考えるときは、この下経を基準として薬物を使用する。

注

○**寒熱邪氣**　寒熱は悪寒発熱。感染症で発生する。邪気は病原因子。ウイルス、細菌の類である。○**積聚**　漢音はセキシュ。シャクジュは慣用音。積の漢音はセキ。シャクは呉音。ぞんざいに積み重ねること、また重なった様。聚の漢音はシュ。呉音はズ。シュウ、ジュは慣用音。一所に集める意味。

別録

三品合三百六十五種
法三百六十五度
一度應一日以成一歳
倍其數合七百卌名

三品合せて三百六十五種
三百六十五度に法(のっと)る
一度は一日に應じ以て一歳と成る
其の數を倍にし合せて七百卌名とす

訳

上中下の三つの品目の薬物は三百六十五種類ある。
天周の三百六十五度に基準を持っている。

天の一度は地の一日に相応しており、三百六十五度は一年に相当する。
いま『名医別録』を合併して七百三十種類とする。

集注

本説如右
今案
上品薬性亦皆能遣疾
但其勢力和厚
不爲倉卒之効
然而歳月將※服
必獲大益

本説右の如し
今案ずるに
上品の薬性亦皆能く疾を遣(や)る
但其の勢力和厚にして
倉卒の効を爲さず
然れども歳月將(もっ)て服すれば
必ず大益を獲(え)

病既愈矣
命亦兼申
天道仁育
故云應天
獨用百廾種者※
當謂
寅卯辰巳之月
法萬物生榮時也

病は既に愈ゆ
命も亦兼ねて申（伸）ぶ
天道の仁育なり
故に天に應ずと云う
獨り百廾種の者を用いるのは
當に謂うべし
寅卯辰巳の月は
萬物（発）生（繁）榮の時に法（のっと）るなり、と

校

※將　『大観』『政和』は「常」に作る。

※獨用　『大観』『政和』には無し。

訳

本草経の説明は右（以上）のとおりである。

思うに上品の薬性も中下品と同様に病を追い出す働きがある。ただその作用が穏やかで早急の効果は期待出来ない。しかし長い年月に亘って服用すれば必ず大いに利益が得られるであろう。病気も治るし寿命も延びる。天の恵み深い生育の力によるものである。そこでその働きを天の恵みに対応するというのである。

上品の百二十種は五行の木、春の季節に当たる寅卯辰巳の三月から六月にかけて使用される。もの皆生々繁茂する時節にあやかる意味である。

注

○**遣**　音ケン。訓は「やる」。送る、他へ移す意。

○**倉卒**　倉も卒も「にわかに」の意。

○将服　将は「以」に同じ。「云々をもって」。将服は「服するをもって」、「もって服す」の意味。

○寅卯辰巳之月　寅は陰暦三月。卯は四月。辰は五月。巳は六月。

集注

中品薬性
治病之辭漸深
輕身之説稍薄
於服之者
祛患當速
而延齢爲緩
人懐性情
故云應人
百廾種者
當謂午未申酉之月
法萬物熟成時也

中品の薬性は
治病の辭は漸く深く
輕身の説は稍薄し
之を服する者に於いては
患を祛ること當に速やかなるべきも
齢を延ばすことは緩やかと爲る
人の性情を懐く
故に人に應ずと云う
百廾種者は
當に謂うべし、午未申酉の月は
萬物熟成の時に法るなり、と

訳

中品の薬性については、治病の言葉が段々増えて不老長生の説は少なくなる。これを服用するとき、病気は速やかに除去されるが、長生の働きは緩やかになる。人情の自然に沿っているので、人に対応するというのである。

百二十種の薬物は五行の火土金、夏から秋に至る季節に当たる午未申酉の月に使用される。万物の成熟完成する時気にあやかるものである。

注

○祛患　祛は音キョ。災いを取り払う。患は「わざわい」。病気や災害、心配事など。

○午未申酉之月　午は旧暦七月。未は八月。申は九月。酉は十月。

集注

下品藥性專主攻擊	下品の藥性專ら攻擊を主る
毒烈之氣傾損中和	毒烈の氣は中和を傾け損す
不可恒服	恒に服す可からず
疾愈則止	疾愈ゆれば則ち止む
地體收煞	地の收煞を體す
故云應地	故に地に應ずと云うなり
獨用一百廾五種者	獨用の一百廾五種の者は
當謂戊亥子丑之月	當に謂うべし、戊亥子丑の月は
兼以閏之盈數加之	兼ねて之を閏するを以て數を盈して之に加う
法萬物枯藏時也	萬物の枯藏の時に法るなり、と

訳

下品の薬性は病邪を攻撃する作用が主体となる。激しい毒性が正常の機能を傾覆し損傷する。したがって普段に飲むべきものではない。病気が治ったら止める。土地の収穫、枯殺の働きに倣っているので地に対応するという。

百二十五種は五行の水の季節を中心とする戊亥子丑の月にあやかっている。合わせてゆとりをつけて五種増加してある。万物の枯槁し収蔵する季節に対応している。

注

○**収煞**　収は収穫。煞は音サッ。枯殺。○**戊亥子丑之月**　戊は十一月。亥は十二月。子は一月。丑は二月。○**閏**　音ジュン。ゆとりをつける意。ここは上、中品に比べて薬物の数が五種増加していることをいう。

集注

今※合和之體不必偏用
自随人患苦參而共行
但君臣配隷應依後所説
若單服之者所不論耳

今合和の體は必ずしも偏用せず
自から人の患苦に随い參じて共に行(や)る
但だ君臣配隷は應に後の説く所に依るべし
單服の者の若(ごと)きは論ずる所にあらず

校

※今　『大観』『政和』は「凡」に作る。

訳

一体、薬物を合体して使用することは必ずしも原則とはしていない。病苦の状況に応じて混ぜ合わせて使う。薬物の君臣佐使の配合は後に説明してあるところに従う。薬物一味の使用法については論じない。

注

○**偏用**　偏は「一方に片寄る」「それだけ」の意。偏用は一般的、原則的に使用しない意。○**隷**　音レイ。しもべ。下級の役人。

本経

一

薬有君臣佐使以相宣摂
合和者
宜用一君二臣五使※
又可一君三臣九佐也※

薬には君臣佐使（の別）有り、以て相い宣摂す
合和する者は
宜しく一君二臣五使なるべし
又一君三臣九佐も可なり

校

※五使　『大観』『政和』は「三佐五使」に作る。
※九佐　『大観』『政和』は「九佐使」に作る。

訳

薬には君臣佐使という役割があり、お互いに密接な相互関係を結んでいる。これを数種混合して用いる場合、一君二臣五使という組み合わせ方が具合がよろしい。また一君三臣九使という組み合わせも可能である。

注

○**宣摂**　宣は「のべる」。また「あまねし」、広く行き渡る意。摂は「かねる」。宣摂で広く相互作用を結ぶこと。

集注

本説如此
案今用藥
猶如立之人制
若多君少臣
多臣少佐
則勢力不周故也
而檢世道※諸方
亦不必皆爾
養命之藥則多君
養性之藥則多臣
治病之藥則多佐
猶依本性所主
而兼復斟酌
詳用此者
益當爲善

本説此の如し
案ずるに今の用藥は
猶お人の制を立つるが如し
若し多君少臣
多臣少佐なるときは
則ち勢力周（あまね）からざるが故なり
而して世道の諸方を検するに
亦必ずしも皆爾（しか）らず
養命の藥は則ち君多し
養性の藥は則ち臣多し
治病の藥は則ち佐多し
猶お本性の主る所に依り
兼ねて復た斟酌す
此を用いることを詳しくするは
益々當に善と爲すべし

校

※世道　『大観』『政和』は「仙経世俗」に作る。

訳

本草経の説くところは以上のようである。

思うに薬の使用法は人の政治制度の立て方と同じようである。しかし君主が多く臣下が少なかったり、臣が多く佐使が少なければ政治施策は国民に充分に行き渡らない（君臣佐使の配合は適切でなければ効果は上がらない）。

世間で行われている処方を検討してみると必ずしも本経のいうとおりにはなっていない。

養命の薬には君薬が多い。養性の薬には臣薬が多い。治病の薬には佐薬が多い。

それぞれ本来の効能に従って配合されており、さらに色々と斟酌が加えられている。詳しく考えて薬を用いればますます効果が上がるであろう。

注

○**爾**　音ジ。然と同じ。肯定の言葉、「しかり」。また「なんじ、汝」。

集注

又恐上品君中
復各有貴賤
譬如列國諸侯
雖並得稱君※制
而猶歸宗周
臣佐之中亦當如此

又恐らく上品の君中にも
復た各々貴賤有らん
譬えば列國の諸侯の如し
並びに君制を稱するを得と雖も
猶お宗周に歸するが如し
臣佐の中も亦た當に此の如くなるべし

校

※君　『大観』『政和』には「君」の字無し。

訳

また上品の君薬の中にも貴賎があり、作用の違いがある。例えば列国の諸侯はそれぞれ権力を振るうことが出来るが、結局は宗主である周王朝に帰属して服従することになるようなものである。臣佐の薬についても同様な事情があるはずである。

注

○**稱制**　天子にかわって政務をとること。稱は「となえる、世間に公言すること」。制は天子の命令。○**宗周**　宗は漢音ソウ。シュウは慣用音。みたまや。先祖を祭る所。また宗家。中心となる本家。宗周は周（前一一〇〇—前二五六年）の本家。諸侯は周王朝の分家である。

集注

所以門冬遠志別有君臣
甘草國老大黄將軍
明其優劣不皆同秩
自非農岐之徒孰敢詮正
正應領略輕重爲分劑也

所以に（麦）門冬、遠志、別に君臣有り
甘草は國老、大黄は將軍にして
其の優劣、皆秩（序）を同じくせざるを明らかにす
農岐の徒に非ざるよりは孰か敢て詮正せん
正に應に輕重を領略し分劑を爲すべきなり

訳

そこで麦門冬、遠志に君臣の区別があり、甘草を国老、大黄を将軍と呼ぶように、両者の働きに優劣をつけて区別している。どのような原理によって区別を行っているのか、神農や岐伯以外にだれが正しく解明出来るだろうか。出来る人はいない。それぞれの薬物の正しい効用に従って使い分けるべきである。

注

○**國老**　辞職の後も卿太夫の待遇を受けた人。重臣。○**秩**　収穫した作物を重ねて詰め込むこと。転じて物事を順序よく整理することをいう。○**農岐**　神農、岐伯の略。岐伯は『素問』で黄帝と問答する医学の師。○**詮正**　詮は明らかにする意。正は正しくする意。○**領略**　領は漢音はレイ。リョウは呉音。要点を押さえて

処理すること。宰領。略は計略、はかり、考え、処理すること。

本経

二

藥有
陰陽配合
子母兄弟
※根葉華實
草石骨肉
有單行者
有相須者
有相使者
有相畏者
有相惡者
有相反者
有相煞者
凡此七情
合和當視之
※相須相使者良

藥には
陰陽、（五行の）配合
子母兄弟（近縁関係）
根葉華實（使用場所別）
草石骨肉（原基別分類）有り
單行の者有り
相須（ソウシュ）の者有り
相使（ソウシ）の者有り
相畏（ソウイ）の者有り
相惡（ソウオ）の者有り
相反（ソウハン）の者有り
相煞（ソウサツ）の者有り
凡そ此の七情は
（藥の）合和には當に之を視るべし
（當に）相須、相使の者は良し

勿用相悪
相反者
若有毒宜制※
可用相畏相煞
不爾勿合用也

相悪を用いること勿れ
相反の者は
若し毒の宜しく制すべきもの有らば
相畏、相煞を用いる可し
爾らざれば合用すること勿きなり

校

※根葉華實　『大観』『政和』は「根茎花實」に作る。
※相　『大観』『政和』はこの上に「當用」の二字あり。
※有毒宜制　敦煌本『集注』は「有宜毒制」に作る。『大観』『政和』によって改む。

訳

薬には陰陽の区別、五行の配当、原基の博物学的の近縁関係、植物の使用部分による分類、鉱物・植物・動物の別がある。

またその相互作用のうえで単独使用のもの、相須、相使、相畏、相悪、相反、相殺のものがある。

この七つの事項は、薬を併用する際には当然充分に考慮すべきである。

相須、相使のものは併用するのがよろしい。

相悪のものは併用してはいけない。

相反の場合は相互にその毒性を征圧出来る薬効のあるときは相畏相煞のものを用いてよい。そうでなければ併用は不可である。

注

○**陰陽配合**　薬物の味は陰、気は陽。寒は陰、熱は陽。また陰の薬物、陽の薬物がある。配合は薬物の五行分類。丹砂が火に法り、色赤く心を主るなど。

○**子母兄弟**　薬物の起源、作用における近縁関係。楡皮は母と為す、厚朴は子と為すの類。

○單行　他の薬と合用せず、単独に使用するもの。

○相須　須。漢音はシュ。スは呉音。待ち望む意。相互作用で薬効が発揮されるもの。

○相使　相互作用により薬効の増加するもの。相乗効果。

○相畏　畏。音イ。おそれる。威圧を受ける。相互作用で薬効が発揮出来なくなるもの。

○相悪　悪。音イ、にくむ。音アク、わるい。一緒に用いると障害を起こすもの。

○相反　反。かえす。裏返し。逆になること。寒熱、虚実など反対の効果を持つもの。

○相煞　煞。音はサツ。殺と同じ。へらす。相互に薬効を打ち消すもの。

集注

本説如此
案其主治雖同
而性理不和更以成患
今検舊方用藥
並亦有相悪相反者
服之不乃爲仵※
或能復有制持之者
猶如寇賈輔漢程周佐呉
大體既正不得以私情爲害
雖爾恐不如不用

本説此の如し
案ずるに其の主治は同じと雖も
性理和せざれば更に以て患を成す
今舊方の用藥を検するに
並びに亦た相悪、相反の者有り
之を服するも乃ち仵（もとる）（傷害）を爲さず
或は能く復た之を制持する者有り
猶お寇賈の漢を輔け、程周の呉を佐くるが如し
大體既に正に私情を以て害を爲すを得ず
爾（しか）りと雖も恐らくは用いざるに如（し）かず

校

※不乃爲忤　『大觀』『政和』は「乃不爲害」に作る。

訳

本草経の説明は右のとおりである。

そもそも薬物の主治が同じであっても、その薬性が互いに調和しなければ、合用に当たって、さらに傷害が起こってくる。

今、古い処方の薬の使い方を調べて見ると相悪、相反のものがそれぞれある。これを服用しても別に傷害が起こっていない。あるいは反って互いに制約しあって有効性を発揮している場合がある。ちょうど漢の中央で退けられたが、長沙王の太傅となった賈誼や呉を助けた程周に似ている。相反する立場にあって助け合っている。

本質的な点が正しければ個別の事情で傷害を起こすことはないのである。しかしそうはいっても相悪、相反の薬物は合用しない方がよいであろう（間違いの起こる可能性がある）。

注

○**忤**　音ゴ。さからう。まちがい。○**寇**　音コウ。あだ。賊。

○**賈輔漢**　賈は賈誼（カギ）（前二〇〇―一六八年）。前漢の学者。大臣にうとまれ長沙王の太傅となる。

○**程周佐呉**　周瑜（シュウユ）（一七五―二一〇年）は呉の将軍。西壁の戦いで魏の曹操を破った。

集注

今仙方甘草丸有防已細辛	今仙方の甘草丸には防已と細辛とが（含まれて）有る
世方五石散有栝樓乾薑	世方の五石散には栝樓と乾薑とが有る
略擧大者如此	略々大なる者を擧げれば此の如し
其餘復有數十餘條	其の餘にも復た數十餘條有り
別注在後	別注が後に在り
半夏有毒用之必須生薑	半夏には毒有り、之を用いるには必ず生薑を須（ま）つ

此是取其所畏以相制耳
其相須相使不必同類
猶如和羹調食魚肉葱豉
各有所宜共相宣發也

此は是れ其の畏れる所を取って以て相い制するのみ
其の相須、相使は必ずしも類を同じくせず
猶お和羹、調食の魚肉葱豉（ねぎ・シ）の如し
各々宜しき所有り、共に相い宣發するなり

訳

今、仙（道教関係の処）方の甘草丸には防已（細辛を悪む）と細辛が入っている。世間で通用している処方の五石散には相悪の栝樓根と乾姜が配合されている。大体のところを上げてみてもこの有様である。その他にも数十例があり、後々のところで注に記した。

半夏には強い刺激性の毒があるので、使用するときは必ず生姜を配合する。これは相畏の関係にあるもので相互に毒性を制御して中和するのである。

相須相使の場合は必ずしも同類の薬を使うわけではない。作用の特性によって配合するもので、ちょうど羹を混ぜ合わせたり、料理をするときの魚肉葱豉のようなものである。それぞれの持ち味に従って互いに味わいをうまく引き出すのである。

注

○**羹**　漢音はコウ。カンは唐音。あつもの。肉と野菜を入れて煮た吸い物。○**宣發**　宣は広く行き渡ること。發は外に向かって拡がること。宣發で本来の特性を宣揚し発展させること。

本経

三

薬有酸鹹甘苦辛五味

薬には酸鹹甘苦辛の五味有り

又有寒熱温涼四氣
及有毒無毒
陰乾曝乾
採治時月
生熟
土地所出
真僞陳新
並各有法

又寒熱温涼の四氣
及び有毒無毒（の別）
陰乾（陰干し）曝乾（さらし干し）
採（集、修）治の時月（採集、加工）
生熟（なま）（生と熟）
土地の出（いづ）る所（産地）
真僞（シンギ）、陳新（新旧）有り
並びに各々法（きまり）有り

訳

薬には酸苦甘辛鹹の五味がある。また寒熱温涼の四気がある。さらに以下のような区別がある。有毒、無毒。陰干し、（太陽や風に）さらし干し。採集と加工の時期、生姜と乾姜、生地黄と乾地黄のような生と熟。産地。本物とにせもの。新しいものと古いもの。これらにはそれぞれについての決まり、法則がある（でたらめの分別ではない）。

注

○**四氣**　薬物を温めたり冷やしたりする効果。寒涼は冷やす働き、熱温は温める働き。それぞれ働きの強弱によって分ける。○**治**　修治。薬物に物理的、化学的刺激を与えて薬効を使いやすいように修正すること。○**真僞**　本物とにせもの。

集注

本説如此
又有分劑秤兩輕重多少
皆須甄別
若用得其宜與病相會
入口必愈身安壽延
若冷熱乖衷真假非類
分兩違舛湯丸失度
當差反劇以至殆命

本説此の如し
又分劑、秤兩、輕重、多少、有り
皆須（すべから）く甄別（ケンベツ）すべし
若し用いて其の宜を得て病と相い會するときは
口に入れば必ず愈え、身は安く壽（よわい）は延ぶ
若し冷熱衷（うち）に乖（そむ）き真假類に非ずして
分兩違舛（イセン）し湯丸度を失えば
當に差（愈）ゆべくして反って劇し以て殆命に至る

訳

本草経の説明は右のとおりである。

また薬剤の分類、秤量、軽重、多少の区別がある。何れの項目も充分に判別する必要がある。

薬の効用が病情にピタリと適応するときは、薬が口に入るや病は癒え、体は安楽になり寿命が延びる。

これに反して薬の寒熱と病情の寒熱が食い違ったり、薬が本物でなかったり、分量を間違えたり、湯液、丸薬の製剤法を誤ったりすれば、治るべき病もかえって重症化し、命が危うくなるに至る。

注

○**甄別**　音ケンベツ。ものの優劣を見分けること。○**衷**　音チュウ。中に同じ。○**違舛**　音イセン。違も舛も食い違い。

○**劇**　音ゲキ。病情の重症化。○**殆**　音タイ。危ういこと。

○**差**　愈と同意。

集注

醫者意也
古之時所謂良醫
蓋善以意量得其節也
諺言
世無良醫枉死者半
拙醫治病不若不治
喩如宰夫
以鱓鼈爲蓴羹
食之更足成病
豈充飢之可望乎
故仲景毎云
如此死者醫※殺之也

醫は意なり
古の時の所謂良醫は
蓋し善く意を以て量って其の節を得たるなり
諺に言う
世に良醫無し、枉死する者半ばなり
拙醫の治病は治せざるに若(しか)ず、と
喩(たとえ)ば宰夫（料理人）の如し
鱓鼈(センベツ)を以て蓴羹を爲(つく)るも
之を食って更(かえ)って病を成すに足る
豈に飢えを充すを之れ望む可けんや
故に仲景毎に云う
此の如くして死する者は醫が之を殺すなり、と

校

※醫 『大観』『政和』はこの上に「愚」の字あり。

訳

「医は意なり」である。医療というものは創意工夫して診療を行うものである（医と意は音が似ているだけではない、内容にも共通点がある）。

昔の優良な医師といわれた人は、よくよく症状を考えて確実に病の実情を把握し的中させて医療を行ったのである（それでよく効果があった）。

こういう諺がある。世の中に良医といわれる人はいない。医療で亡くなったものの半分は（誤治による）非業の死である。藪医者にかかる位なら治療しない方がよい（『漢書』方技略に曰く、「病を得て治せざれば常に中医を得」と）。

ちょうど料理人と同じである。魚やスッポンを使って蓴菜（じゅんさい）や羹（あつもの）を作って、食べたらかえって病気をつくってしまったというようなものである。これではお腹を満たすことは出来ないではないか。

張仲景はいつもこう言っていたという。「このような死は医者が殺したのだ」と。

注

○**以意量**　意は思い巡らすして考えること。量も計量、思量で考えること。○**枉死**　枉は曲げること。枉死は横死、非業の死。

○**宰夫**　宰は肉を切って料理すること。宰夫は宰人（ザイジン）に同じ。料理人。

○**鱓鼈**　鱓はウナギに似た淡水魚。タウナギ。鼈はスッポン。

○**蓴**　音シュン。ぬなわ。池や沼に生える草。幼茎や若葉に粘液があって食用にする。蓴菜。

本経

四

藥有
宜丸者
宜散者
宜水煮者
宜酒漬者
宜膏煎者
亦有一物兼宜者

薬には
丸とするに宜しき者
散とするに宜しき者
水で煮るのに宜しき者
酒に漬けるに宜しき者
膏（あぶら）で煉ったり煎じるに宜しき者有り
亦一物にして兼ねて宜しき者有り

亦有不可入湯酒者
並随藥性
不得違越

亦湯や酒に入れる可からざる者有り
並びに藥性に随う
違（反）越（境）することを得ず

訳

薬の服用には丸薬、散薬、水煮、酒漬、膏薬、煎薬など色々の剤型がある。また色々の剤型を兼ねるものもある。また湯や酒に入れることの出来ないものもある。それぞれの薬性に従って適当な剤型を選ぶのである。この原則を間違ってはいけない。

注

○**膏煎**　『傷寒雑病論』は「猪膏髪煎」に作る。膏薬と煎じ薬。

集注

本説如右
又疾有
宜服丸者
宜服散者
宜服湯者
宜服酒者
宜服膏煎者
亦兼参用

本説右の如し
又疾（やまい）には
宜しく丸を服すべき者
宜しく散を服すべき者
宜しく湯を服すべき者
宜しく酒を服すべき者
宜しく膏煎を服すべき者
亦兼ね参（まじ）えて用いるものも有り

察病之源
以爲其制耳

病の源を察し
以て其の制を爲すのみ

訳

本草経の説明は右のとおりである。

ここには薬による服用の様式が述べられているが、病気の方にも次のようにそれぞれに適応した服用法がある。

丸薬として服用すべき者、散薬として服用すべき者、湯液として服用すべき者、酒で調理して服用すべき者、膏薬や煎じ薬として服用すべき者がある。また色々と兼用する場合もある。それぞれの病の病理を観察して適宜の遣り方に従うのがよい。

本経

五

凡欲治病
先察其源先候病機
五藏未虚六府未竭
血脉未亂精神未散
食※藥必治
若病已成可得半愈
病勢已過命將難全

凡そ病を治せんと欲するときは
先ず其の源を察し、先ず病機を候う（うかが）
五藏未だ虚せず、六府未だ竭きず
血脉未だ亂れず、精神未だ散ぜざれば
藥を食えば（くら）必ず治す
若し病已に（すで）成るときは半ばは愈ゆることを得
病勢已に過ぎれば命は将に全きこと難からんとす

校

※食　『大観』『政和』は「服」に作る。

訳

そもそも病を治療しようとするときは、まず病因を考察し、また病機すなわち病理を判定する。

その結果、五蔵（肝心脾肺腎）の機能が低下しておらず、六府（胃、小腸、大腸、胆嚢、膀胱、三焦）の働きが消耗していない。血液循環は正常に運行しており、精神もバラバラに散乱していない。こういう状態であるならば、薬を服用すれば病は必ず治癒する。

もし病が完成しているときは治癒率は五十パーセントである。病勢が激しく体力が消耗しているときは生命の予後は不良である。死を免れない。

注

○**竭**　音ケツ。尽きる意。○**血脈**　血管。ここは血液循環。

集注

一

本説如右

案今自非明醫

聽聲察色至乎診脉

孰能知未病之病乎

且未病之人亦無肯自治

故桓侯怠於皮膚之微

以致骨髄之痼

非但識悟之爲難

本説右の如し

案ずるに今明醫に非ざる自(よ)りは

聲を聽き色を察して診脉に至る

孰(たれ)か能く未病の病を知らんや

且つ未病の人も亦た肯(あえ)て自から治すること無し

故に桓侯は皮膚の微を怠り

以て骨髄の痼(コ)を致す

但だ（認）識（了）悟の難しと爲すのみに非ず

亦信受之弗易
倉公有言
病不肯服薬一死也
信巫不信醫二死也
輕身薄命不能將愼
三死也

亦た信（用し）受（領）の易からざるなり
倉公（淳于意）に言有り
病んで服薬を肯んぜざるは一（番目）の死なり
巫を信じて醫を信ぜざるは二の死（ぬ場合）なり
身を輕んじ命を薄んじ將て愼しむ能わざるは
三死なり

訳

本草経の説明は右のとおりである。

思うに優れた名医といわれる人でなければ、病人の声を聞き、顔色を視、脈診をして未病の時期の病を診断することは誰に出来ようか、出来はしない。

また未病の状態にある病人は自分から病を治そうなどとはしない。斉の桓侯が皮膚にある軽微の病を認識できず、治療を怠ったために骨髄を侵す重症を起こすことになってしまったなどはその例である。

そもそも病気の診断が難しいというだけではない。正しく診断されても、これを信用して受け入れることがやさしいことではないのである。

『史記』扁鵲倉公列伝にも六つの不治の場合が挙げてある。ここにはそのうちの三つの必死の例を示す。

病に罹っても服薬しない。第一の不治の例。

巫女のいうことを信じて医者の診断を信用しない。第二の不治の例。

大切な身命を軽々しく扱い、慎重に生活を行うことが出来ない。第三の不治の例である。

注

○**未病**　已病の対。已病は既に症状として明らかに病として認識できる状況をいう。未病は明らかに病としての症状が未だ発生していない状況をいう。全くの無病また健康状態をいうのではない。

例に挙げられている桓侯の場合は已病であって、本人が自覚していない状況である。未病とは違う。○**倉公有言**　司馬遷の『史記』扁鵲倉公列伝第四十五に六不治の記事がある。○**肯**　あえて…する。がえんずる。肯定する。うべなう。納得する。○**薄命**　薄はうすくする、軽んずる意。○**将**　将（まさ）に…せんとす。あるいは、以ての意。

集注

二

夫病之所由來雖多而皆關於邪
邪者不正之因謂非人身之常理
風寒暑濕飢飽勞佚皆各是邪
非獨鬼氣疾※厲者矣
人生氣中如魚之在水
水濁則魚瘦氣昏則人疾
邪氣之傷人最爲深重

夫れ病の由來する所は多しと雖も皆邪に關る
邪は不正の因にして人身の常理に非ざるを謂う
風寒暑濕飢飽勞佚は皆各々是れ邪なり
獨（ひと）り鬼氣、疾厲の者のみに非ず
人は氣中に生じ、魚の水に在るが如し
水濁れば則ち魚瘦せ、氣昏（くら）ければ則ち人疾む
邪氣の人を傷るや最も深重と爲（な）す

校

※疾厲　『大観』『政和』は「疫厲」に作る。

訳

病の原因になるものはたくさんあるけれども、結局邪（ジャ）に関係する。邪は人体の正常な機能とは関係が無く、病をもたらす異常な因子である。

風寒暑濕という気象（外因）。飢飽（食事）や勞佚（労働）という生活状況（内因）。これら内外の病因が邪となって病を起こす。鬼神や魑魅魍魎、また疫病ばかりが邪ではない。

魚が水の中で生きているように、人は大気の中で生活している。水が濁れば魚は痩せる。大気が不浄になれば人は病む。邪気は人体深くに侵入し、その障害は甚大である。

注

○**關**　かかわる。関係する。○**邪**　牙は犬歯である。上下の歯が食い違う。邪は人体に食い違い、ストレスを起こす因子である。ウイルス、細菌のような病原微生物や風雨寒暑などの気象条件、また喜怒哀楽の情動異常、飲食居処の日常生活を含む。○**勞佚**　勞は労働、苦労すること。佚は音イツ、締まりの無い様。安逸。放逸。また世捨て人の意。○**疾厲**　疫癘である。厲は激しい意味。ここは癘の仮借である。疫も癘も流行病である。

集注

三

經絡既受此氣傳以入藏府
藏府随其虚實冷熱結以成病
病亦相生故流變遂廣
精神者本宅身爲用
身既受邪精神亦亂
神既亂矣則鬼靈斯入
鬼力漸強神守稍弱
豈得不至於死乎

經絡既に此の（邪）氣を受け、傳えて以て藏府に入る
藏府は其の虚實冷熱に随って結んで以て病を成す
病も亦た相生ず、故に流變して遂に廣し
精神は本々身に宅（すま）って用を爲す
身既に邪を受け、精神も亦た亂る
神既に亂る、則ち（疫）鬼（悪）靈斯（ここ）に入る
鬼の力漸く強くして神の守り稍（よう）く弱し
豈（あに）、死に至らざることを得んや

古人譬之植楊斯理當矣

古人之を楊を植えるに譬うるは斯の理當れり

訳

経絡（血管神経複合体）が既に邪気を受けると、邪気は経絡を通って五蔵六府に伝わって侵入する。邪気を受けた蔵府はその虚実の機能状況や寒熱の病態に従ってそれぞれに病を形成していく。蔵府の病は互いに影響し合って新しく病情を展開し拡大していく。

精神は元々身体の五蔵の中に宿っている。神は心に、精は腎に宿る。いま邪気の侵入によって五蔵が犯されれば、そこに宿っている精神もまた混乱する。精神が混乱すれば、その働きが低下して、抵抗力が減少し、鬼神や悪霊が侵入しやすくなる。

鬼神の力が段々と強くなり、精神の働きが次第に弱くなっていけば、どうして死を免れることが出来ようか、出来はしない。昔の人はこの間の事情を楊を植えること（挿し木が容易で次々と伝わっていく様）にたとえているが、誠に当を得た道理である。

注

○**植楊**　楊はカワヤナギ。柳はイトヤナギ。合わせて楊柳という。挿し木にしやすい木で、縦横、逆さ、どのように挿してもよく生える。

集注

四

但病亦別有先從鬼神來者
則宜以祈禱祛之
雖曰可祛猶因藥療致益
李子豫赤丸之例是也
其藥療無益者是則不可祛
晉景公膏肓之例是也

但だし病には亦た別に先に鬼神從り來る者有り
則ち宜しく祈禱を以て之を祛うべし
祛う可しと曰うと雖も猶お藥療に因って益を致す
李子豫の赤丸の例は是なり
其の藥療益無きときは是れ則ち祛う可からず
晉の景公の（病）膏肓（に入る）の例が是なり

訳

ただし病には邪気によって起こるものの他に、鬼神によって起こってくるものがある。この場合にはお祈りによってお払いをするのが適当である。

しかしお払いで病を除くことが出来るといっても、同時に薬物治療を行えば利益がある。李子豫の赤丸の例がこれに当たる。

薬療が無効のときはお払いも効き目が無い。晋の景公の病膏肓に入るという例がそれである。

注

○**祈禱**　音キトウ。祈も禱も「いのり」。○**祛**　音キョ。不吉なことを除き去る。○**李子豫赤丸**　未詳。疫病のお払いよりも薬療の方が有効であった例であろう。○**李子豫**　百五十八頁参照。

○**赤丸**　漢代、疫鬼を払う儀式に用いた。赤い幘（帽子）で作る。

集注

五

大都鬼神之害人多端
疾病之源惟一種蓋有輕重者爾
眞誥言
常不能慎事上者
自致百痾而怨咎於神靈
當風臥濕反責他於失福
皆是癡人也
云慎事上者
謂擧動之事必皆慎思
飲食男女最爲百痾之本
到使虛損内起
風濕外侵以共成其害
如此豈得關於神明乎
唯當勤藥治爲理耳

大都（だいたい）鬼神が人を害することは多端なり
疾病の源は惟（ただ）一種、蓋し輕重有るのみ
眞誥（シンコク）に言う
常に慎んで上に事うること能わざる者は
自ら百痾を致し而も神靈を怨み咎む
風に當り濕に臥すも反って他に失福を責める
皆是れ癡人（チジン）なり
慎んで上に事えると云うのは
擧動の事必ず皆慎しみ思うことを謂う
飲食男女は最も百痾（ヒャクア）の本と爲す
虛損をして内に起こらしむるに到れば
風濕が外より侵し以て（内虛）と共に其の害を成す
此の如くなれば豈に神明に關（かかわ）るを得んや
唯だ當に藥治に勤めるを理と爲すのみ

訳

一体、鬼神が人を傷害する仕方は色々あるが、病気を起こす原因は唯一種あるだけである。ただ病勢には軽重の違いがある。私の『眞誥』には次のように記してある。

慎重に上に仕えることの出来ない者は、自分で諸々の病気を引き起こしておいて、神や仏を怨んだり非難したりするし、風邪引きや湿気当たりによって臥床すると、自分の不心得は棚に上げて、他のものにその責任を押し付ける。これはばか者のすることである。

ここで慎んで上に仕えるというのは、一挙一動にも慎重に思案して行うという意味である。

飲食男女は百病の本である。これによって体内に機能の低下や障害を起こせば、風雨寒暑という外因に感じやすくなり、内外共同して障害を生ずるようになる。この間の事情に、どうして神霊などの関係する余裕があろうか。ありはしない。当然薬物療法をすすめるのが理にかなっている。

注

○**大都**　おおむね、たいがい。○**眞誥**　誥は音コク。つげる。教え諭す。眞誥は陶弘景の著書。道教に関する本。○**濕**　風寒濕は急性リウマチ熱を起こす。心炎、腎炎、関節症。また湿は脾胃を傷り胃腸炎を生ずることがある。○**癡人**　癡は音チ。おろか、たわけ。痴と同意。○**飲食男女**　『霊枢』口問第二十八に「夫百病之始生也、皆生于風雨寒暑、陰陽喜怒、飲食居処（夫れ百病の始生するや、皆風雨寒暑、陰陽喜怒、飲食居処より生ず）」とある。病因の要綱の一である。陰陽とは男女のことである。

○**百疴**　疴は痾と同じ。病。百疴は百病。

本経

六

若※毒薬治病
先起如黍粟
病去即止
不去倍之
不去什倍之

若し毒薬をもって病を治するには
先ず黍粟の如き（大きさ）より起（始）む
病去れば即ち止む
去らざれば之を倍にす
去ざれば之を什（十）倍す

取去爲度

取り去るを度と爲す

校
※若『大観』『政和』には、この下に「用」の字あり。

訳
毒薬で病の治療を行う場合は、使用する薬物はまず黍粟位の大きさのものから始める。
病気が軽快すれば治療を中止する。軽快しなければ薬の量を倍にする。それでも軽快しないときは薬の量を十倍にする。病状が軽快するのを限度とする。そこで治療を止める。

注
○**毒薬**　毒は有害なもの、ぐにゃぐにゃのものをいう。ここは後者。どろどろに成った薬のエキス。○**起**　物事を始めること。起工。○**黍粟**　黍は音ショ。きび。北中国では主食とする。粟は音ショク。あわ。北中国の主要農産物。黍粟で穀物一般をいう。

集注

本説如右
本説右の如し

案※蓋謂單行一兩種毒物
案ずるに蓋し一兩種の毒物を單行することを謂う

如巴豆甘遂輩
巴豆、甘遂輩の如きは

不可便令至劑耳
便ち劑に至らしむる可からざるのみ

依※如經言
經の言う如きに依れば

一物一毒服一丸如細麻
一物一毒は細麻の如き（大きさの）もの一丸を服す

二物一毒服二丸如大麻
三物一毒服三丸如※小豆
四物一毒服四丸如※大豆
五物一毒服五丸如※菟矢
六物一毒服六丸如梧子
從此至十皆如梧子以數爲丸
而毒中又有輕重
如狼毒鈎吻豈同附子芫華
凡此之類皆須量宜

二物一毒は大麻の如きを二丸服す
三物一毒は小豆の如きを三丸服す
四物一毒は大豆の如きを四丸服す
五物一毒は菟矢の如きを五丸服す
六物一毒は梧子の如きを六丸服す
此れより十に至るは皆梧子の如きを數を以て丸と爲す
而れども毒の中にも又輕重有り
狼毒、鈎吻の如きは豈に附子、芫華と同じくせんや
凡そ此の類は皆須く宜きを量るべし

校

※案蓋謂　『大観』『政和』は「今藥中」に作る。
※依如經言　『大観』『政和』は「如經所言」に作る。
※小豆　『大観』『政和』は「胡豆」に作る。
※大豆　『大観』『政和』は「小豆」に作る。
※菟矢　『大観』『政和』は「大豆」に作る。

訳

本草経の説明は右のとおりである。

思うに一、二種類の毒薬を単品で使用するときのことをいうのであろう。例えば巴豆や甘遂などの峻下剤のような、作用の激しい薬は調剤には入れない。

本経の記述するところによれば以下のようなことである。

一物一毒程度の毒性の薬物の場合は胡麻粒位のものを一丸服用する。

二物一毒は大麻粒位のものを二丸服用する。

三物一毒は小豆粒位のものを三丸服用する。

四物一毒は大豆粒位のものを四丸服用する。

五物一毒は兎の糞位のものを五丸服用する。

六物一毒は青ぎり（梧桐）の種位のものを六丸服用する。

七物一毒から先は青ぎりの種位のものをそれぞれの数に合わせて丸とする（七物は七丸、八物は八丸など）。

また一概に毒薬といっても毒性には強弱がある。狼毒や鈎吻のような大毒のものと、附子や芫華のような比較的弱毒のものとは全く別である。一緒に論ずることは出来ない。この種のものを使用するときは適宜に用量を勘案して用いるべきである。

注

○**巴豆**　トウダイグサ科の常緑小高木。種子を薬用にする。峻下剤。有毒。○**甘遂**　タカトウダイの根。峻下剤。有毒。○**劑**　薬。数種の薬を調合して混ぜ合わせたもの。○**細麻**　胡麻のこと。○**大麻**　麻のこと。○**菟矢**　菟は音ト。ねなしかずら、また兎。矢は音シ。大便、屎。菟矢は兎の糞。○**狼毒**　源植物は未詳。大毒。○**鈎吻**　音コウフン。つたうるし。大毒。○**附子**　トリカブトの根。有毒。○**芫華**　芫華とも書く。音ゲンカ。ちょうざくら。又ふじばかま、さつまふじ等に当てる。有毒。

本経

七

治寒以熱藥　　寒を治するには熱薬を以てす

治熱以寒藥　　熱を治するには寒薬を以てす

飲食不消以吐下藥　　飲食消（こな）れざるは吐下薬を以てす

鬼注蠱毒以毒藥　　鬼注、蠱毒は毒薬を以てす

癰腫瘡瘤以瘡藥　　癰腫瘡瘤は瘡（きず）薬を以てす

風濕以風濕藥　　風濕は風濕薬を以てす

各随其所宜　　各々其の宜しき所に随う

訳
冷えの症状はからだを温める薬で治療する。
熱のある病はからだを冷やす薬で治療する。
飲食物の消化が悪く胃腸の障害を起こしたときは催吐剤や瀉下剤で治療する。
化膿症、腫瘍、腫瘤、瘡瘍はきず薬で治療する。
関節リウマチは抗リウマチ薬で治療する。
それぞれ病理、病状に従って適応する治療薬を使用するのである。

注
○**鬼注**　鬼は亡霊である。超人的能力を持ち、人に害を与える。注は「そそぐ」また「つく（付）」。鬼注は超能力を持った鬼が人に付着して心身の疾病、異常を起こすことである。○**蠱毒**　音コドク。蠱は呪術（まじない・のろい）に用いる虫あるいは毒。毒は人に害を与えるもの。蠱毒も人の心身に疾病、異常を起こすものである。○**毒藥**　毒はどろどろ、ぐにゃぐにゃして心の無いもの。毒薬はそのような状態の薬物である。有害の意味は無い。
○**風濕**　風は気象としての「かぜ」である。地上に対する空気の移動をいう。この「かぜ（風）」によって起こされる病を「風」という。一般に初期軽症の感染症である。上気道炎あるいは胃腸症状を起こす。概して現代のウイルスに当たる。湿は湿気によって発生する病である。骨関節の病症を生ずる。現代のリウマチ性疾患である。軽症上気道炎にアレルギー機転が加わると急性リウマチ性疾患群を起こす。心炎、腎炎、関節炎などである。

集注

本説如右
案今藥性
一物兼主十餘病者
取其偏長爲本

本説右の如し
案ずるに今藥性
一物にして兼ねて十餘の病を主る者あり
其の偏長するを取って本と爲す

復應觀人之虛實補瀉
男女老少
苦楽榮悴
郷壌風俗
並各不同
褚澄治寡婦尼僧
異乎妻妾
此是達其性懐之所致也

復た應に人の虚実を観て補瀉すべし
男女老少
苦楽榮悴
郷壌風俗
並びに各々同じからず
褚澄は寡婦、尼僧を治するに
妻妾と異にす
此れ是れ其の性懐の致す所に達するなり

訳

本草経の説明は右のとおりである。

思うに薬の性能は、一つで十いくつもの病に有効なものがあるが、その中でも特に優れた効果を主効とするのである。

また人の方の状況も勘案して対応すべきである。人体の虚実をよく観察して補瀉を行うべきである。

人の条件としては、男女の性別、老少の年令、生活の苦楽、栄枯盛衰、さらに風土、風俗の相違、みなそれぞれに同じではない。

南朝、劉宋の医家・褚澄が寡婦や尼僧を治療するときは妻妾を治療する場合とは違った方法を取ったという。これは病人の特徴をよく把握して対応したということである。

注

○**悴**　音スイ。やつれる。○**郷壌**　郷は郷土。壌は音ジョウ、土。大地。○**褚澄**　チョチョウ。南朝宋（四二〇—四七九年）時代の医学者（生年不明—四八三年）。『褚氏遺書』の著書がある。

本経

八

病在胸膈以上者先食後服薬
病在心腹以下者先服藥後食
病在四肢血脉者宜空腹而在旦
病在骨髓者宜飽満而在夜

病が胸膈より上に在る者は食を先にし服薬を後にす
病が心腹より下に在る者は服藥を先にし食を後にす
病が四肢血脉に在る者は空腹にして在旦を宜しとす
病が骨髄に在る者は飽満にして在夜を宜しとす

訳

病が胸や横隔膜より上（心肺）にあるときは、薬は食後に服用する。
病が横隔膜より下（肝脾胃腸）にあるときは、薬は食前に服用する。
病が手足や血管、神経にあるときは空腹時や夜明けに服薬するのが適当である。
病が骨髄にあるときは満腹時や夜半に服薬するのが適当である。

集注

一

本説如右
案其非但藥性之多方
節※適早晩
復須修理

本説右の如し
案ずるに其の但だ藥性の多方なるのみに非らず
早晩を節適するには
復た須く修理すべし

今方家所云先食後食蓋此義也　今方家の云う所の先食後食は蓋し此の義なり

これが現代の方技家が服薬の食前食後をやかましくいう理由である。

校

※節適早晩　『大観』『政和』には、「節」の上に「其」の字あり。

訳

本草経の説明は右のとおりである。

薬を用いるには、薬の作用が多方面に及ぶことを考慮するが、それだけでなく、病の位置によって服薬を食前食後の何れにするかも決め、病位と服薬の時期を適切に一致させることが大事なのである。事情を整理、整頓することが必要である。

注

○**節適**　節は割符。適はぴたりと当てはまること。節適で物事がうまく適合すること。○**修理**　修は乱雑を調えて整理すること。理はすじ道、すじ道を調えて整理すること。修理で物事を整理整頓すること。

集注

二

先後二字※　先後の二字は

當作蘇殿胡豆之音　當に蘇殿、胡豆の音に作るべし

不得云蘇田胡苟音也　蘇田、胡苟(ココウ)の音と云うことを得ざるなり

此正大反多致疑或※　此れ正に大いに反す、多く疑或（惑）を致す

校
※先後…疑或にいたる二十九字は『大観』『政和』には無い。意味不明で訳不能。

集注

三

又有須酒服飲服温服冷服暖服　又須く酒服、飲服、温服、冷服、暖服すべきもの有り
湯有疏有數　湯に疏なるもの有り、數なるもの有り
煮湯有生有熟　煮湯に生有り熟有り
皆各有法　皆各々法有り
用者並應詳宜之※　用うる者は並びに應に之を詳しく宜しくすべし

湯液には急速に煎じて成分が十分溶けていないものがあり、またゆっくり煎じて成分が十分溶け込んだものがある。みなそれぞれに特徴がある。使用する人は以上の事情をよく考えて実施すべきである。

校
※用者並應詳宜之　『大観』『政和』は「用並宜審詳爾（用いかたは並びに応に審らかに詳しくすべきのみ）」に作る。

訳
また服薬の方法には酒で服するもの、水で飲むもの、温かくして飲むもの、冷たくして飲むもの、暖かくして飲むものなどがある。湯には単方のものも複方のものもある。

注
○飲　水で飲むこと。○温　中に籠もって蒸れるようにあたたかいこと。暖より熱感が強い。○暖　日光であたためられてゆったた

りと緩むこと。温より穏やかなあたたかさ。○**湯**　湯気の上がる熱した水。また葛根湯の湯の如く薬方をいう。○**疏數**　疏は一条ずつ分けること。一すじ。ここは単味の薬方の意味。數は複方の意味。○**煮**　水に熱を加えて熱くすること。○**生**　新しいこと。○**熟**　果実がよく実って柔かくなること。成熟。生、新の対。

本経

九

夫大病之主
有中風、傷寒、寒熱、温瘧、中悪
霍亂、大腹水腫、腹澼※、下痢
大小便不通、賁豚上氣、欬逆
嘔吐、黄疸、消渇、留飲、癖食
堅積、癥瘕、驚邪、癲癇、鬼疰、
喉痺、歯痛、耳聾、目盲、金創、
踒折、癰腫、悪瘡、痔瘻、癭瘤
男子五勞七傷、虚乏羸痩
女子帯下、崩中、血閉、陰蝕
蟲蛇蠱毒所傷
此皆大略宗兆
其間變動枝葉
各※依端緒以取之

夫れ大病の主には
中風、傷寒、寒熱、温瘧、中悪
霍亂、大腹水腫、腹澼、下痢
大小便不通、賁豚上氣、欬逆
嘔吐、黄疸、消渇、留飲、癖食
堅積、癥瘕、驚邪、癲癇、鬼疰、
喉痺、歯痛、耳聾、目盲、金創、
踒折、癰腫、悪瘡、痔瘻、癭瘤
男子五勞七傷、虚乏羸痩
女子帯下、崩中、血閉、陰蝕
蟲蛇蠱毒の傷る所有り
此れ皆大略の宗兆なり
其の間の變動、枝葉は
各々端緒に依って以て之を取る

校

※腹澼　『大観』『政和』は「腸澼」に作る。是。
※各　『大観』『政和』は下に「宜」の字あり。

訳

大病には以下に列挙するようなたくさんの種類がある。

中風、傷寒、寒熱、温瘧、中悪、霍乱（急性嘔吐下痢症）、大腹（腹水）水腫、腹澼（腸癖）、下痢、大小便不通、賁豚上気、欬逆、嘔吐、黄疸、消渇（糖尿病）、留飲、癖食、堅積、癥瘕、驚邪、癲癇、鬼疰、喉痺、歯痛、耳聾、目盲、金創、踒折、癰腫、悪瘡、痔瘻、羸瘤、男子五労七傷、虚乏羸痩、女子帯下、崩中、血閉、陰蝕、蟲蛇、蠱毒の傷るところなどである。

これはみな大体の主要な徴候である。その間には変化があり枝葉があって色々である。各々その発生の初期の症状を見て適切に診断して治療をする。

注

○**腹澼**　下痢。腸癖に同じ。辟は「横によけること、避けると同意」。澼は腸壁が障害されて横に拡がり下痢を起こすこと。

○**賁豚**　豚が奔走するように、下腹部から心下にかけて衝撃が走る症状をいう。一種の血管神経症である。奔豚湯、桂枝加桂湯、茯苓桂枝甘草大棗湯などの適応となる。○**留飲**　胸中あるいは脇下に水分が貯留して疼痛、咳嗽を起こす病症。○**癖食**　癖は腹部腫瘤。正中腺を避けて存在するので辟の字を含む。肝脾、腸管の腫瘤。○**癥瘕**　腹部腫瘤である。癥は下から盛り上がってくる腫瘤。瘕は上から被覆、カバーするように見える腫瘤をいう。

○**喉痺**　咽喉頭炎。扁桃炎。咽喉の閉塞性の病変である。

○**踒折**　『説文』に「踒は足跌」とある。跌は音テツ。つまずくこと。○**羸瘤**　羸は「あまる、余分」の意。羸瘤で腫瘤である。

集注

本説如右
案今藥之所主
各止説病之一名
假令中風
中風乃※數十種
傷寒證候亦有二十餘條
更復就中求其例類
大體歸其始終以本性爲根宗
然後配合諸證以命藥耳
病生之※變不可一概言之
所以醫方千巻
猶未理盡※

本説右の如し
案ずるに今藥の主る所は
各々止(ただ)病の一名を説くのみ
假令(たとえば)中風には
(中風は)乃ち數十種有り
傷寒の證候にも亦た二十餘條有り
更に復た中に就いて其の例類を求むるに
大體其の終始は本性を以て根宗と爲すに歸す
然る後に諸證を配合して以て藥に命ずるのみ
病の變状は一概に之を言う可からず
所以(ゆえ)に醫方の千巻は
猶お未だ其の理を盡くさざるがごとし

校

※中風乃　『大観』『政和』は「乃有」に作る。是。
※生之變　『大観』『政和』は「之變状」に作る。是。訓訳はこれに従う。
※理盡　『大観』『政和』は「盡其理」に作る。是。

訳

本草経の説明は右のとおりである。
今、薬の主治症をみると病のなかの一つの症状だけを取り上げるのみである。

しかし中風には数十の症状があるし、傷寒にも同様に二十余りの症状がある。

それらの症状について具体的に検討してみるに、根本的には薬物の性状、作用や効能に基づいて薬物使用法は決められている。

色々の症候を勘案して適応する薬物を指名するのである。

病の症状は千変万化して一概に論ずることは出来ない。それ故、万巻に及ぶ医師の処方もすべての場合を蔽い尽くすことは出来ないのである。

注

○**就中**　なかんずく、とりわけ、ことに。○**始終**　始めから終りまで。全体。○**根宗**　根は本源。宗は本家、中心となるもの。根宗で物事の根本。要点。

集注

一

春秋以前及和緩之書蔑聞
道經略載扁鵲數方
其用藥猶是本草家意
至漢淳于意及華佗等方
今之所存者亦皆修藥性
張仲景一部最爲衆方之祖宗
又悉依本草
但其善診脉明氣候
以意消息耳

春秋以前及び和緩の書は聞くこと蔑し
道經は略ぼ扁鵲の數方を載す
其用藥は猶お是れ本草家の意（考）なるがごとし
漢の淳于意及び華佗等の方に至るも
今の存する所の者は亦た皆藥性を修む
張仲景の一部は最も衆方の祖宗と爲す
又悉く本草に依る
但だ其の善く脉を診、氣候を明らかにするに
意を以て消息するのみ

至於刳腸剖臆刮骨續筋之法
乃別術所得、非神農家事

刳腸、剖臆、刮骨、續筋の法に至っては
乃ち別術の所得にして神農家の事に非ず

訳

春秋時代以前、医和・医緩の時代には医学書の伝来したことを聞かない。

医道の経典には扁鵲の若干の処方を載せている。その薬物の使用法は本草書の考えに基づいている。

漢の淳于意や魏の華佗などの処方で、現在存在しているものは、これまた、みな薬物の性能を研究して作られている。

漢の張仲景の傷寒論・金匱要略は、その後の処方集の源泉であり、先祖ともいうべきものである。これまた、みな本草書に依存している。

その処方作成に当たっては、患者の脈を診たり、症状を観察して邪気や精気の状態を判断して、薬物の質や量を加減しているのである。

腸管を切り開いたり、胸を切り開いたり、骨を削ったり、筋を接続したりというような方法は別個の技術で、本草家の仕事ではない。

注

○**春秋**　五経の一。前七二二―前四八一年、二四二年間に亘る魯国の編年体歴史書。左氏伝の注釈がある。○**和緩**　医和と医緩である。共に秦の医師。和は六淫の邪（陰陽風雨晦明）の病因論で有名（前五四一年）。緩は「病、膏肓に在り」の説話で有名（前五八一年）。共に春秋左氏伝に載せるところである。○**蔑**　ない。見えない。目にもとまらない。無視する。○**道經**　道は医道。經は経典、標準になるテキスト。道経で医学の教科書。○**祖宗**　祖は始。宗は本家。祖宗で本家、本元。○**氣候**　氣は病気。候はわずかなきざし、あらわれ。気候で病気の初期症状である。○**刳腸**　刳は音コ。えぐる、割く。刳腸は腸管を切り割くこと。○**剖臆**　剖は割く、二つに分ける。臆は音オク。胸。剖臆で胸を切り開くこと。○**刮骨**　刮は音カツ。けずる。刮骨で骨を削ること。○**續筋**　筋は「すじ」、筋膜と腱である。筋膜は筋肉を包む繊維性の皮膜である。続筋は断絶した腱を接続すること。○**所得**　収入、利益。ここは修行によって得られる学術を意味する。

二

自晋世已來
有張苗、宮泰、劉徳、史脱
靳邵、趙泉、李子豫等
一代良醫
其貴勝阮徳如、張茂先、裴逸民
皇甫士安、及江左葛稚川
蔡謨、殷淵源、諸名人等
並亦研精藥術
宋有羊欣、王微、胡洽、秦承祖
齊有尚書褚澄、徐文伯、
嗣伯羣従兄弟
治病亦十愈其九
凡此諸人各有所撰用方
觀其指趣、莫非本草者
或時用別藥亦修其性度
非相踰越

晋の世より已來（以来）
張苗、宮泰、劉徳、史脱
靳邵（キンショウ）、趙泉、李子豫等有り
一代の良醫なり
其の貴勝の阮徳如、張茂先、裴逸民
皇甫士安、及び江左の葛稚川
蔡謨、殷淵源、諸々の名人等
並びに亦た藥術を研精す
宋に羊欣、王微、胡洽、秦承祖有り
齊に尚書褚澄、徐文伯
嗣伯羣従兄弟有り
病を治するに亦十に其の九を愈す
凡そ此の諸人には各々撰用する所の方有り
其の指趣を觀るに本草に非ざるは莫し
或は時に別藥を用いるも亦た其の性度を修む
相い踰越するには非ず

訳

晋の時代以来、張苗、宮泰、劉徳、史脱、靳邵、趙泉、李子豫などの医師がいた。それぞれ、その時代の名医である。

貴勝の阮徳如、張茂先、裴逸民、皇甫士安、及び江左の葛稚川、蔡謨、殷淵源といった諸々の名人たち、この人々も同様に医薬の学問技術を精密に研究した。

宋の時代には羊欣、王微、胡洽、秦承祖がいた。

齊の時代には尚書の褚澄、徐文伯、嗣伯羣従兄弟がいた。この人々も病の治療をすればまた十人のうち九人を治愈させることが出来た。

およそこの人々には各々特に撰用する得意の処方がある。その内容をみるに本草の記載に基づかないものは無い。あるいは時には普段と異なる別の薬を用いることもあるが、その場合もまた薬物の本来の性質に適合している。互いに本来の作用を飛び越えて、別の作用を期待しているわけではない。

注

○**張苗**　晋の人、雅く医術を好み、善く診脈を消息す（『古今医統』）。

○**宮泰**　医術を良くす（『古今医統』）。

○**劉徳**　晋の彭城の人、少より医方を以て自達す、官は太医院の校尉に至る（『古今医統』）。

○**史脱**　官は太医院の校尉に至る（『古今医統』）。

○**靳邵**　キンショウ。性、聡明にして才術有り、五石散、礬石散等の方を作る、晋朝の士大夫、敬服せざる無し（『古今医統』）。

○**趙泉**　三国、呉の医家、医方を好み善く衆疾を療す、尤も瘧疾を擅治す（『中医大辞典』）。

○**李子豫**　晋の医家、少にして医方を善くす、治法神妙、時に許永、豫州の刺史と爲る、其の弟、心腹痛を患うこと十餘年、子豫、八毒赤丸を予う、須臾にして腹中雷鳴疏転し大いに利すること数行、遂に愈ゆ（『古今図書集成・医部全録、名流列伝』）。

○**阮徳如**　陳留尉氏の人、官は河内の太守に至る。

○**張茂先**　チョウモセン。すなわち張華、晋の范陽方城の人、博物志の著あり。

○**裴逸民**　ハイイツミン。裴秀の子、頠（ギ）、字は逸民、博学、稽古にして兼ねて医術に明らかなり（『晋書』裴秀傳）。

○**皇甫士安**　皇甫謐、字は士安、安定朝那（今の甘粛霊台）の人、中年、風痺湿を得、因って医を学び、経方を集覧し、手に巻を釋（お）かず、著す所の甲乙経と針経、世に行わる（『晋書』本傳）。

○**葛稚川**　カッチセン。葛洪、字は稚川、丹陽の人、自ら抱朴子と号す、広く群書、諸子百家の言を覧、下は雑文に至り、万巻を記誦す、抱朴子、肘後方を著す（『古今医統』）。

○蔡謨　サイボ。字は道明、東晋の陳留考城の人、儒道を以て自ら達す、吏として治名を知らる。道風有り、性、医学を尚ぶ、常に本草方書を覧て手に巻を釈ず（『古今医統』）。
○殷淵源　殷仲堪（『大観』『政和』は商仲堪に作る）、陳郡（今の河南淮陽）の人、孝武帝（三七三―三九六年）は召して太子中庶子と為す、著に荊州要方有り（『晋書』本傳）。
○羊欣　ヨウキン。字は敬元、医術を善くす、薬方十巻を撰ぶ（『宋書』本傳）。
○王微　昔、王微、嵆叔夜並んで学ぶも能わず（『南史』張邵傳）、『大観』『政和』は「元徽」に作る。
○胡洽　ココウ。劉宋の時の人、著に百病方二巻有り（『隋書経籍志』）。
○秦承祖　劉宋の人、性は耿介にして方薬に精し、病を治するに貴賤を問わず（『古今医統』）。
○褚澄　チョチョウ。淵の弟褚、医術を善くす、建元中（四七九―四八二年）、呉郡の太守と為る（『南斉書』褚淵傳）。
○徐文伯　其の（医）業に精し（『南史』張邵傳）。
○研精　研は研ぎ澄まして本質を見極めること。精は物事の重点。研精で詳しく調べて明らかにすること。**○踰越**　踰も越も「境界を乗りこえる」意味。

集注

三

范汪方百餘巻及葛洪肘後
其中有細碎單行經用者
所謂出於阿巻是
或田舍試験之法殊域異識之術
如藕皮散血起自庖人
牽牛逐水近出野老

范汪方の百餘巻、及び葛洪の肘後（方）
其の中に細碎して單行經用の者有り
所謂阿巻より出ずるもの是なり
或は田舍試験の法、殊域異識の術なり
藕皮の散血（の薬効）の庖人より起こり
牽牛の逐水（の作用）の近く野老に出で

䴵店蒜虀乃下蛇之藥
路邊地松爲金瘡所秘

䴵店の蒜虀は乃ち蛇を下すの藥にして
野邊の地松は金瘡の秘する所と爲すが如し

訳

百餘巻に及ぶ范汪方や葛洪の肘後方の中には、系統的に使用するものではなく、その場その場で単独に使用する処方が入っている。いわゆる特効薬の処方である。

あるいは地方で試用されていたり、特別の地域で考え方の違う医術から作られたものがある。

蓮の皮が瘀血を散すというのは料理人から始まった。

牛蒡に駆水作用があるというのは田舎のおじさん達から出たものである。

餅屋の大蒜などの漬物は蛇毒を消すし、路辺の松は切り傷の秘薬である。

注

○**阿巻**　阿は親しみを現す言葉。魏晋以来使用されるようになった。阿母は「かあさん」。巻は巻物、書物。阿巻で「愛用の巻物」。ここは持効薬であろう。○**田舎**　デンシャ。都市から離れた農村地帯。

○**藕皮散血**　藕の漢音はゴウ。グウは慣用音。はす。蓮根。

○**牽牛逐水**　牽牛は彦星。ここは牛蒡(ゴボウ)の誤りと考えられる。

○**䴵店蒜虀**　䴵は餅と同意。蒜は「ひる」、「にんにく」。虀は塩醤油に漬けた蔬果あるいは調味用に細末にした生姜、大蒜などの野菜。

○**金瘡**　刀刃による傷。

集注

四

此蓋天地間物
莫不爲天地間用
觸遇則會非其主對矣
顔光禄亦云
詮三品藥性以本草爲主

此れ蓋し天地間の物にして
天地間の用を爲すにあらざるもの莫し
觸遇して則ち會す、其の主對には非ざるなり
顔光禄も亦た云う
詮ずるに三品藥性は本草を以て主と爲す、と

訳

以上のことは、天地の間に存在するものは天地の上に存在するもの（人）の用に立たないものは無い、ということを意味している。たまたま偶然に出会って利用するようになったのであって、初めから意図的に探して使用するようになったわけではない。

顔光録にはこう言っている。上中下の三種類の薬物は本草に基づいている、と。

注

○**觸遇**　遇は思いがけずに出会うこと。触遇で偶然に出会うこと。

○**主對**　對は向き合うこと。主対は主体的に向き合うこと。偶然の反対。

集注

一

道經仙方服食斷穀延年却老
乃至飛丹轉石之奇雲騰羽化之妙
莫不以藥導爲先
用藥之理又壹同本草
但制御之途小異世法
猶如粱肉主於濟命
華夷禽獸皆共仰資
其爲生理則同
其爲性靈則異耳

道經、仙方、服食、斷穀、延年、却老
乃至、飛丹、轉石の奇、雲騰羽化の妙は
藥にて導くを以て先と爲さざるは莫し
（仙法の）用藥の理も又壹（一）つに本草に同じ
但だ制御の途が小しく世法に異なるのみ
猶お粱肉の命を濟うを主るが如く
華夷禽獸皆共に仰いで資となすがごとし
其の生理は則ち同じと爲す
其の性靈（精霊）は則ち異なると爲すのみ

訳

世の中には、道教の経典、仙人の方術、仙薬の服用とか霞を食らったり穀物を断ったりするなどの不老長生術や、あるいは丹砂から仙薬を作るという奇怪な術、雲に乗って天に登り、羽を生やして飛行する玄妙な技術がある。

これらの方術も、その施行に先だって薬物を使用しないものは無い。仙法の薬物使用の法則は本草の理論と全く同じである。ただ使用上に加減があって、世間の本草使用法と若干相違がある。

例えば、美味しい大あわの飯や肉のようなものである。これらは命を保つうえで大切な食物である。中華の人々も未開の夷狄も鳥も獣もみな、これに生きる糧を仰いでいる。

禽獣と人間の物質的生理はみな同じであるが、人間は精神的存在である点が禽獣とは違っている。

注

○**道經**　道教の經典。○**仙方**　仙人の方術。仙人とは、俗世間を避けて深山に籠もり、霞を食らい、露を飲んで、不老長生の術を修める人。○**服食**　服は身に付けること。ここは錬金術で作った仙薬の服用。食は喰らうこと。ここは食霞。何れも仙人になる術である。○**斷穀**　穀物を食べないこと。○**延年**　寿命を延ばす技術。○**却老**　却は音キャク。しりぞける。押し戻す。却老で老化を押し戻すこと。延年却老で不老長生である。○**飛丹**　丹は丹砂。水銀と硫黄の化合物。これより仙薬を作ることを還丹という。飛丹も同意。○**轉石**　石は鉱物性薬品。石薬の活用であろう。

○**雲騰**　音ウントウ。騰は音トウ。あがる、のぼる、乗る意。雲騰は雲に乗ること。ここは雲に乗って天に上ること。仙術の一つである。○**羽化**　羽化して登仙す（蘇軾・赤壁賦）。羽化は羽が生えること。それによって天に上り仙人になることである。仙術の一。羽化登仙の術。○**壹同**　壹は一に同じ。壹、一は「ひとえに」「まったく」の意。壹同で全く同じ意。○**梁肉**　梁は大あわ。上等な穀物。梁肉で優れた栄養物である。○**濟命**　濟は漢音はセイ。サイは呉音。済はすくう、わたす意。済は人の命を救うこと。○**生理**　生存の理法。生物的、物質的生命現象。○**性靈**　性は生まれつきの性質。霊は清らかな精気。魂。精神的生存。

集注

二

大略所用不多遠至廿餘物
或單行數種便致大益
是其深※練歳積
即本草所云久服之効
不如世人微覺便止
故能臻其所極以致遐齡

大略用うる所多からずして、遠くも廿餘の物に至る
或は單に數種を行(や)って便ち大益を致す
是れ其の深く練り歳を積むなり
即ち本草云う所の久服の効なり
世人の微しく覺えれば便ち止むるが如くならず
故に能く其の極まる所に臻(いた)り以て遐齡を致す

豈但充體愈疾而已哉

豈に但だ體を充たし疾を愈すのみならんや

校

※深練歳積　『大観』『政和』は「服食歳月深積（服食の歳月積むこと深し）」に作る。

訳

一般に使用する薬物の種類は多くしない。せいぜい二十種余りである。

場合によっては数種類の薬物を単独で用いて大きな効果を上げることがある。これは長期間服薬した結果である。本草書にいう久服の効果である。

世間の人が薬の効果が少し出てきたという程度のときに服用を止めてしまうのとは違う。

最高の薬効を発揮する点にまでいけば長寿に至ることが出来る。栄養を良くし、病を治癒させるだけのものではない（生命の延長も可能である）。

注

○**深練歳積**　深く練磨し歳月を積む。次に「久服の効」とあるから、ここは永い年月に亘って服薬した結果、効果が出てきたという意味と考えられる。「服食歳月深積」も同意である。○**臻**　音シン。物事がどんどん進行すること。いたる。○**遐齢**　音カレイ。遐は「遠い、はるか」の意味。遐齢は長寿。なお邇は音ジ、近い意。遐邇で遠近。○**充體愈疾**　充は中身が一杯になること。充體は肥満、栄養の意。愈疾は治癒、治療。

集注

三

今庸醫處治皆耻看本草
或倚約舊方或聞人傳説
或遇其所憶
便攬筆疏之
俄然戴面以此表奇
其畏悪相反故自寡味
而藥類違僻分兩參差
亦不以爲疑脱

今の庸醫の處治に皆本草を看ることを耻ず
或は舊方を倚約し、或は人の傳説を聞く
或は遇其の憶する所あれば
便ち筆を攬りて之を疏す
俄然戴面し此を以て奇を表す
其の畏悪相反の故に自から寡味なり
而して藥類違僻して分兩は參差たり
亦た以て疑脱と爲さず

訳

今平凡な医師は皆、本草書を見ることを億劫がる。ある人は古い処方を利用し、ある者は世間の伝聞に依存している。

また、たまたま習い覚えたところに合致することがあれば、筆をとって解説する。このようなことがあると、俄然、昂然と頭を上げて得意げに奇妙な意見を表明する。

その結果、薬物の相互作用としての畏悪相反や違僻を考慮するために使用する薬物の種類は少なくなるし、分量もまちまちになる。

このようなやり方を間違いとも疑問ともしない。

注

○**庸醫**　庸は音ヨウ。一般並み、普通の意。庸医で平凡な医師、また藪医者。○**耻**　音チ。恥。○**倚約**　倚は音イ。後ろ盾にし、頼りにする。よる、よりかかる。約は小さく纏める、要約。

○**遇**　思いがけず、ひょっこり会うこと。たまたま。○**攬筆**　攬は音ラン。集めて手に持つ。取り纏める。攬筆は筆を手に持つ、筆を取ること。○**疏之**　疏は音ソ。一条ずつ分けて意味を解説すること。○**戴面**　面を上げ自信を持つ様。○**違僻**　違は違反。僻は偏る。違僻で違反偏向。正常から偏り離れている様。○**疑脱**　脱落を疑う。

集注

四

偶※而値差則　　偶差ゆるに値えば則ち
自信方験　　自ら方さに験ありと信ず
若旬月未瘳則　　若し旬月にして未だ瘳（愈）えざれば則ち
言病源深結了　　病源深く結ぼれ了ると言う
不反求諸己　　反って諸を己に求めず
詳思得失　　詳しく得失を思い
虚構聲稱多納金帛　　聲稱を虚構し多く金帛を納む
非唯在顯宜責　　唯に宜しく責むべきを顯かにするに在るのみに非ず
固將居幽貽譴矣　　固より將に幽かに譴を貽すに居らんとす

校

※偶而値差　『大観』『政和』は「或偶爾値差」に作る。

訳

偶然に治癒することがあれば、自分の処方が有効であったと自信を持つが、十日たっても治癒しないときは病が重症だと言い訳する。自分の無力だと反省することはない。それどころか損得を考えて、自分の名声や評判を作り上げてたくさんの報酬を要求する。

間違った処置の責任をはっきりさせないだけではない。負うべき咎めをそっと始末して無いようにしようとする。

注

○**旬**　十日。○**差瘳**　差（サ）も瘳（リョウ）も病の治癒すること。いゆ。○**聲稱**　聲は名声、良い評判。稱は称賛、ほめること。○**虚構**　虚を事実らしく仕組むこと。○**納金帛**　納は納付、ここは受納の意。金帛は黄金と布帛。納金帛は高価で貴重な金品を受け取ること。○**在顯**　顕在は明らかに存在すること。在顕は明らかに、露わには。○**居幽**　幽は暗い、かすか。ほのかでよく見えない様。居は腰をすえている様。居常で平生。居幽はひそかに、かくれての意。在、居は於と同意。○**貽譴**　貽は音イ。おくる、のこす。譴は音ケン。責め、とがめ、罪。

集注

五

其五經四部軍國禮服
若詳用乖越者※
正※於事迹非宜耳
至於湯藥一物有謬
便性命及之
千乘之君百金之長
何可不深思戒慎耶

其の五經、四部、軍國の禮服において
若し乖越を詳用する者は（猶可なるがごとし）
止（た）だ事迹に於いては宜しきに非ざるのみ
湯藥に於いては一物も謬（あやまり）有るに至れば
便ち性命之に及ぶ
千乘の君、百金の長
何ぞ深く思い戒め慎まざる可けんや

校

※者　『大観』『政和』はこの下に「猶可矣（猶お可なるがごとし）」の三字あり。

※正　『大観』『政和』は「止」に作る。訓訳は是に従う。

訳

儒教の経典である五経、文献の四部分類、軍事や国政、また礼服の着用において、しばしば間違いを起こすのは当該の部門において不都合だというだけのことである。

しかしながら、薬物治療においては一つの薬物の間違いも直ちに生命にかかわる問題である。

千台の戦車を動員出来る大国の君主もたくさんの金銀を蓄えている大富豪も、この点においては、よくよく考え、充分慎重に対応せねばならない。

注

○**五經**　儒教の経典。易書詩礼春秋。○**四部**　経典を四種に分けること。甲乙丙丁、経史詩集。○**軍國**　軍事と国政。○**禮服**　儀式に着用する服装。○**詳用**　詳は細かく、隅々まで行き届く様。詳用は繁用、汎用すること。○**乖越**　乖は音カイ。正常から離れていること。越はこえる、はみ出る、つまずく。乖越で正常から離れている、外れていること。間違い。○**千乘之君**　兵車千台を出せる家柄。卿大夫の家。大国の諸侯。○**百金之長**　金持ち。富豪。

集注

六

許世子侍藥不嘗招弑賊之辱

季孫饋藥仲尼未達※

※知藥之不可輕信也

許世子の侍は薬を嘗（な）めずして弑賊の辱を招く

季孫は薬を饋（おく）るも仲尼は未だ達せずとなり

薬の軽々しく信ず可からざるを知るなり

校

※未達　『大観』『政和』は「有未達之辞」に作る。是。

※知薬　『大観』『政和』は「知其薬性」に作る。

訳

昔は君主が病気になったとき、君主が薬を飲む前に、臣下がまず毒見をするのが決まりであった。ところが春秋時代の許の国の太子であった止はその毒見をしなかった。そのため、君主の瘧は薬を飲んで死んだ。これによって、止は国王毒殺の汚名を着た。

魯の大臣の季孫から薬を送られたとき、孔子は「私はこの薬について充分な知識がありません」といって服用しなかった。

前者は失敗の例。後者は成功の例。いずれにしても薬については軽々しく信用してはいけないことが分かる例証である。

注

○許世子侍　許は春秋時代の国名。今の河南省許昌市付近にあった。侍は止の誤り。世子（太子）の名前である。

「君有疾、飲薬、臣先嘗之（君に疾ありて薬を飲むときは臣先ず之を嘗む）（『礼記・曲礼下』）」。

「許（国名）の世子（嗣子）の止は薬を嘗めることを知らず、累（禍）を許の君（主）に及ぼすなり（『春秋穀梁伝』照公十九年）」。

「許の悼公瘧、太子止の薬を飲んで卒す、書して曰く、其の君を弑すと（『春秋左氏伝』照公十九年）」。

○季孫饋薬　季は魯の大夫、季康子。饋は音キ、送る意。「康子饋薬、（孔子は）拝而受之、曰丘（孔子の名前）未達、不敢嘗（康子薬を饋る、拝して之を受く、曰く、丘は未だ（薬効について通）達せず、敢て嘗めず）（『論語』郷党第十）」。

集注

一

晋時有一才情人※　晋の時に一の才人有り

欲刊正周易及諸薬方　周易及び諸薬方を刊して正さんと欲す

先與祖納※共論　先ず祖納（訥）と共に論ず

祖納云
辯釋經典縦有異同
不足以傷風教
方藥小小不達※
便壽夭所由※
則後人受弊不少
何可輕以裁斷

祖納云う
經典の辯（別）（解）釋は縦い異同有りとも
以て風（俗）教（化）を傷るに足らず
方藥（湯藥に至って）は小小にても達せざれば
便ち（長）壽（と）夭（折）の由る所なり
則ち後人の弊を受けること少なからず
何ぞ輕々しく以て裁斷（判断）す可けんや

経典の文章や解釈には、たとえ異同があっても、風俗や教育についてそれほど障害を与えるわけではない。しかし薬物治療になると少しでも間違いがあると直ちに寿命の長短、死生の予後に関係する。後々の人々に弊害を残すこと少なしとしない。

この点については、軽率に判断してはいけないのである。

校

※情　『大観』『政和』には無し。訓訳は是に従う。
※納　『大観』『政和』は「訥」に作る。
※方　『大観』『政和』は「至於湯」に作る。
※便　『大観』『政和』はこの下に「致」の字あり。

訳

晋の時代に一人の才能の優れた人がいた。周易と薬方を校正して刊行しようと考えた。そこで祖納という人に相談した。

祖納の意見。

注

○**達**　通用する。

集注

二

祖公※此言可謂仁識
足以水鏡※
論語云
人而無恒不可以作巫醫
明此二法不得以權飾妄造
所以醫不三世不服其藥
又云
九折臂乃成良醫
蓋謂學功須深故也

祖公の此の言は仁識と謂う可し
以て水鏡となすに足る
論語に云う
人にして恒無くんば以て巫醫を作す可からずと
此の二法は以て權飾妄造するを得ざるを明らかにす
所以に醫は三世ならざれば其の藥を服さず
又云う
九のたび臂を折って乃ち良醫と成ると
蓋し學の功（成果）は須く深く故あるべしと謂うなり

校

※公　『大観』『政和』は「之」に作る。
※水鏡　『大観』『政和』は「亀鏡」に作る。

訳

祖納のこの言葉は、思いやりのある良識というべきもので、世人の手本にする値打ちがある。

『論語』の子路第十三にいう。

いつも弛みなく安定した心、恒心の無い人は巫（みこ）と医（師）の仕事を行うことは出来ない、と。

この言葉は、巫術と医療の二つの事柄は一時の誤魔化しやでたらめの仕事が通用するようなものではないということを明らかに示している。

それ故、『礼記』曲礼上には次のように記してある。

医者は三代続いた家の薬でなければ安心して飲むわけにはいかない、と。

また『春秋左氏伝』定公十三年の伝に、「三たび肱を折って良醫と爲るを知る」という文章がある。

つまるところ学業の成果は奥深く高度のものでなければならないということである。

注

○**仁識**　仁は思いやりの心。識は知識。ここは良識、見識。物事の是非善悪を見分ける能力。○**水鏡**　物を正しく映すこと。手本になる人。○**亀鏡**　手本。模範。○**権飾**　権は、仮の、臨時の意で、正に対する言葉。権飾は臨時の飾り。○**妄造**　妄はでたらめ、いい加減なこと。妄造はでたらめな造作。○**人而無恒不可以作巫醫**　『論語』子路第十三にある孔子の言葉。○**醫不三世不服其藥**　『礼記・曲礼下』の文章。○**九折臂乃成良醫**　『春秋左氏伝』定公十三年の伝に「斉高彊曰三折肱知爲良醫（斉の高彊曰く、三たび肱を折って良醫と爲るを知る）」とある。九は三の間違い。○**深故**　深は奥行、奥深いこと。浅薄でないこと。故は古いこと。

集注

三

復患※今承藉者多恃衒名價
亦不能精心研解※
虛傳聲美聞風競往
自有新學該明而名稱未播
貴勝以爲始習多不信用
委命虛名諒可惜也

復た今の藉を承ける者多く名價を衒うを恃み
亦た精心に研解すること能はざるを患う
虛しく聲美を傳え風の競い往くを聞く
自ら新學該明有るも名稱は未だ播せず
貴勝は以て始習と爲し、信用せざること多し
命（名）を虛名に委ぬ、諒に惜む可きなり

校

※今　『大観』『政和』はこの下に「之」の字あり。
※解　『大観』『政和』は「習實以可惜」に作る。

訳

また今の学術を伝承する学者たちの多くが名声の評判に気を取られて、熱心に真理を解明しようとしないのは心配なことである。

実力を伴わない名声が評判になったり、うわさ話や風評がしきりに世間に流される。

新しい学説や発明が出されるが、それについて良いという評判が広がることはない。

世の貴顕の人々は初学者の仕事としてあまり信用することもない。

このように虚名を追い求める風潮はまことに残念なことである。

注

○**承藉**　藉は蓆、草むしろである。ここは籍の意であろう。書籍である。籍は文書、書物。承は両手で受ける、受け継ぐこと。承藉で学術の授受である。○**恃衒**　恃は音シ。たのむ、あてにする、頼りにすること。衒は学問など無いのに有るようにみせかける、みせびらかす、てらう、たぶらかすこと。恃衒で見せかけを頼りにすること。○**名價**　名は名声、評判。價は中世の俗語で状態、程度の意。評判の有り様。○**精心**　精は澄み切った様。雑念無く一すじに努める様。精心は専心と同じ。○**研解**　研はみがいて本質を見極めること。解はばらばらにして本質を明らかにする。
○**聲美**　聲は名声、評判。美は良い、ほめる。聲美は良い評判。
○**該明**　該は備わる、充分の意。該明は充分に明らかなこと。
○**未播**　播は音ハ。ばらまく、散らす、広がる。未播は広く拡がらないこと。○**貴勝**　貴は価値のあるもの、身分の高い人。勝はまさる、他より優れていること。貴勝は尊貴にして権勢多き人。
○**諒**　音リョウ。まことに、明らかに。

集注

四　京邑諸人　　京邑の諸人は

皆尚聲譽不得實録※
余祖世以來務敦藥
本有范汪方一部
斟酌詳用多獲其効
内護家門旁及親族
其虚心告請者
不限貴賤皆摩踵救之
凡所救活數百千人
自余投纓宅嶺猶不忘此
日夜翫味恒覺欣欣

皆聲譽を尚(とおと)んで實録を得ず
余は祖世以來、敦藥に務む
本(もと)范汪方一部有り
斟酌し詳用して多く其の効を獲たり
内では家門を護り旁ら親族に及ぶ
其の心を虚(むなし)くして告げ請う者は
貴賤を限らず皆踵(きびす)を摩して之を救う
凡そ救活する所數百千人なり
余の投纓、宅嶺より、猶お此を忘れず
日夜に翫味して恒(つね)に欣欣を覺ゆ

校

※不得實録　『大観』は「不求實事」、『政和』は「不取實事」に作る。

訳

みやこの人々は皆、物事の評判を尊重して実際の様子を知ろうとしない。

私の家では、祖先以来、薬学の研究を行ってきた。

もともと我が家は一部の范汪方を所有していた。この本を色々工夫して適切に運用し、上手に使用して多くの効果を上げた。

これによって家内の人々の健康を守り、親族の人々にも利益を及ぼすことが出来た。

虚心に病苦を告げ治療を請う人には貴賤を問わず足を磨りへらして救護を行った。

このようにして救った人は数百千人である。

その後、役所を辞職し、世間から引退してからも、これらの事は忘れることがない。いつも思い出して良いことをしたと喜んでいる。

注

○京邑　京は音ケイ。都、国の中心。邑は音ユウ。地方の町や村。京邑でみやこ。**○尚**　貴い、尊ぶ。**○敦藥**　敦はおさめる、追及する意。敦薬で薬術を研究すること。**○斟酌**　斟は汲み取る。斟酌は酒を酌むこと、転じて物事をうまく処理すること。**○詳用**　詳は欠け目無く行き届くこと。詳用で上手に使用すること。**○虚心**　心にわだかまりの無いこと。心を空にして何も考えないこと。**○投纓**　纓は音エイ。冠のひも。あごの下で結ぶ。投纓は投冠に同じ。役所勤めを止めること。**○宅嶺**　宅は住まい。領は首。嶺は高い峠。山の峰。宅嶺は峰に住まうこと。世間から引退すること。**○翫味**　翫はもてあそぶ。角が取れるほど使いなれること。玩味で物事の意義を充分に検討して味わう（意味を理解する）こと。**○欣欣**　欣はよろこぶ様。欣欣はよろこぶ、得意の様。

集注

五

今撰此三巻并効験方五巻
又補闕葛氏※肘後三巻
蓋欲※永嗣善業
令諸子姪弗敢失墜
可以輔身濟物者
孰復是先

今此の三巻并びに効験方五巻を撰ぶ
又葛氏の肘後（方）三巻を補闕（ホケツ）す
蓋し永く善業を嗣（つ）ぎ
諸々の子姪をして敢て失墜せざらしめんと欲す
以て身を輔け物を濟（すく）はんとする者
孰（いずれ）も復た是を先とす可し

校

※肘後　『大観』『政和』はその下に「方」の字あり。

※永　『大観』『政和』は「承」に作る。

注

○撰　文章を作る。編集する。○補闕　闕は欠に同じ。また誤り。

○子姪　音シテツ。姪は「めい・おい」。子弟。○濟　漢音はセイ。

サイは呉音。水準の線まで揃えること。すくう。やりくり。調整。

訳

今この本草経三巻（の注釈）と効験方五巻を著述した。さらに葛氏肘後方三巻を補充し誤りを正した。つまりこの立派な事業を永く継承して子弟の人々が忘失してしまわないようにしたいと思うのである。からだを健康にしようとする人、物事をうまく調整しようと思う人はまず医薬の研究に取りかかるべきである。

集注

一

今諸藥採治之法
既並用見成
非能自掘
不復具論其事
唯合藥須解节
列之如左

今諸々の藥の採治の法は
既に並びに見（現）成を用い
能く自ら掘るに非ず
復た具（つぶ）さに其の事を論ぜず
唯だ合藥は須（すべから）く解节すべし
之を列ねること左の如し

訳

現在、薬物の採集、修治（加工）については、どちらも既製品を使用しており、自分で掘り出すことはしない。この問題に関して詳細に論議することもない。

ただ合薬については解説が必要である。

これについては以下に列記するとおりである。

注

○**見成**　見は現。見成は現に成るもので、既製品である。
○**合藥**　薬物を合和すること。調剤である。○**解莭**　解節である。解説、説明に同じ。莭は本文では草冠に即の字になっている。この字は漢字字典には見当たらない。形の近い字に莭がある。莭は音セツ。『説文』には「莭」の字があり、「草の約なり」とある。節と同じ意味である。小嶋尚真・森立之重輯、岡西為人訂補『本草経集注』一九七二（昭和四十七）年五月二十九日（ひさや大黒堂発行）では「節」の字に作る。

集注

二

案諸藥所生皆的有境界
秦漢以前當言列国
今郡縣之名後人所改耳
自江東以來
小小雜藥多出近道
氣※勢理不及本邦
假令荊益不通

案ずるに諸藥の生ずる所は皆的に境界有り
秦漢以前は當に列国（の名）を言うべし
今の郡縣の名は後人の改める所のみ
江東より以て來る
小小の雜藥は多くは近道に出づ
氣（力）勢理は本邦（本来の産地）に及ばず
假令荊（湖南湖北）益（四川）不通なるとき

則令※用歴陽當歸銭唐※三建
豈得相似

則ち全く歴陽の當帰、銭塘の三建を用う
豈に相い似ることを得んや

校

※氣勢理　『大観』『政和』は「氣力性理」に作る。是。
※令　『大観』『政和』は「全」に作る。是。
※銭唐　『大観』『政和』は「銭塘」に作る。浙江省の地名。唐代では銭唐と書く。

訳

思うに薬物の産生にはみな適切な産地がある。産地の名称は、秦漢以前の時代の場合は当時の列国の名を挙げるべきであるが、現在の郡県の名を挙げている。これは秦漢以後の人々が前代の名を今様に改めたものである。

江東地区より伝来する雑多な薬物には近接の土地から産出するものが多い。ただ効力や薬理が本来の産地のものに比べると劣っている。

したがって湖南湖北と四川の交易が不通となると歴陽の当帰や銭塘の三建を用いることになる。これらは本来の産地のものとはとても似ているとはいえないものである。

注

○**的**　あきらかの意。的確。適切。○**近道**　道は行政区画の名。時代によって領域が違う。ここは近隣、近所の意。○**邦**　天子や諸侯の領地。○**荊益**　荊は中国古代の地名。今湖南、湖北に当たる。益は漢代の州の名。今の四川省。○**歴陽**　安徽省和県。陶弘景はここの当帰は不良品という。○**銭塘江**　中国・浙江省の川。河口の海嘯（満潮のとき前面が直立した水の壁になり音を立てて上流に押し寄せる現象）で有名。省都・杭州はこの川の河口にある。○**三建**　天雄、烏頭、附子のこと。本、並びに建平（四川の巫山）に出づ、故に之を三建（建平産出の三種の薬物の意）と云う（陶弘景の注による）。○**江東**　長江下流の南岸の地。江蘇省南部と浙江省北部。

集注

三

所以治病不及往人者
亦當緣此故也
蜀藥及北藥雖有去來
亦復非精者
又市人不解藥性
唯尚形飾
上黨人参殆※不復售
華陰細辛棄之如芥
且各随世相競順※方切須
不能多備諸族故往往遺漏
今之所存二百種許耳

所以に治病の往人に及ばざるは
亦た當に此の故に緣(よ)るなり
蜀藥及び北藥は去來有りと雖も
亦た復た精（純）なる者に非ず
又た市人は藥性を解せず
唯だ形飾を尚(とうと)ぶ
上黨の人参は殆ど復た售(う)られず
華陰の細辛は之を棄てること芥(あくた)の如し
且つ各々世に随って相い競う（順方切須）
多くは諸族に備えること能わず、故に往往遺漏す
今の存する所は二百種許(ばかり)のみ

校

※殆　『大観』『政和』は「世」に作る。
※順方切須　この四字は『大観』『政和』には無し。訓訳は省略する。

訳

それ故、疾病治療の腕前が昔の人に及ばないのは以上に述べた事情によるのである。

遠方の蜀（四川省の成都地方）や北方燕(エン)（河北省）地方の薬物は流通し取引があっても、清純な本物とは違う。

また世間の人々も薬物の性状について理解していない。ただ薬の外形だけを重視して使用している。

上黨(ジョウトウ)の人参はほとんど流通していないし、崋山の北の細辛は不良品として塵芥のように捨てられている。

それぞれ世間の評判に従って使用されている。多くの場合、諸々の必要に応ずることが出来ない。そのため、しばしば手抜かりが生ずる。

現在、存在している薬物は二百種ほどである。

注

○**上黨**　中国、山西省南東部の地名。東と南を大行山脈に囲まれた黄土高原。春秋時代には晋の領土（『アジア歴史事典』）。

○**售**　音シュウ。売る。物を流通させること。○**華陰**　崋山の北。崋山は陝西省華陰県に在る名山。五岳中の西岳。華山とも書く。

○**芥**　あくた。ごみ。くず。○**往往**　時々。繰り返し起こる様。

○**許**　ばかり。およその程度を示すことば。…ほど。点ぐらい。

集注

四

衆醫覩※不識藥唯聞市人

市人又不辨究皆委採送之家

採送之家傳習治拙※

真僞好悪莫※測

衆醫は都(すべ)て藥を識らず、唯市人に聞くのみ

市人も又た辨究せず、皆採送の家に委(ゆだ)ぬ

採送の家は治拙（造作）を傳習す

真僞好悪測ること莫し

校

※覩　『大観』『政和』は「都」に作る。覩は視る意。ここは都が良い。

※治拙　『大観』『政和』は「造作」に作る。造作とは作業、仕事の意。

※莫測　『大観』『政和』は「並皆莫測」に作る。

訳

一般の医師は薬について正確な知識を持っていない。薬業者の話を頼りにしている。薬の業者も専門的に詳細に研究しているわけではない。かれらも薬物の採取、取引の専門家にまかせきりである。その専門家も代々習い伝えてきたことをやっているだけである（初めから末端まで確り管理されているわけではない）。したがって薬物が本物かどうか、また品物の良し悪しを判断することが出来ない。

注

○**市人**　人々が物品の売買をする所。市場。人の集まるにぎやかな市街。○**造作**　造はでっちあげる、そそくさといい加減につくる意。精製（念入りにつくる）の反対。

集注

五

所以有
鍾乳酢煮令白
細辛水漬使直
黄耆蜜蒸爲甜
當歸酒灑取潤
螵蛸膠著桑枝
呉※公朱足令赤
諸有此等皆非事實

所以に
鍾乳は酢にて煮て白からしめ
細辛は水に漬けて直からしむ
黄耆は蜜に蒸して甜く爲す
當歸は酒を灑いで潤を取る
螵蛸は膠にて桑の枝に著く
呉公は足に朱をぬり赤からしむ
諸此等は皆事實に非ざるもの有り

世用既久轉以成法
非復可改末如之何

世用既に久しくして轉じて以て法を成す
復た之を如何にとも改む可きに非ず

注

○灑　音サイ。そそぐ。○膠　動物の皮、腱、骨などを煮た液を固めたもの。主成分はゼラチン。接着剤となる。○諸　しばしば。○轉　移り変わること。○成法　既成の方法。成は完成の意。

校

※呉公　『大觀』『政和』は「蜈蚣」に作る。

訳

そこで次のようなことが起こる。

鍾乳は酢で煮て白くする。

細辛は水に漬けて真っ直ぐにする。

黄蓍は蜜で蒸して甘くする。

当帰は酒を注いで潤いをもたせる。

蛸は膠（にかわ）で桑の枝にくっ付ける。

蚣（百足）は足に朱を塗って赤くする。

以上のものはみな本来のものとは違ったものであるが、代々使い慣らしてきたもので、これが日常普通の既成のやり方になっている。

今更どうとも改めることは出来ない状況である。

集注

六

又依方分藥不量剥治※
如遠志牡丹裁※不收半
地黄門冬三分耗一
凡去皮除心之屬
分兩皆不復相應
病家唯依此用
不知更稱※

又方に依って分薬するに剥治を量らず
遠志牡丹は裁して半を収めざるが如し
地黄、（麦）門冬は三分して一を耗す
凡そ皮を去り心を除くの屬は
分兩皆復た相應せず
病家は唯だ此れに依って用い
稱（秤）を更（て足を取）ることを知らず

校

※剥治　『大観』『政和』は「剥除」に作る。
※裁　『大観』『政和』は「纔」に作る。裁、纔、音義ともに通ずる。
※稱　『大観』『政和』は「秤取足」に作る。

訳

また処方に従って薬を取り分けるとき、剥落する分を考慮しない。

遠志や牡丹では裁量して半分しか回収しない。

地黄や天門冬は三分の一に減耗してしまう。

薬物の皮を取り去ったり心を除いたりする仕事で、本来の決まった分量とは違ったものになってしまう。

それでも病家ではそのまま使っていて、秤量をし直すことはしない。

注

○**量**　はかる。考慮する。○**裁**　さばく。適当にきりもりする。
○**耗**　すりへらす。○**更稱**　稱は秤。更は「代える、変える」意。
更稱で秤を変更すること。

七

又王公貴勝
合藥之日悉付群下
其中好藥貴石無不竊遺
※乃言紫石丹沙呑出洗取
一片※經數十過賣
諸有此等例
巧僞百端皆非事實
雖復※鑑檢※初不能覺
以此治病※理難即効
※斯並藥家之盈虛
不得咎醫人之淺拙也

又王公貴勝は
合藥の日、悉く群下に付す
其の中の好藥、貴石は竊に遺さざる無し
乃ち言う、紫石、丹沙は呑出して洗い取る
一片數十過賣を經（ふ）
諸（しばしば）此れ等の例有り
巧（たくみな）僞（いつわり）百端、皆事實に非ず
復た鑑檢すと雖も初には覺（さと）る能はず
此を以て治病は理として即効すること難し
斯れ並びに藥家の盈虛にして
醫人の淺拙を咎むるを得ざるなり

校

※乃言紫石　『大観』『政和』は「乃有紫石英（乃ち紫石英…有れば）」に作る。
※經數十　『大観』『政和』は「動（ややもすれば）經十數」に作る。
※鑑　『大観』『政和』は「監」に作る。
※初　『大観』『政和』は「終（ついには・結局）」に作る。
※理　『大観』『政和』は「固」に作る。
※斯並　『大観』『政和』は「如斯並是」に作る。

訳

また王侯、貴顕の人々は、すべて薬の調合は召使にまかせきりである。

その際、良い薬や貴重な石薬はひそかに取り残しておく（自分のものにしてしまう）。そして紫石英や丹砂は、呑んだり出したりして洗って取り出すことがある。一片の貴重品が数十回、人手をわたることがある。こういう例はしばしばある。

万事万端、巧妙な誤魔化しでみな本当のものではない。検査、検討を行っても、結局間違いを見つけ出すのは難しい。

こういう状態で治療を行っても効果が上がり難いのは当然である。これは薬を取り扱う人の責任問題である。医師の治療技術の拙劣さについて責任を問うことは出来ない。

注

○**貴勝**　尊貴勢力家。○**付**　相手にくっ付ける、任せる。たのむ。

○**群下**　臣下。召使。

○**遺**　のこす。後にのこす。○**百端**　万端。すべてそろうこと。

○**鑑監**　鑑は鏡。検討する意。監は見下ろして見定めること。かんがみること。先例に照らして考える。他と比べ合せて考える。

○**盈虚**　月の満ち欠け。栄枯盛衰。消長。成敗。

集注

一

本※草採薬時月皆※在建寅歳首
則従漢太初後書記也
其根物多以二月八月採者
謂春初津潤始萌未衝枝葉
勢力淳濃故也
至秋則枝葉就※枯

本草採薬の時月は皆建寅の歳首に在り
則ち漢の太初後の書記に従うなり
其の根物は多く二月八月を以て採る者なり
春の初は津潤、始萌にして未だ枝葉を衝（つ）かず
勢力淳濃なるが故を謂うなり
秋に至れば則ち枝葉就（すなわ）ち枯れ

又※歸流於下
今即事驗之
春寧宜早秋寧宜晩
其華實莖葉乃各随其成熟耳
歳月亦早晏不必都依本文矣

又下に流れ歸す
今、事に即いて之を驗するに
春は寧ろ早に宜しく、秋は寧ろ晩に宜し
其の華實莖葉は乃ち各々其の成熟に随うのみ
歳月も亦た早晏は必ずしも都て本文に依らず

校

※本草　『大観』『政和』は「凡」に作る。
※在　『大観』『政和』は「是」に作る。
※就　『大観』『政和』は「乾」に作る。
※又　『大観』『政和』は「津潤」に作る。

訳

本草書では薬物採集の時期は夏の時代の暦法による。建寅を歳の初めとする暦法である。すなわち漢の大初暦の記載に従う。根を使用するものは二月と八月に採集する。その理由は以下のとおりである。

春の初めは水分がまだ生じ始めたばかりで枝葉の末端にまでは及んでおらず、根茎の方にたくさん存在している。秋になれば枝葉は枯れて、津液はまた根の方に流れ下ってきて肥大化する。

実際に検査してみると、春は早くした方がよろしく、秋は遅めにした方がよろしい。

根以外の花や実、茎や葉の場合もその成熟の様子を見て採取の時期を決めるのである。

また歳によって季節の去来には変動があるから必ずしも書物どおりにはいかない。

注

○**建寅歳首**　夏の暦によって歳首をきめる暦法。北斗星の斗柄が十二辰の寅を指すときを正月とする。建寅はケンイン。
〇太初 漢の武帝の太初元年に出来た暦法。**〇津潤** 津は液体。潤すこと。津潤で潤い、潤す。ここは樹液の意。**〇始萌** 萌は草が芽を出すこと。始萌で発芽。**〇就** つく。すなわち。

集注

二

經説陰乾者
謂就六甲陰中乾之
依遁甲法
甲子旬陰中在癸酉
以藥著酉地也
余謂不必然
正是不露日曝※
於陰影處乾之耳
所以亦有云曝乾故也
若幸可兩用益當爲善

經に説く陰乾（陰干し）とは
六甲の陰中に就いて之を乾かすを謂う
遁甲の法に依るなり
甲子の旬の陰中は癸酉に在り
藥を以て酉の地に著くなり
余謂うに必ずしも然らず
正に是れ日曝に露さず
陰影の處に於いて之を乾かすのみ
所以に亦た曝乾と云う故有るなり
若し幸に兩用す可くんば益々當に善と爲すべし

校

※曝 『大観』『政和』は「暴」に作る。

訳

経典に説明してある陰乾というのは、六十甲子のうち、陰に属する日に乾燥するという意味である。遁甲の法に基づいている。

甲子の組み合わせで、陰に属するのは十日目に当たる癸酉である。酉は真西の方角である。そこでこの日に薬を西方の土地の上に置くのである。

私の考えでは、必ずしもそのとおりではない。

これは日に当てて乾かすことではない。日蔭の場所に置いて乾かすのである。だから別に曝乾という言葉があるのである。

どちらも可能ということであればますます都合が良い。

注

○**六甲**　甲子より癸亥（キガイ）に至る十干十二支の六十の組み合わせ。この組み合わせの中に甲が六回現われるので六甲という。甲子はまたカッシとも読む。○**遁甲法**　忍術。○**甲子旬**　旬は十日。甲子旬は十干と十二支中の子から酉までの組み合わせ。故に甲子から癸酉までとなる。

○**癸酉**　みずのととりの日あるいは歳。○**著**　くっ付ける。ある場所にくっ付けて置くこと。定着。土着。○**露**　さらす、あらわす。

○**曝乾**　日光に当てて乾燥すること。

○**善**　この下に『大観』『政和』は以下の『開宝本草』注を引く。「本草採薬陰乾者皆多悪、至如鹿茸経称陰乾、皆悉爛令壊、今火乾易得且良、草木根苗陰之皆悪、九月以前採者悉宜日乾、十月已後採者陰乾乃好（本草の採薬に陰乾する者は皆多くは悪し、鹿茸の如きに至っては経に陰乾と称するも、皆悉く爛れて壊れしむ、今、火にて乾かすは得易く（え）して且つ良し、草木根苗は之を陰に（かげぼし）するは皆悪し、九月以前に採る者は悉く宜しく日乾にすべし、十月已後に採る者は陰乾乃ち好し）」。

集注

一

古秤唯有銖兩而無分名　古秤には唯銖兩有りて分（フン）の名無し

今則以十黍爲一銖　今は則ち十黍（ショ）を以て一銖（シュ）と爲す

六銖爲一分　六銖を一分と爲す

四分爲一兩　四分を一兩と爲す

十六兩爲一斤
雖有子穀秬黍之制從來均之已久
正爾依此用之

十六兩を一斤と爲す
子穀秬黍の制有りと雖も從來之を均しくすること已(すで)に久し
正爾（まさに）此れに依って之を用う

訳
古い秤はただ銖両の目盛はあるが分の目盛が無い。

今は黍十粒を一銖としている。

六銖が一分。四分が一両。十六両が一斤。

子穀秬黍の制度があるけれど、以上の決まりが従来久しく使用されている。当然この決まりを秤量法として使うことになる。

注
○**銖**　銖は音シュ。約〇・六七グラム。○**兩**　一両は十六分の一斤。約十六グラム（周代）。現在の中国では十分の一斤、約五十グラム。
○**黍**　音ショ。きび。きびの粒の大きさ、目方が一定なので度量衡の単位に用いられた。黍一粒の直径を一分。黍百粒の重さを一銖。黍二千四百粒の体積を一合とする。○**子穀**　未詳。
○**秬黍**　秬は音キョ。くろ黍。実が黒い。

集注

二
但古秤皆複今南秤是也
晉秤始後漢末已來
分一斤爲二斤耳一兩爲二兩耳

但だし古秤は皆複た今の南秤是れなり
晉の秤は後漢の末已來（以来）に始まる
一斤を分けて二斤と爲し、一兩を二兩と爲すのみ

金銀絲綿並與藥同無輕重矣
古方※唯有仲景而已涉今秤
若用古秤作湯則水爲殊少
故知非複秤悉用今者爾

金銀絲綿は並びに藥と同じく輕重無し
古方には唯だ仲景有りて已（すで）に今の秤に渉る
若し古秤を用いて湯を作るときは則ち水を殊少と爲す
故に複た秤は悉く今を用いる者には非ざるを知る

注

○**一斤**　十六両。周では二五六グラム。唐以降は六百グラム。
○**殊少**　殊は、ことに、とりわけの意。普通と違うこと。

校

※古方　「方」の字、敦煌本『集注』は「秤」に作る、『大観』『政和』によって改む。

訳

ただ古（い）秤というのは（江）南（の）秤のことである。晋の秤は後漢以後に始まった。周の一斤を分けて二斤とし、一両を二両とした。


金銀絲綿は薬と同様の秤量法を用いる。これと異同は無い。

古方のなかで張仲景は現在の秤量法を用いている。

もし古秤によって秤量する場合は水の量を少し少なめにする。

以上の事情によって、秤量には時代や場所による変化があって、すべて現在のものを用いていたわけではないことが分かる。

集注

三

方※有云分等者
非分兩之分也
謂諸藥斤兩多少同耳
先視病之大小輕重所須
乃以意裁之
凡此之類皆是丸散
丸散竟便依節度用之
湯酒中無分等也

方に分等と云うこと有り
分兩の分には非ざるなり
諸藥の斤兩の多少が同じき（等分）を謂うのみ
先ず病の大小輕重の須める所を視
乃ち意を以て之を裁す
凡そ此の類は皆是れ丸散なり
丸散は竟に節度に依って之を用うるを便とす
湯酒中には分等は無きなり

校

※方有云　『大観』『政和』は「今方家云（今の方家の云う）」に作る。是。

訳

今、薬物治療家が分等というのは重量の分両のことではない。等分すなわち薬物の重量の多少が同じだということである。一般に薬の用量は、まず病勢の強弱、病情の軽重をよく観察し、その要求するところについて考察したうえで裁定する。以上述べた事項は丸散に当てはまることで、丸散を作る場合は決まりの分量によるのが便宜である。

湯液や酒の場合には分等は無い。

注

○**須**　もとめる。必要とする。○**節度**　節は区切り。度は標準。節度で決まり、規則。また指令。

凡散藥有云刀圭者
十分方寸匕之一準如梧子大也
方寸匕者作匕正方一寸
抄散取不落爲度
錢五匕者
今五銖錢邊五字者以抄之
亦令不落爲度
一撮者四刀圭也
十撮爲一勺十勺爲一合
以藥升分之者
謂藥有虛實輕重
不得用斤兩
則以升平之
藥※升合方寸作
上徑一寸下徑六分深八分
内※散勿案抑
正爾微動令平調之
而今人分藥多不復用此

凡そ散藥には刀圭と云う者有り
十分方寸匕の一、梧子大の如きに準ずるなり
方寸匕とは匕（匙）を一寸正方に作る
散を抄って取り、落ちざるを度と爲す
錢五匕とは
今五銖錢の邊の五の字を以て之を抄う
亦た落ちざらしむるを度と爲す
一撮（一つまみ）は四刀圭なり
十撮を一勺と爲す、十勺を一合と爲す
藥は升を以て之を分かつは
藥には虛實輕重が有って（一般の）
斤兩を用いるを得ざるを謂う
則ち升を以て之を平（秤）る
藥の升合は方寸に作る
上徑は一寸、下徑は六分、深さは八分
散（藥）を内れるに案（按）抑すること勿れ
正爾（まさ）に微動して之を平調せしむ
而れども今の人は分藥に多くは復た此を用いず

校

※合方寸　『大観』『政和』は「方」に作る。

※散　『大観』『政和』はこの上に「薬」の字あり。

訳

およそ散薬を計るのに刀圭というものがある。一寸四方の匙の十分の一の容量で、だいたい梧（アオギリ）の子（たね）の大きさを標準とする。

銭五匕というのは、今の五銖銭の辺の五の字の所で散薬を掬い取ることである。

方寸匕というのは一寸四方の匙（スプーン）である。散薬を掬い取るのに使う。秤り取るときこぼれ落ちないようにする。

一撮は四刀圭である。十撮は一勺とする。十勺は一合である。

薬を升（容量）で計るのは、薬には虚実（中身の充実の程度）があり、同じ大きさでも軽重があって、一概に斤両（重量）を用いることが出来ないからである。そこで升で計測するのである。

薬の枡は一寸四方に作る。枡の上の口の差渡し（直径）は一寸。下の口の直径は六分。深さは八分である。

散薬を入れるときに押し込んではいけない。少し揺するようにして平らにする。

しかし今の人は分薬に当たってこのような方法を用いることは少ない。

注

○**準**　水準器。なぞらう、基準に比べること。ならう、基準に合わせること。○**方寸匕**　匕は音ヒ。匙である。方寸は一寸四方。

○**抄**　音ショウは呉音。漢音はソウ。かすめる、掬い取る。

○**不落爲度**　落は下におちること。散を匙で掬ったとき、取りすぎて落ちこぼれないようにする意。○**刀圭**　トウケイ。薬を盛る匙。刀圭家は医師。圭はます（枡）の容量の単位。一圭は一升の十万分の一。○**案抑**　押さえつける。案も抑も上から押さえること。

集注

凡丸藥有云如細麻者
即今胡麻也不必扁扁

凡そ丸薬に細麻の如しと云う者有り
即ち今の胡麻なり、必ずしも扁扁たらず

但令較略大小相稱耳
如黍粟亦然
以十六黍爲一大豆也
如大※麻者
即※大麻子准三細麻也
如胡豆者今※青斑豆也
以二大麻子准之
如小豆者今赤小豆也
粒有大小
以三大麻子准之
如大豆者二※小豆准之
如梧子者以二大豆准之
一方寸匕散蜜和得如梧子
准十丸爲度
如彈丸及鷄子黄者
以十梧子准之

但だ較略（大体）大小を相い稱（かな）はしむるのみ
黍粟（ショショク）のごときも亦た然り
十六黍（きび）を以て一大豆と爲すなり
大麻（子）の如き者とは
即ち（一）大麻子が三細麻に准ずるなり
胡豆（コズ）の如き者とは今の青斑豆なり
二大麻子を以て之に准ず
小豆の如き者とは今の赤小豆なり
粒に大小有り
三大麻子を以て之に准（なぞら）う
大豆の如き者とは二小豆をもって之に准う
梧子の如き者は二大豆を以て之に准ず
一方寸匕の散は蜜に和せば梧子の如きを得
十丸に准ずるを度と爲す
彈丸の如し及び鷄子黄のごとしとは
十梧子を以て之に准ず

校

※大麻　『大観』『政和』はこの下に「子」の字あり。
※即大麻子　『大観』『政和』にはこの四字無し。
※今青斑豆也　『大観』『政和』は「即今青斑豆是也」に作る。
※二小豆　『大観』『政和』は「二」の上に「以」の字あり。

訳

薬の大きさについて細麻ぐらいの大きさというのがある。ここでいう細麻とは今の胡麻である。大きさは必ずしも平均してはいない。ただだいたい大小が揃うようにする。

黍粟ぐらいの大きさというときも胡麻の場合と同じである。黍十六粒の大きさが大豆一個の大きさに当たる。

大麻子の場合は一個が胡麻三個に当たる。

胡豆というのは今の青斑豆（ショウハンズ）である。胡豆一個が大麻子二個に当たる。

小豆というのは今の赤小豆である。粒に大小があって不揃いであるが、小豆一個が大麻子三個に当たる。

大豆は小豆二個に当たる。

梧子は大豆二個に当たる。

梧子を作るには一寸四方の匙で散薬を掬い、蜜に混ぜると梧子大となる。これを丸薬にする。これを十丸にするのが標準である。

弾丸の大きさあるいは卵黄の大きさというのは梧子十個に当たる。

注

○**扁**　薄く平らなこと。ここは平らなこと。大きさが平均していることである。○**較略**　概略。あらまし。較は比べること。略はほぼ、あらまし。○**如**　匹敵する。○**稱**　重さをはかる。匹敵する、かのう。○**准**　なぞらえる。同等に扱う意。

○**胡麻**　ゴマ科の一年草。種子には白黒黄茶色があり、含油率は五〇パーセント前後。味甘平。傷中、虚羸／止痛、筋骨を堅くす、虚熱、羸困。（斜線以下は『別録』の文）。

○**黍粟**　ショショク。きびとあわ。粟の漢音はショク。ゾクは慣用音。黍米は味甘温。補中、益気。黍はイネ科の一年生雑穀。五穀の一。粟、粟米は味鹹、微寒。腎気を養う、胃脾の中熱を去る、益気。陳なる者は味苦。胃熱、消渇、利小便（『別録』）。

○**大豆**　マメ科の一年生作物。大豆黄巻は味甘平。筋攣。生大豆は止痛／水脹、傷中、瘀血を下す。

○**大麻子**　麻蕡の種子。味辛平。五労七傷、下血、多食すれば人をして鬼を見、狂い走らしむ／中風汗出、逐水、利小便、積血を破る。アサ科の一年草。麻の種子。花房や葉からは麻薬を作る。

○**胡豆**　コズ。エンドウである。『別録』には胡豆の大なるものを青斑豆と呼んでいる。味甘平。消渇、寒熱、吐逆、泄利を止める。

○小豆　赤小豆。マメ科の一年生作物。下水、癰腫の膿血を排す。

／味甘酸平温。寒熱、消渇、吐逆、下痢、利小便。

集注

一

凡湯酒膏藥
舊方皆云㕮咀者
謂秤畢擣之
如大豆者又使吹去細末
此於事殊不允※

凡そ湯酒膏薬に
舊方に皆㕮咀（フソ）と云う者は
秤り畢（おわ）って之を擣（つ）くを謂う
大豆の如き者は又吹いて細末を去らしむ
此れ事に於いて殊に允（まこと）ならず

校

※允　『大観』『政和』にはこの下に「當」の字あり。

訳

およそ湯酒膏薬について古い処方に㕮咀という修治法がある。これは薬を秤ってからこれを突いて細かくすることである。ただ大豆については吹いて細末を取り除くというが、これは適当なことではない。

注

○㕮咀　フソ。㕮は音フ。咀は音ショ。ソは慣用音。何度も噛むこと。㕮咀は噛み砕くこと、細切の意味。**○允**　音イン。調和の取れていること。適当。

集注

二

藥有
易碎難碎
多末少末
秤兩則不復均※
今皆細切之較略令如㕮咀者
差※得無末而粒片調和
於藥方同出無生熟也

藥には
碎き易きもの、碎き難きもの、
（粉）末多きもの、末少なきもの有り
秤兩するときは則ち復た均しからず
今皆之を細切し較略㕮咀の如くならしむ
乃ち末を無くし粒片を得て調和す
藥方に於いて同出というのは生熟無きことなり

校

※均　『大観』『政和』はこの下に「平」の字あり。
※差　『大観』『政和』は「乃」に作る。訓訳はこれに従う。

訳

薬には砕けやすいものと砕けにくいものとがある。また粉末になりやすいものと粉末になりにくいものとがある。

秤量する場合、同じようには扱えない。

いまみな細かく切って大体㕮咀したのと同じようにするのは、すなわち細末を無くして粒状に調整するのである。

薬方で同出というのは生と熟の区別をしないということである。

注

○**同出**　出所を同じくする。兄弟。○**生熟**　「なま」と「うれる」。完成と未熟。価値の上下。良否。善悪。

集注

凡丸散藥
亦先細切曝燥乃擣之
又有各擣者
有合擣者
※隨方所言
其潤濕藥如門※冬乾地黄輩
皆先切曝獨擣令扁※碎
更出細曝乾
※値陰雨亦以微火烘之
既燥小停冷仍※擣之
凡潤濕藥燥皆大耗
當先増分兩
須得屑乃秤爲正
其湯酒中不須如此

凡そ丸散藥は
亦た先ず細切し曝し燥し乃ち之を擣く
又た各々（別々に）擣く者有り
（一緒にし）合せて擣く者有り
（並びに）方の言う所に随う
其の潤濕する藥、（天）門冬、乾地黄の如き輩は
皆先ず切って曝し獨り擣いて扁(うす)く碎く
更に出して細(こまか)くして曝して乾す
陰雨に値(あ)うときは亦た微火を以て之を烘(あぶ)る
既に燥けば小しく停どめて冷し仍お之を擣く
凡そ潤濕の藥は燥かせば皆大いに耗(へ)る
當に先ず分兩を増すべし
須く屑を得るときは乃ち秤って正しく爲すべし
其の湯酒の中では須く此の如くすべからず

校

※随　『大観』『政和』はこの上に「並」の字あり。
※門　『大観』『政和』はこの上に「天」の字あり。
※扁　『大観』『政和』は「偏」に作る。
※値　『大観』『政和』は「若逢」に作る。
※仍　『大観』『政和』は「乃」に作る。

訳

丸薬や散薬はまず細かく切って日にさらして乾燥する。それからようやく突いて粒状にする。

突く場合にも別々に突くものと、一緒にして突くものとがある。処方の指示に従って調整する。

天門冬や乾地黄のような湿気を帯びやすいものは、みなまず切り分けて日にさらし、単独に突いて扁平に砕く。そのうえでさらに細かくして日干しにする。

長雨にあって湿ったときは弱火にあぶって乾かす。乾燥したらしばらく冷ましておいてそれからおもむろに突く。

湿りやすい薬は乾燥すると収縮して分量が減る。使用に当たっては適宜分量を増す。

屑が出たときは、秤り直して正確を期する。

湯液や酒の場合はこのようにする必要は無い。

注

○**輩**　似たものの仲間。○**扁**　薄い。平ら。○**陰雨**　長雨。○**烘**　音コウ。あぶる。あぶって乾かす。○**仍**　音ジョウ。なお、やはり。かさねて。しきりに。○**耗**　音はコウ。モウは慣用音。磨り減ること。

集注

一

凡篩丸藥用重密絹令細	凡そ丸藥を篩う(ふるう)には重密の絹を用いて細かくせしむ
於蜜丸易成熟	蜜（にて）丸（としたもの）に於いては熟と成し易し
若篩散草藥用輕踈絹	若し散草藥を篩うには輕踈の絹を用う
於酒服則不泥	酒服に於いては則ち泥(なず)まず
其石藥亦用細絹篩※如丸者	其の石藥も亦た細絹の篩を用いること丸の如くす

校

※如丸者　『大観』『政和』はこの上に「令」の字あり。

訳

一体、丸薬を篩う（ふる）ときは目の細かい重い絹を使用し、丸薬の大きさを細かくする。蜜丸の場合はうまくいきやすい。

散草薬を篩うときは目の粗い軽い絹を使用する。

酒で服用するものは以上の方法に拘泥する必要はない。

石薬の場合も目の細かい絹で篩うことは丸薬の場合と同じである。

注

○**篩**　ふるい。網目をとおして選り分ける。ふるう。

○**重密**　**輕踈**　重密は目の細かいこと。軽踈は目が粗いこと。

○**熟**　よく整う。具合が良い。巧になる。○**泥**　音デイ。どろ。泥濘（ぬかるみ）。なずむ（ねちねちとくっ付いて動きが取れないようになる）。

集注

二

凡篩丸散藥竟※皆更合於臼中
以杵研※之數百過
視※色理和同爲佳
凡湯酒膏中用諸石
皆細擣之如粟米
亦可以葛布篩令調
並以新綿別裹内中
其雄黄朱沙※細末如粉

凡そ丸散藥を篩うには竟（つい）に皆更に臼中に合し
杵を以て之を研（す）ること數百過す
色理を視て和同するを佳と爲す
凡そ湯酒膏中に諸石を用いるときは
皆細かく之を擣いて粟米の如くす
亦た葛の布を以て篩い調（ととの）えしむ可し
並びに新綿を以て裏内中を別つ
其の雄黄、朱沙は細末にして粉の如くす

校

※竟　『大観』『政和』は「畢」に作る。

※研　『大観』『政和』は「擣」に作る。

※視　『大観』『政和』はこの下に「其」の字あり。

※沙　『大観』『政和』は「砂鞏」に作る。

訳

一体、丸散薬を篩うときは結局みな諸薬を臼の中で混ぜ合わせ、数百回杵で磨りつぶす。色合いや細かさをよく観察する。よく混（ま）ざり、粒の揃うのを良しとする。

一体、湯液、酒服、膏薬の中に諸々の石薬を用いるときはみなこれを細かく突いて粟米の大きさにする。また葛の布で篩って調整するのもよい。

何れの場合も新綿で裏内中（未詳）を分ける。

雄黄と朱砂は細末にして粉のようにする。

注

○**竟**　音キョウ。終わる。ついに。結局。○**研**　する。みがく。○**理**　肌理。筋目。ここは粒の細かさ。○**裏内中**　裏は「うら（表裏）」。うち（内）。内は外に対する言葉。ある範囲のなか。中はものの内側。ものの真ん中。当たる（命中）。

集注

三

凡煮湯欲微火令小沸
其水數依方多少
大略廾兩藥用水一斗
煮取四升以此爲率
然則

凡そ湯を煮るには微火にて小沸せしめんと欲す
其の水の數（量）は方の多少に依る
大略廾兩の藥には水一斗を用う
煮て四升を取り、此を以て率（きまり）と爲す
然るときは則ち

利湯欲生
少水而多取
補湯欲熟
多水而少取
好詳視之所得寧令多少

湯を利して生を欲するときは
水を少なくして多く取る
湯を補って熟せんと欲するときは
水を多くして少なく取る
好く詳しく之が所得を視て寧ろ多少ならしむ

出来上がった薬液をよく観察して水の量を加減するのがよい。

注

○**生**　生は薬の成分の煮出しが少なく薄い薬液。○**熟**　熟は濃厚な薬液。○**寧**　むしろ。…よりは○○のほうがよい。

訳

一体、薬湯を煮るときはとろ火で少し沸騰させる。使用する水は処方によって水量を加減する。大体、薬二十両に水一斗を使用し、煮て四升を取るのが定率（きまり）である。

そこで湯の力を利かして成分の希薄な生の薬液を作ろうとするときは、使用する水を少なくして煮て、出来上がる湯液の量を多くする。

湯を補給して水分を増やして熟を欲するときは、水分を多くしてよく薬を煮出して濃厚の薬液を作る。

集注

四

用新布兩人以尺木絞之
澄去泥濁紙覆令密
温湯勿令鐺器中有水氣
於熱湯上煮令暖亦好
服湯家小熱易下
冷則嘔涌
云分再服三服者
要令力熱勢足相及※
並視人之強羸病之軽重
以爲進退増減之
不必悉依方説

新布を用いるときは兩人にて尺木を以て之を絞る
澄して泥濁を去るには紙で覆って密ならしむ
温湯は鐺器（トウキ）中に水氣を有らしむ勿れ
熱湯上に於いて煮て暖くならしむるも亦た好し
服湯家は小しく熱きときは下し易し
冷ければ則ち嘔涌す
再服、三服を分つと云う者は
力（つと）めて熱勢を相及ぶに足らしむるを要す
並びに人の強羸、病の軽重を視て
以て之を進退、増減を爲す
必ずしも悉くは方説に依らず

校

※令力熱勢足『大觀』『政和』は「令勢力」に作る。

訳

新しい布を用いるときは、二人で一尺の木を使って絞る。どろどろとした濁りを澄ますときは紙を重ねて緻密にして行う。湯を温めるときは温器の中に水気を残してはいけない。熱い湯の上に載せて温め暖かくするのもよい。湯液を服用する人には少し熱いくらいが飲みやすい。冷たいと吐き出すことがある。

服湯に当たって、二回飲む、三回飲むと、飲む回数を分けるというのは、薬湯が充分効果を発揮する必要があることをいう。

また薬の服用に当たっては、病人の体力や病気の軽重をよく観察して、薬の量を加減したり服薬を進めたり止めたりする。

必ずしも処方の指示にいつも従うようにするわけではない。

注

○**鐺器**　音はトウキ。古代の鍋。物を煮るのに用いる。耳と足が付いている。また古代の温器。湯や酒を温めるのに使う。三つ足。ここは温器。○**嘔涌**　涌は漢音ヨウ。ユウは呉音。湧き出ること。ここは嘔吐。

修治

一

凡漬藥酒皆須細切
生絹袋盛之乃入酒密封
隨寒暑日數
視其濃烈便可瀝※出
不必待至酒盡也
滓可曝燥微擣飲之
亦可作※散服

凡そ藥を酒に漬けるには皆須らく細切すべし
生の絹の袋に之を盛り乃ち酒に入れて密封す
寒暑の日數に隨い
其の濃烈を視て便ち瀝（漉）し出だす可し
必ずしも酒の盡くるに至るを待たざるなり
滓は曝して燥かし微しく擣いて之を飲む
亦た散に作って服す可し

校

※瀝　『大観』『政和』は「漉」に作る。
※作　『大観』『政和』には無し。

訳

一体、薬を酒に漬けるときはみな細かに切り刻むべきである。

これを生絹の袋に一杯に詰め込んだうえで酒に漬けて密封する。

気候の寒暑によって漬ける日数を加減する。薬酒の濃度や香味の濃淡をよく観察して漉し出すべきである。必ずしも酒が無くなるまで待つ必要はない。

滓は日にさらして乾かす。すこし突いて細末にして飲む。散にして飲んでもよい。

注

○**生絹**　絹は生糸で織った布。生絹は「ねってない絹布」。熟絹は「練り絹」で、練って柔かくした絹布。「練る」とは絹を灰汁(あく)で煮て柔らかくすること。○**瀝**　音レキ。しずく。したたる。そそぐ。漉す。

修治

二

凡建中腎瀝諸補湯
滓合兩劑加水煮竭飲之
亦敵一劑新藥
貧人當依此※
皆應先曝令燥

凡そ建中、腎瀝(ジンレキ)の諸々の補湯は
滓は兩劑を合して水を加え煮て竭して之を飲む
(これは)亦た一劑の新藥に(匹)敵す
貧人は當に此れに依(って用い)るべし
皆應に先ず曝して燥かさしむ

校

※當依此　『大観』『政和』は「可當依此用」に作る。

訳

一体、建中湯、腎瀝湯など諸々の補湯の場合、その滓(かす)は両方の薬湯の滓を合わせ、水を加えて煮、これを飲みつくす。

この二つの薬湯の滓を合わせたものは新しい一個の薬剤に匹敵するといってよい。貧乏人はこの薬剤を使用するのが適当である。

使用するときはみな日にさらして乾かすべきである。

注

○**竭**　音ケツ。つくす。

○**敵**　まともに遇い対する。匹敵。相当する。

○**建中**　建中湯。

『千金要方』巻十九、補腎第八には三種の建中湯と二種の大建中湯、一の小建中湯が挙げられている。詳細は略す。

○**腎瀝湯**

処方　羊腎一具　桂心一両　人参　沢瀉　甘草　五味子　防風　芎窮　黄蓍　地骨皮　当帰各々二両　茯苓　玄参　芍薬　生姜各々四両　磁石五両

煎法　右十六味、㕮咀、水一斗五升を以て先ず腎を煮て一斗を取る。腎を去り薬を入れ煎じて三升を取る、分けて三服す、常に之を服す可し。

適応　虚労、損、羸乏、欬逆、短気、四肢煩疼、腰背相引いて痛む、耳鳴、面黧黯(レイアン)、骨間の熱、小便赤黄、心悸、目眩、諸々の虚乏を治す。

○又方、**増補腎瀝湯**あり。適応は同じ。処方は略す。

○なお『聖剤聡録』巻五十三にも**腎瀝湯**の処方がある。

適応　胞痺、小腹急痛、小便赤渋。

処方　桑螵蛸十枚　犀角　麦門冬　五加皮各々一両半　杜仲　木通　桔梗各々一両　赤芍薬三分

○**三十七味の腎瀝湯**

適応　男子五労七傷八風十二痺、冬夏有ること無く、悲憂、憔悴を治す、凡そ此の病は皆須らく服すべきの方。

処方　略。

修治

三

凡合膏初以苦酒漬取令淹
溲※浹後不用多汁密覆※勿泄
云晬時者周時也

凡そ膏を合わせるには初め苦酒を以て漬けて取り淹さしむ
溲浹(うるお)して後は多汁を用いず、密覆して泄すこと勿れ
晬時(サイジ)と云うのは周時なり

従今旦至明旦
亦有止一宿者

今旦より明旦に至る（丸一日）
亦た止だ一宿（一晩）のことも有り

校

※溲浹後　『大観』『政和』は「浹」に作る。

訳

軟膏を練り合わせるには、初め苦酒（酢）に漬けてひたす。水分を吸って軟化したら汁をたくさん加える必要はない。よく覆って泄するなかれ。

晬時とは周時である。丸一日のことである。今日の夜明けから明日の夜明けまでの時間である。一宿という意味もある。

注

○**膏**　肉のあぶら。白い肉。ここは半煉り状の薬。軟膏。○**淹**　音エン。水を張って覆う。ひたす。○**溲浹**　溲は音ソウ。ひたす。水を流して濡らす。また小便。浹は音ショウ。うるおす。全体に行き渡ること。晬時で丸一日。○**晬時**　晬は音サイ。めぐる。丸一日経過すること。○**周時**　周はめぐる。周時は一日。○**宿**　一晩家に泊まること。

修治

四

煮膏當三上三下以泄其※焦勢
令藥味得出
上之使仍※迊※迊沸仍下之
下之※取沸静乃上寧欲※小生

膏を煮るには當に三上三下し以て其の焦勢を泄らし
藥味をして出づるを得しむ
之を上げて仍（乃）ち迊迊ならしめ沸けば仍ち之を下す
之を下げて沸の静まるを取り乃ち上げ寧ろ小生を欲す

校

※燋　『大観』『政和』は「熱」に作る。
※仍　『大観』『政和』は「乃」に作る。
※迊　『大観』『政和』は「帀」に作る。
※取沸静乃上　『大観』『政和』は「使沸静良乃止（沸をして静かならしめ、ややもして乃ち止む）」に作る。是。訓訳はこれに従う。原文のままでは意味が通じない。
※小　『大観』『政和』は「小小」に作る。

訳

膏薬を煮るには三回薬の入った器を持ち上げ、三回下ろしてかき混ぜ、熱の勢いを漏らして熱し過ぎないようにし、薬の成分が充分に行き渡るようにする。

持ち上げるときはぐるぐるまわし、沸き上がってきたら下す。

下して沸騰が静まったら持ち上げてしばらく放置したのち操作をやめる。

注

○**迊**　音ソウ。ぐるぐる回る。帀と同音同意。○**良**　やや。良久は「ややひさしく」、「しばらく」の意。若干の時間が経過すること。
○**寧**　むしろ。どちらかといえば…。選択の助詞。

修治

五

其中有薤白者
以兩頭微燋※黄爲候
有白芷附子者
亦令小黄色也※
猪肪勿令經水
臘※月彌佳

其の（処方）中に薤白（ガイハク）の有るときは
兩頭を以て微しく黄に焦がすを候と爲す
白芷（ビャクシ）や附子の有るときは
亦た小しく黄色ならしむ（を度と爲す）
猪の肪（あぶら）は水を經しむる勿れ
臘月 彌（イヨイヨ） 佳し

校

※焦　『大観』『政和』は「焦」に作る。是。訓訳はこれに従う。
※也　『大観』『政和』は「爲度」に作る。
※臈月　『大観』『政和』は「臘月者」に作る。

訳

薤白（らっきょう）という鱗茎をした薬草がある。二個の薤白の両端をもって（鍋に入れて）少し焦がして黄色くするのがよい。白芷（ヨロイグサの根）や附子（トリカブトの根）の場合も、少し黄色にする程度に焦がす。

猪の脂肪は水をくぐらせてはいけない。

これらの処置はいつでもよいが、陰暦十二月に行えば一番よい。

注

○**兩頭**　目立つ部分や端の部分。ここは後者。○**燋**　音ショウ。こがす。ここは鍋に入れてとろ火で熱する（『中薬大辞典』）。○**候**　火候（カコウ）は「火の燃え加減」の意。ここの候は適度の意。○**肪**　音ボウ。あぶら。脂肪。○**臈月**　臈は音ロウ。陰暦十二月。臘の異体字。○**臘月**　ロウゲツ。臘祭のある月。陰暦十二月。臘祭とは、その年に生じたものを集めて並べて祭り、年をおくる祭り。○**彌**　あまねし。いよいよ、ますます。
○**薤白**　ガイハク。薤の音はカイ。大韮（おおにら）（らっきょう）。ユリ科ネギ属の多年生植物。胸痺（狭心症）に適応。
○**白芷**　芷は音シ。セリ科。水辺に生える宿根草。ヨロイグサ。
○**附子**　トリカブトの根。温中。

六

絞膏亦以新布絞之
若是可服之膏
膏滓亦堪※酒煮稍飲之
可摩之膏
膏滓即宜以薄※病上
此蓋貧野人欲兼盡其力※

膏を絞るには亦た新布を以て之を絞る
若し是れ服す可きの膏のときは
膏の滓は亦た酒にて煮て稍(やや)之を飲むに堪ゆ
摩す可きの膏のときは
膏の滓を以て即ち宜しく病の上に薄く（付）す
此れ蓋し貧野の人、其の力を兼ね盡くさんと欲す

校

※堪　『大観』『政和』は「可」に作る。
※薄　『大観』『政和』は「傅」に作る。是。
※力　『大観』『政和』は「薬力故也」に作る。是。

訳

膏薬を絞るときは新しい布で絞る。

服用する膏薬のとき、膏薬の滓を酒で煮て少しずつ飲むとよい。

塗抹用の膏薬の場合、膏薬の滓を病変の上に薄く塗りつけるのがよろしい。

このような使い方は貧しい民間人が薬の効能をとことん効かせようとする方法であろう。

注

○**堪**　音タン。たえる。もちこたえる。ここは出来る意。
○**稍**　やや。すこしづつ。○**薄**　うすい。うすくす。○**傅**　音フ。ぴたりとくっ付く。傍に付き添う人。おもり役。ここは傅がよい。

修治

七

凡膏中有雄黄朱沙輩
皆別擣細研如麪
須絞膏竟乃投中
以物疾攪至於凝強
勿使沉聚在下不調也
有水銀者於凝膏中研令消散
有胡粉亦爾

凡そ膏中に雄黄、朱沙の輩の有るときは
皆別に擣いて細かく研(す)って麪の如くす
須らく膏を絞り竟に乃ち中に投ずべし
物を以て疾(はや)く攪(か)きまぜ凝強に至る
沉聚して下に在って不調ならしむること勿きなり
水銀が有るときは凝膏中に於いて研って消散せしむ
胡粉の有るときも亦た爾(しか)り

訳

一体、膏薬の中に雄黄、朱砂の仲間があるときは、みな別々に突いて細かく砕いて小麦粉のようにする。その中に膏薬を絞って入れる。棒のような物で素早くかき混ぜて凝り固まるまで続ける。下に凝り固まって練り具合を不揃いにしてはいけない。

水銀がある場合は、固まった膏薬の中にすり込んで溶かす。

胡粉の場合も同様にする。

注

○**沉聚**　ハンシュ。沉は音ハン。水が広々と広がる様。停水。湖。聚は音シュ。あつまる意。沉聚で凝り固まること。○**研**　とぐ。する。
○**麪**　麦粉。うどん、そばの類。
○**雄黄**　硫化ヒ素。味苦平。悪瘡、疽痔／有毒。目痛、鼻息肉、腹痛。小児疳虫蝕歯方。升麻鱉甲湯。
○**朱沙**　丹沙、辰砂ともいう。硫化水銀。止煩満、消渇。鎮痛、鎮静。赤丸の色付け。
○**水銀**　味辛寒。疥瘻、痂瘍／有毒。丹沙より出づ。

○**胡粉**　陶弘景の粉錫の注に「鉛を化して作る所の胡粉なり」とある。貝殻を砕いて粉にしたものとは別物である。

修治

八

凡湯酒中用大黄不須細剉
作湯者先水漬※
令淹浹密覆一宿
明旦煮湯臨熟乃以内中※
又煮兩三沸便絞出
則力勢猛易得快利
丸散中用大黄
舊皆蒸※
今不須爾

凡そ湯酒中に大黄を用いるときは須く細剉すべからず
湯を作るとき先ず水に漬け
淹浹（エンショウ）して密覆せしめること一宿（一晩）
明旦に湯を煮るとき熟するに臨んで乃ち以て中に内る
又た煮て兩三沸して便ち絞り出す
則ち力勢猛（たけ）く快利を得（え）易し
丸散の中に大黄を用いるとき
舊（もと）は皆（之を）蒸す
今は爾（しか）するを須（もち）いず

校

※水漬　『大観』『政和』は「以水浸（水を以てひたす）」に作る。

※乃以内中　『大観』『政和』は「乃内湯中（乃ち湯の中に入れる）」に作る。

※蒸　『大観』『政和』はこの下に「之」の字あり。

訳

一体、湯液や酒の中に大黄を用いるときは細かに刻む必要はない。薬湯を作るときまず大黄を水に漬ける。充分に潤し、緊密に覆って一晩置く。明朝、薬湯を煮るとき、充分に煮立ったところで湯酒の中に入れる。さらに二、三回沸騰させてから大黄を絞り、成分を出し取り出す。そうすると薬の効力が激しく作用し、たやすく快便が得られる。

丸散の中に大黄を入れるとき、昔はみな大黄を蒸したが、今ではその必要はない。

注

○**淹浹**　淹は音エン。おおう。ながくとどまる。浹は音ショウ。うるおす。淹浹で永く水に漬けて潤すこと。○**舊**　もと。以前の状態。古い。○**爾**　音ジ。しかり（然）。肯定のことば。○**大黄**　タデ科の多年草。中国、華北の原産。唐大黄、朝鮮大黄がある。瀉下作用がある。

修治

九

凡湯中用麻黄
皆先別煮兩三沸※料去其沫
更益水如本數乃内餘薬
不爾令人煩
麻黄皆折去節令理通寸斬※之
有小草瞿麦五分斬之
細辛白前三分斬之
丸散膏中則細剉也

凡そ湯の中に麻黄を用いるときは
皆先ず別に煮て兩三沸せしめ料って其の沫を去る
更に水を益して本數の如くし乃ち餘薬を内れる
爾（しか）せざれば人をして煩せしむ
麻黄は皆折って節を去り理をして通ぜしめ之を寸斬す
小草（遠志）、瞿麦の有るときは五分に之を斬る
細辛、白前は三分に之を斬る
丸散は膏の中では則ち細剉するなり

校

※料　『大観』『政和』は「掠」に作る。是。
※斬　『大観』『政和』は「剉」に作る。是。

訳

一体、薬湯の中に麻黄を用いるときは、みなまず別に煮て二、三回沸騰させ、様子を見て、上澄みの泡を取り去る。さらに水を加えて本来の指示に従って煮て、それから処方された他の薬物を入れる。

このようにしないと服湯のとき胸苦しくなる。

麻黄はみな折って節を去って筋を通し、一寸刻みにする。

遠志や瞿麦のあるときは、五分に刻む。

細辛や白前は三分に刻む。

丸散の薬は膏薬に入れるときには細かく刻むのである。

注

○**料**　量をはかる。見当をつける。ここは掠の字の方がよい。
○**數**　はかりごと。術數。法則。
○**麻黄**　マオウ科の裸子植物。中国北部原産。苦温、発表出汗、欬逆上気（本経）
○**小草**　遠志のこと。「遠志、葉は小草と名づく（『証類本草』巻六）」。
○**遠志**　オンジ。ヒメハギ科の多年草。中国原産。イトヒメハギの根を薬用。苦温、欬逆、傷中（本経）／定心気、止驚悸、益精（別録）。
○**瞿麦**　クバク。セキチクの漢名。なでしこの異称。苦寒、小便不通（本経）。瞿麦湯は撫子の実を煎じたもの。利尿、通経に用いる。
○**細辛**　ウスバサイシンの根。朝鮮、中国東北に産する。辛温、欬逆、風湿痺（本経）。
○**白前**　ビャクゼン。ガガイモ科の根。主産地は浙江省。甘、微温。主治胸脇逆満、欬嗽上氣（『名医別録』）。肺家の聖薬という。

修治

十
凡湯中用完物皆擘破
乾棗枝子栝樓子之類是也

凡そ湯の中に完物を用いるときは皆擘（さ）いて破る
乾棗、枝子（梔子）、栝樓子の類是なり

用細核物亦打碎※
山茱萸五味蕤核決明之類是也
細華子物
正爾完用之
旋伏華菊華地膚子葵子之類是也
米麦豆輩亦完用之
諸蟲先微炙亦完煮之
唯螵蛸當中破之
生薑夜干皆薄切
芒消粘糖阿膠皆須絞湯竟
内汁中更上火兩三沸
烊盡乃服之

細核の物を用いるときも亦た打って碎く
山茱萸、五味、蕤核（ズイカク）、決明の類是なり
細い華や種子の物は
正爾（まさ）に之を完用す
旋伏華、菊華、地膚子、葵子の類是なり
米麦豆の輩も亦た之を完用す
諸々の蟲は先ず微しく炙り亦た之を完煮す
唯螵蛸（ヒョウショウ）は當に之を中破す
生薑、夜干（射干）は皆薄く切る
芒消、粘糖、阿膠は皆須く湯を絞り竟（おわ）り
汁の中に内れ更に火に上せて兩三沸す
烊（とか）し盡くして乃ち之を服す

校

※碎 『大観』『政和』は「破」に作る。

訳

一体、薬湯に入れて薬物全体を用いるときはみな破って引き裂く。
乾燥した棗、梔子、栝樓實の仲間はこのようにする。

細かい粒状の物を用いるときは叩いて砕く。
山茱萸、五味子、蕤核、決明子の仲間がこれに当たる。
細小の花葉種子は全体をそのまま用いる。
旋伏華、菊華、地膚子、葵子の仲間がこれである。
米、麦、豆なども同様、全体を使う。
虫の仲間はまず火で少し炙ってそのまま全体を煮る。

ただし螵蛸（かまきりのたまごの塊り）は当然中を破るべきである。

芒消、飴糖、阿膠は、薬湯を絞って薬汁を取ったのち、その汁の中に入れ、火にかけて二、三回沸騰させる。熔かし尽くしてから服用する。

注

○**擘**　擘は音ハク。裂く。○**竟**　おわる。○**烊**　とかす。

○**乾棗**　大棗の乾燥品。味甘平。安中、養脾、平胃気／補中益気、腸澼。なつめの実。

○**枝子**　支子とも書く。支子は梔子（シシ）。くちなし。苦寒、胃中の熱気を主る（本経）

○**栝樓子**　栝呂実。ウリ科、シナカラスウリの実。治胸痺。

○**山茱萸**　味酸平。心下邪気、温中、寒湿痺／目黄、鼻塞、耳聾、強陰。現在、中国や日本で使用しているのはサンシュユである。

○**五味子**　モクレン科、チョウセンゴミシ。咳逆上気、労傷羸痩、補不足。五味が具わる。

○**蕤核**　ズイカク。バラ科の木。グミモドキの一種。味甘温。心腹邪結気、目赤痛／微寒。目腫、鼻、心下結痰痞気。

○**決明子**　マメ科、エビスグサの種。青盲、目、赤白膜、眼赤痛涙出／唇口青。

○**旋伏華**　旋覆花。キク科、オグルマ。驚悸、心下満、除水／胸上痰結、唾如膠漆、利大腸、通血脈。旋覆代赭湯。

○**菊華**　菊花。味苦平。風頭眩、目欲脱、涙出、風湿痺／腰痛、胸中煩熱、安腸胃。

○**地膚子**　アカザ科、ホウキギ。膀胱熱、利小便／悪瘡、疝瘕、強陰。箒の原料になる。

○**葵子**　冬葵子　フユアオイの実。利小便／婦人乳難（難産）内閉。

○**螵蛸**　蜘蛛や蟷螂（かまきり）のたまごの塊。

○**芒消**　／味辛苦。利大小便、破留血、朴硝より生ずる。

○**粘糖**　飴。

○**阿膠**　アキョウ。にかわ。味甘平。心腹内崩、女子下血、労極／微温。脚痠不能久立。

十一　凡用麦門冬

凡そ麦門冬を用いるときは

皆微潤抽去心
杏人桃人湯柔撻去皮
巴豆打破剥皮刮去心
不爾令人悶
※石韋辛夷刮去毛
鬼箭錯取羽及皮
藜蘆剔取根微炙
枳實去其核止用皮亦炙之
椒去實於鐺器中微熬
令汗出則有勢力
礬石於瓦上若鐵物中熬令沸
汁盡即止
※二礜石皆黄土泥苞使燥
焼之半日令※勢熱而解散
犀角※靈羊角皆※刮截作屑
諸歯骨並炙擣碎之
皀莢去皮子炙之

皆微しく潤し抽(ひ)いて心を去る
杏人、桃人は湯にて柔くし撻(う)って皮を去る
巴豆は打って破り皮を剥ぎ刮(けず)って心を去る
爾(しか)せざれば人をして悶(もだえ)しむ
石韋、辛夷は刮って毛を去る
鬼箭(キセン)は錯(かさ)ねて羽と皮を取る
藜蘆(リロ)は剔(えぐ)って根を取り微しく炙る
枳實は其の核を去り止だ皮のみを用う、亦た之を炙る
椒は實を去り鐺器中に於いて微しく熬り
汗を出だせば則ち勢力有り
礬石は瓦上に於いて若くは鐵物中にて熬って沸かす
汁が盡きれば即ち止む
礜石は皆黄土の泥に苞(つつ)んで燥かしむ
之を焼くこと半日、勢熱して解散せしむ
犀角、靈羊角は皆刮り截(た)って屑と作(な)す
諸々の歯や骨は並びに炙り擣いて之を砕く
皀莢は皮子を去り之を炙る

校

※石韋辛夷刮去毛　『大観』『政和』は「石韋刮去毛（石葦は刮って毛を去る）、辛夷去毛及心（辛夷は毛と心を去る）」に作る。
※二　『大觀』『政和』に無し。是。訓では省く。
※勢熱　『大観』『政和』は「熟」に作る。
※靈羊角　『大観』『政和』は「羚羊角」に作る。
※刮截　『大観』『政和』は「鎊刮（ホウカツ）」に作る。

訳

一体、麦門冬を使うときは、みな少し湿らせて心を引き抜く。

杏仁、桃仁は湯で柔らかくし、叩いて皮を取り去る。

巴豆は破って皮を剥ぎ、抉って心を取り去る。そうしないと（服用時）胸苦しくなる。

石韋、辛夷は毛を刮（けず）り、取り去る。

鬼箭は重ねて羽と皮を取り去る。

藜蘆は剔（えぐ）って根を取り、少し炙る。

枳実はその核を取り去り、ただ皮だけを用いる。使用時にはさらに之を炙る。

椒（はじかみ）は実を取り去り、三本足の鍋で少し熱して汗を出す。そうすると薬力が増す。

礬石は瓦の上、若しくは鐵器の中で熬（炒）って沸きたたせ、汁が無くなったら止める。

礜石はみな黄土の泥で包んで乾燥させ、半日ばかりの間焼いて熱を加えてばらばらにする。

犀角と羚羊角は刮（けず）ったり切ったりして屑にする。

諸々の歯や骨はどちらも炙って突き砕く。

皂莢は皮とたねを除いて炙る。

注

○**撻**　タツ。打つ。鞭撻。○**刮**　カツ　けずる、えぐる。○**箭**　セン。矢。○**剔**　音はテキ。えぐる。○**鐺**　トウ。三本足の鍋。酒などを温めるのに使う。○**熬**　ゴウ。炒める。○**截**　音セツ。断ち切る。
○**鎊**　音ホウ。金具で左に右に削り取る。
○**麦門冬**　ジャノヒゲ、ヤブランの塊根。鎮咳、去痰。強壮。
○**杏人**　アンズの種子の中の仁。鎮咳。強心。
○**桃人**　モモの種子。瘀血。
○**巴豆**　ハズの種子。峻下剤。
○**石韋**　セキイ。またシャクイ。ひとつばの全草。労熱。五癃。利小便。
○**辛夷**　シンイ。こぶしの花蕾。鼻炎。
○**鬼箭**　ニシキギ。衛矛（本経中品）の一名。癰疽。腹満。
○**藜蘆**　ヤマノイモ科。ホソバシュロソウの根。催吐。鎮痛。強心。

○**枳實**　カラタチの実。結実を解く。胸満、腹満。
○**山椒**　サンショウの実。温中、腹痛。
○**礬石**　本経は涅石(デッセキ)。寒熱。洩利。陰蝕／鼻中息肉。
○**犀角**　クロサイの角。鎮静。解熱。麻疹に用いる。
○**羚羊角**　サイガカモシカの角。鎮静。解熱。
○**皂莢**　ソウキョウ。サイカチの果実。去痰。皂莢丸。

修治

十二

凡湯丸散用天雄附子烏頭烏喙側子
皆塘灰火※炮炙令微拆
削去黒皮乃秤之
唯薑附子湯及膏酒中生用
亦削去皮乃秤※
真理破作七八片随其大小
但削除黒尖處令盡

凡そ湯丸散に天雄附子烏頭烏喙側子を用いるときは
皆塘灰(トウカイ)の火で炮(や)いて炙り微し拆(さ)かしむ
黒皮を削り去って乃ち之を秤る
唯だ薑、附子の湯及び膏酒の中に生(なま)で用いるときには
亦た皮を削り去って乃ち秤る
真理に破って七八片と作(な)し其の大小に随う
但し削って黒い尖(とが)った處を除いて盡さしむ

校

※火　『大観』『政和』は「中」に作る。
※秤　『大観』『政和』は「秤之」に作る。

訳

一体、薬湯や丸薬、散薬に天雄、附子、烏頭、烏喙、側子を用いる場合は、みな熱灰であぶって数片に割き、黒皮を取り除いてから秤量する。

生姜や附子を薬湯や膏薬や薬酒の中で生で用いるときは削って

皮を取り去ってから量る。
真理（まっすぐ）に必ず七、八片に破り、その大小に従って使用する。ただ黒色の先の尖ったところは全部取り去るようにする。

注

○**煻**　トウ。熱い灰の中の火。熱灰。○**炮**　あぶる。物を油紙や葉に包んで鉄板の上で焼く。○**拆**　タク　さける、ひらく。

○**天雄**　トリカブトの根。味辛温。歴節痛、拘攣緩急／大毒。頭面風、心腹結積。

○**附子**　トリカブトの根。味辛温。温中、痿躄、拘攣、膝痛／大毒。八月に採るを附子と為す、春に採るを烏頭と為す。

○**烏頭**　ウズ。味辛温。寒湿痺、欬逆上気、一名即子、一名烏喙、その汁、これを煎じたるものを射網と名づく／味甘。大毒。胸上淡冷を消す、心腹冷疾、肩甲痛。

○**烏喙**　ウカイ。味辛微温。大毒。風湿。長さの三寸以上のものを天雄と為す（別録）。

○**側子**　味辛。大熱。大毒。風痺、歴節（別録）。以上、トリカブトの根。

修治

十三

凡湯酒膏※丸散用半夏
皆且完
以熱湯洗去上滑
手※挼之皮釋随剥去
更亦易湯挼※之令滑盡
不爾戟人咽
舊方廾許過
今六七過便足

凡そ湯酒膏丸散に半夏を用いるときは
皆且（まさ）に完くせんとす
熱湯を以て洗って上の滑（ぬめり）を去る
手で之を挼（も）んで皮を釋（と）き随って剥去す
更に亦た湯を易（か）え之を挼み滑を尽くさしむ
爾（しか）せざれば人の咽を戟（さ）す
舊方は廾（二十）許（ばかり）過（遍）す
今は六七過（回）にて便ち足る

亦可直煮之
沸※易水如此三※過
仍※挼洗畢便訖
随其大小破爲細片
乃秤以入湯
若膏酒丸散
皆須曝燥乃秤之也
丸散止削上皮用之
未必皆洗也

亦た直に之を煮る可し
沸(わ)けば水を易える、此の如くすること三過す
仍ち挼み洗い畢って便ち訖(おわ)る
其の大小に随って破って細片と爲し
乃ち秤って以て湯に入れる
膏酒丸散の若(ごと)きは
皆須く曝し燥かし乃ち之を秤るべし
丸散には止(た)だ上皮を削って之を用う
未だ必ずしも皆洗わざるなり

校

※膏丸散　『大観』『政和』は「丸散膏中」に作る。
※手挼之　『大観』『政和』は「以手挼之」に作る。
※挼之　『大観』『政和』は「洗」に作る。
※沸　『大観』『政和』は「一兩沸一」に作る。
※三　『大観』『政和』は下に「四」の字あり。
※挼洗畢便訖　『大観』『政和』は「挼洗畢便暴乾（挼み洗い畢って便ち暴し乾かす）」に作る。是。

訳

一体、湯酒膏丸散に半夏を用いるときは根全体を使うようにする。その際、熱湯で洗って皮のぬめりを取り去る。手で揉んで皮を解きほぐして剥ぎ取る。そのうえ、もう一度、湯を代えて揉み、ぬめりを取り尽くすようにする。そうしないと咽喉を刺激する（いがらっぽくなる）。

昔の方法では二十回ほど、この操作を繰り返したが、今では六、七回やれば充分である。

また洗い終わったら、直に煮るのが良い。沸騰したら水を代え、

三回これを繰り返す。それから揉んで洗う。洗い終わったら、そこで終了とする。

半夏の大きさに応じて破って細片にする。そこで秤量して湯に入れて煎じる。

膏酒丸散に用いるときはみな日にさらし、乾かしてから秤量する。

丸散に使うときはただ上皮を削るだけでよい。必ずしも洗う必要はない。

注

○**且**　まさに…せんとす。しばらく。とりあえず。○**滑**　ぬめり。ぬるぬるした物。○**揉**　ダ。柔かくもむ。○**釋**　解く。一つ一つときほぐす。○**過**　遍。次。回数。○**訖**　キツ。おわる。いたる。とまる。

○**半夏**　カラスビシャクの根。味辛平。下気、心下堅、喉咽腫痛、胸脹欬逆／有毒、嘔逆。

修治

十四

凡丸散用膠※皆先炙
使通體沸起燥乃可擣
有不沸處更炙之
※丸方中用蠟皆烊
投少蜜中攪調以和藥
若用熟艾
先細擘合諸藥擣令散
不可篩者別擣內散中和之
凡用蜜皆先火上煎
料去其沫令色微黄

凡そ丸散に膠（にかわ）を用いるときは皆先ず炙る
通體をして沸き起た（た）しめ燥かして乃ち擣く可し
沸かざる處有れば更に之を炙る
丸方の中に蠟を用いるときは皆烊（と）かす
少しの蜜の中に投入し攪（ま）ぜて調え以て藥に和す
若し熟艾を用いるときは
先ず細かに擘き諸藥に合わせ擣いて散にせしむ
篩う可からざるときは別に擣いて散中に内れ之に和す
凡そ蜜を用いるときは皆先ず火の上で煎じる
料（はか）って其の沫を去り色を微黄ならしむ

則丸經久不壊
剋[※]之多少随蜜精麁

則ち丸ずれば久きを經て壊れず
之を剋することの多少は蜜の精麁に随う

一体、蜜を用いるときは、まず火にのせて煎じ、適当に泡沫を取り去りながら少し黄色めに焦がす。そうして丸薬にすると長時間崩れたり壊れたりしない。薬物の刻み方は蜜の濃淡、純度に応じて加減する。

校
※膠　『大観』『政和』は「阿膠」に作る。
※丸方　『大観』『政和』は「凡丸」に作る。
※剋　『大観』『政和』は「掠」に作る。

訳
一体、丸散薬に膠（にかわ）を使用するときはみなまず炙る。炙って全体を泡立たせ、乾燥させて、それから突き崩す。泡立たない箇所があったらもう一度炙る。
丸薬の処方中に蝋（ロウ）を用いるときはみな溶かす。少量の蜜の中に投げ入れ、掻き混ぜ、充分混ざったら他の薬を加える。
熟した艾（よもぎ）を用いるときは、細く割いて他の薬に混ぜ、突いて散とする。篩に掛けることが出来ないときは、別に突いて散に入れて混ぜ合わせる。

注
○**通體**　全身。全体。○**沸**　わく。吹き出る。泡が沸き立つ。
○**剋**　きざむ。○**掠**　リャク。かすめる。掠奪。鞭打つ。○**麁**　ソ、あらい。
○**膠**　コウ。にかわ。動物の皮や骨を水で煮て作る。止血。補虚。
○**蠟**　蝋と同じ。虫やはぜから採った脂肪様のもの。
○**蜜**　ハチ蜜。
○**艾**　ガイ。よもぎ。キク科の多年生植物。止血。外用としてお灸に使う。

修治

十五

凡丸散用巴豆杏人桃人葶藶胡麻
諸有膏脂藥
皆先熬黄黒別擣令如膏
指蔑視泯泯爾
乃以向成散
稍稍下臼中合研擣令消散
乃※復都以輕疏絹簁度之須盡
又内臼中依法治※數百杵也
湯膏中用亦有熬之者
雖生並擣破

凡そ丸散に巴豆杏人桃人葶藶胡麻など
諸々の膏脂の有る藥を用いるときは
皆先ず熬って黄黒とし別に擣いて膏の如くせしむ
指蔑視するに泯泯爾たり
乃ち以て散と成すに向かう
稍稍臼の中に下し合せて研ぎ擣いて消散せしむ
乃ち復た都て輕疏の絹を以て簁い之を度って盡さしむ
又臼の中に内れ法に依つて治すること數百杵なり
湯膏中に亦有熬の者を用いるときは
生と雖も並に擣いて破る

校

※乃　『大観』『政和』は「仍」に作る。
※治　『大観』『政和』は「擣」に作る。

訳

一体、丸薬や散薬に巴豆、杏仁、桃仁、葶藶、胡麻など、膏脂（あぶら分）を含んだ薬物を用いるときは、みな熬って黄黒にこがす。それから別々に搗いて膏のごとくして、指で視（目）を拭うように、元の形が分からなくなるようにこねる。

それからそれを散薬に作成する工程に向かう。少しずつ臼の中に入れ、合わせて磨ったり搗いたりして粉々にする。そこでまた目の粗い絹で全部篩い、さらに臼の中に入れて手順に従って数百回杵で搗く。湯液や膏薬の中に入れるとき、また煎ることがある。生のものはみな搗いて破る。

注

○**熬**　ゴウ。水を入れずに強火で炒ること。○**煎**　熱して水気をとる。水分が無くなるまで煮詰める。○**蔑**　ただれ目。よく見えない。目に見えなくする。○**擲**　音ベツ。撃つ。ベイあるいはバイは拭う意。ここは拭う。○**泯**　ビン、ミン　ほろびる。泯泯ビンビン。水の清らかな様。亡んで無くなる様。○**都**　すべて。○**葶藶**　テイレキ。イヌナズナの種子。利水。○**胡麻**　ゴマの種子。強壮。火傷などに外用する。

修治

十六

凡用桂※厚朴杜仲秦皮木蘭輩
皆削去上虚軟甲※錯
取裏有味者秤之
茯苓猪苓削除去黒皮
牡丹巴戟天遠志野葛等皆搥破去心
紫苑洗去土皆畢乃秤之
薤白葱白除青令盡
莽草石南草※茵芋澤蘭
剔取葉及嫩莖去大枝
鬼臼黄連皆除根毛

凡そ桂、厚朴、杜仲、秦皮、木蘭の輩を用いるには
皆上（皮）を削り去り、甲錯（の處）を虚軟にす
裏(なか)の味有る者を取って之を秤る
茯苓、猪苓は削って黒皮を除き去る
牡丹、巴戟天、遠志、野葛等は皆打って破り心を去る
紫苑は洗って土を去り皆畢って乃ち之を秤る
薤白、葱白は青を除いて盡くさしむ
莽草、石南草、茵芋、澤蘭は
剔(そ)いで葉及び嫩(ドン)莖を取り大枝を去る
鬼臼(キキュウ)、黄連は皆根毛を除く

蜀椒去閉口者及目熬之
凡狼毒枳實橘皮半夏麻黄呉茱萸
皆欲得陳久者
其餘唯須新精

蜀椒は閉口する者及び目を去って之を熬る
凡そ狼毒、枳實、橘皮、半夏、麻黄、呉茱萸は
皆陳久の者を得んと欲す
其餘は唯だ須く新精なるべし（新精を須（もち）う）

校

※桂　『大観』『政和』は「桂心」に作る。
※甲錯　『大観』『政和』は下に「處」の字あり。
※石南草　『大観』『政和』は「草」の字無し。石南は木類である。故に宋代の本草は草の字を削除している。

訳

一体、桂枝、厚朴、杜仲、秦皮、木蘭などはみな上（皮）を削り、ザラザラしたところを無くして軟らかにする。（使用するときは）薬効のある中身を取って秤量する。

茯苓、猪苓は黒皮を削って取り去る。

牡丹、巴戟天、遠志、野葛などはみな槌で叩き破って心を取り去る。

紫苑は洗って土を取り終わってから秤量する。

薤白、葱白は青い部分を全部取り除く。

莽草、石南草、茵芋、澤蘭は葉と嫩莖をそぎ取り、大枝を取り去る。

鬼臼、黄連はみな根毛を除く。

蜀椒は口の閉じたものと目を取り去って煎る。

一般に狼毒、枳實、橘皮、半夏、麻黄、呉茱萸はみな陳久の古いものを得るようにする。そのほかはただ新鮮で品質の精良のものを選ぶべきである。

注

○**甲錯**　甲はえび、かになどの硬い甲羅。錯は重ねる。ギザギザにする。甲錯は表面がざらざらなこと。○**搥**　タイ。ツイ。うつ。
○**莽**　モウ。草。○**剔**　テキ。そぐ。表面を薄く切り取り平らにする○**嫩**　ドン。若くて柔らかい。
○**桂**　桂枝・桂皮　クスノキ科の植物の樹皮。下気。発汗。解熱。桂枝湯。

○**厚朴**　ホオノキの樹皮。下気。胸満、腹満。半夏厚朴湯。厚朴大黄湯。

○**杜仲**　トチュウの樹皮。強壮。

○**秦皮**　トネリコの皮。白頭翁湯。

○**木蘭**　モクラン。苦寒。面熱赤皰酒皶／癰疽。水腫。

○**茯苓**　サルノコシカケ科。マツホドの外層を除いた菌核。強心、利尿。

○**猪苓**　チョレイマイタケの菌核。利尿。猪苓湯

○**牡丹**　ボタンの根皮。瘀血。桂枝茯苓丸。

○**野葛**　鉤吻（つたうるし）の別名。冶葛とも書く。辛温。鬼注。

○**紫苑**　シオンの根。鎮咳、去痰。射干麻黄湯。

○**葱白**　ネギの白い部分、根つき一寸ばかりの所（『新古方薬嚢』）。安中。喉痺。白通湯（少陰病、下利）。

○**莽草**　モウソウ。シキミ（清水）。今、原基植物は不明とする。

○**石南草**　石南花。ツツジ科の常緑低木。

○**茵芋**　インウ。ミカン科。ミヤマシキミの葉茎（清水）。苦温。羸痩。風湿痹。瘧状／脚弱。

○**澤蘭**　キク科。サワヒヨドリまたヒヨドリバナの葉茎（清水）。苦微温。大腹水腫。金瘡。

○**鬼臼**　ハスニハグサの根茎（清水）。辛温。辟悪氣不祥／風邪。妄見。

○**黄連**　オウレンの根茎。胃経の下気。健胃、腸炎。黄連湯。

○**蜀椒**　山椒　サンショウの果皮。芳香性健胃。大建中湯。烏梅丸。

○**狼毒**　サトイモ科。クワズイモの根。利水。大戟、甘遂とともに利水の要薬。

○**橘皮**　陳皮　ミカンの果皮。芳香性健胃。平胃散。補中益気湯。

○**巴戟天**　アカネ科。モリンダの根。強壮。

○**呉茱萸**　ミカン科。ゴシュユの果実。嘔吐。温中。呉茱萸湯。当帰四逆加呉茱萸生姜湯。

用量

一

凡方云巴豆如※千枚者
粒有大小
當先去心皮畢※秤之
以一分准十六枚
附子烏頭如千枚者
去皮竟以半兩准一枚
枳實如干枚者
去核※竟以一分准二枚
橘皮一分准三枚
棗有大小
以三枚准一兩
云乾薑一累者
以重一兩爲正

凡そ方に巴豆の如千（若干）枚と云うときは
粒に大小有れば
當に先ず心皮をさり畢って之を秤る
一分を以て十六枚に準ず
附子、烏頭の如（若）千枚とは
皮を去り竟（おわ）って（計り）半兩を以て一枚に准ず
枳實如干枚とは
核を去り竟って一分を以て二枚に准ず
橘皮一分は三枚に准ず
棗には大小有れば
以三枚を以て一両に准ず
乾薑一累と云う者は
重さ一兩を以て正と爲す

校

※如千　『大観』『政和』は「若干」に作る。

※畢秤之　『大観』『政和』は「乃秤之」に作る。是。訓訳はこれに従う。

※核竟　『大観』『政和』は「穰畢」に作る。

訳

一体、処方で巴豆若干枚というとき、粒には大小があることも考え、さらに当然心や皮を取り去ってからこれを計るべきである。重さ一分が十六枚に相当する。

附子や烏頭の若干枚は皮を取り去ってから計る。半両が一枚に相当する。

枳実の若干枚は核を取り終わってから計る。一分が二枚に相当する。

橘皮は一分が三枚に相当する。

棗には大小があるが、三枚が一両に相当する。

乾姜一つながりという場合は、重さ一両に当てるのが正しい。

注

○**準**　水準器。ものを計る尺度。なぞらう（基準となるものに比べ合わせる）。○**穰**　ジョウ。わら。○**畢**　ヒツ。あみ、つくす、終わる、ことごとく。○**竟**　キョウ。終わる、ついに。○**累**　かさなり。つながり。

集注

二

凡方云半夏一升者
洗※竟秤五兩爲正
云某子一升者
「其※子各有虚實輕重
不可通以秤准
皆取平升爲正」
椒※一升三兩爲正
呉茱萸一升五兩爲正
菟絲子一升九兩爲正
菴蕳子一升四兩爲正
蛇床子一升三兩半爲正
地膚子一升四兩爲正
此其不同也

凡そ方に半夏一升と云う者は
洗い竟って五兩を秤るを正と爲す
某の子（たね）一升と云う者は
其の子には各々虚實、輕重有り
通じて秤を以て准とす可からず
皆平升を取って正（当）と爲す
蜀椒一升は三兩を正と爲す
呉茱萸一升は五兩を正と爲す
菟絲子一升は九兩を正と爲す
菴蕳子一升は四兩を正と爲す
蛇床子一升は三兩半を正と爲す
地膚子一升は四兩を正と爲す
此れ其れ同じからざるなり

※椒　『大観』『政和』は「蜀椒」に作る。

校

※洗竟　『大観』『政和』は「洗畢」に作る。
※其子…平升爲正　『大観』『政和』は本項の文末に移す。

訳

一体、処方に半夏一升というのは、洗い終わってから秤って、五両が正当の量になる。

一般に何の薬物の子一升というとき、その（種）子には充実しているものも空っぽのものもあり、また重い軽いの違いがあるので、一概に何両と重さで当てはめることは出来ない。みなそれぞれの薬物一升（容積）が何両（重量）に当たるかを決めるのが適当である。

蜀椒一升は三両に当てるのが適正である。

呉茱萸一升は五両に当てるのが適正である。

菟絲子一升は九両に当てるのが適正である。

菴䕡子一升は四両に当てるのが適正である。

蛇床子一升は三両半に当てるのが適正である。

地膚子一升は四両に当てるのが適正である。

このようにそれぞれ一升といってもその対応する重さは一様ではない。

注

○**平升**　平は普通、標準の意。ここは以下の文よりみて「一升」と読んでよろしいと考える。

○**正**　適正。

○**半夏**　サトイモ科。カラスビシャクの塊茎。下気。半夏瀉心湯。半夏厚朴湯。

○**菟絲子**　ネナシカズラの種子。辛平。補不足／強陰。

○**菴䕡子**　アンリョシ。キク科。ハイイロヨモギ。苦寒。瘀血。腹水。風寒湿痺／月水不通。

○**蛇床子**　セリ科。オニゼリの果実。婦人薬。婦人陰中腫痛。男子陰萎。蛇床子散。

○**地膚子**　ハハキギの果実（清水）／悪瘡。疝瘕。強陰。

集注

三

凡方云用桂一尺者
削去皮竟重半兩爲正
甘草一尺者重二兩爲正
凡方云某草一束者以重三兩爲正
云一把者重二兩爲正
凡方云蜜一斤者有七合
猪膏一斤者有一升二合
右合藥分劑料※治法

凡そ方に桂一尺を用うと云う者は
削って皮を去り竟って重さ半兩を正と爲す
甘草一尺は重さ二兩を正と爲す
凡そ方に某草一束と云う者は重さ三兩を以て正と爲す
一把と云う者は重さ二兩を正と爲す
凡そ方に蜜一斤と云う者は七合有り
猪膏一斤は一升二合有り
右は合藥分劑の料（理の）法則なり

校

※治法　『大観』『政和』は「理法則」に作る。「料理の法則」となり理解しやすい。

訳

一体、処方に桂枝一尺を用いるというのは削って皮を取り終わってから秤り、重さ半両を当てるのを適正とする。

甘草一尺は重さ二両に当てるのが適正である。

一体、処方に何草一束というのは重さ三両に当てるのが適正である。

一把というのは重さ二両に当てるのが適正である。

一体、処方に蜜一斤というときは容量で計ると七合ある。

猪の膏一斤のときは一升二合ある。

以上は何種類もの薬を合わせたり、薬剤を分封するときの秤量の決まりである。

用法

又案諸藥一種雖主數病
而性理亦有偏者
立方之日或致疑混
復恐單行※徑用赴急抄撮
不必皆得研究
今宜指抄病源所主藥名
※仍可於此處治
若欲的尋亦兼易解
其甘苦之味可略
有毒無毒易知
唯冷熱須明
※今以朱點爲熱墨點爲冷無點者是平
以省於煩注也
其有※不入湯※酒者亦條於後也

又案ずるに諸藥は一種にして數病を主ると雖も
而れども性理には亦た偏(かたよ)る者有り
方を立てるの日に或は疑（問）混（乱）を致す
復た恐らくは、單行、徑用、赴急、抄撮
必ずしも皆研究するを得ず
今宜しく病源主る所の藥名を指抄すべし
仍(よって)此に於いて處治す可し
若し的尋を欲するときは亦た解し易きを兼ぬ
其の甘苦の味は略す可し
有毒無毒は知り易し
唯だ冷熱は須く明らかにすべし
今朱點を以て熱と爲し墨點を冷と爲し無點は是れ平とす
以て煩注を省くなり
其の湯酒に入らざる者有れば亦た後に條するなり

校

※徑　『大観』『政和』は「經」に作る。

※仍　『大観』『政和』は「便」に作る。

※今朱點爲熱墨點爲冷無點者是平以省於煩注也　『大観』『政和』は「今依本經別録注於本條之下（今、本経、別録に依って本條の下に注す）」に作る。

※不　『大観』『政和』はこの下に「宜」の字あり。

※酒　『大観』『政和』はこの下に「宜入湯酒」の四字あり。

訳

また考えてみると、諸々の薬には一つで多数の病に適応するものもあるが、本来その効能は偏っており（特に有効な病がある）、処方を作成するときに疑問や混乱を起こす原因になる。

そのうえ、単品使用、対症的、救急的、小量の使用などの各々について必ずしも詳しい研究がされているわけではない。

今は病因、病理に適応する薬の名を書き記しておき、事に当たって処方に利用すればよろしい。確実性を求めるとともに、分かりやすさも必要である。

薬の気味は省略してもよい。

有毒か無毒かを知ることは容易で難しくはない。

ただ寒性か熱性かの区別は明確にしておくべきである。

以下の記載で朱色の点を付けたものは熱薬、墨色の点は寒薬、点の付いていないものは平（寒熱無し）である。いちいち注記する繁雑さを省いたのである。

湯液や酒に入れない場合についてはそれぞれ記載した。

注

○**徑用**　徑はこみち、近道の意。徑用は対症療法。痛みの原因、病理を検討せず、直ちに鎮痛剤を投与するたぐい。○**赴急**　赴はおもむく。いそいで行く、かけつける意。急は差し迫った状況。ここの赴急は救急である。○**抄撮**　抄は表面をかすめとる意。また容量の単位。一抄は一升の百分の一。撮はつまむ意。抄撮はひとすくい、ひとつまみ、わずかの量の意。○**研究**　深く調べて物事の本質を明らかにすること。○**指抄**　指で書き写すこと。手抄。抄録。○**的尋**　的はまと（目標）。要点をついていること。的確。尋は次々とたずね求めること。的尋は的確性を追及すること。

薬物表記の注意点

・薬物の配列順は寒熱平をまとめるようにして、原文と変えてある。
・『名医別録』所属の薬物には傍線を加えてある。

・○印のついた薬物は温熱。身体、器官を温める作用がある。
・●印のついた薬物は寒熱。身体、器官を冷やす作用がある。
・無印は平、寒熱の作用の無いもの。
・解説文中の／は、本経と別録の区分けである。

治風通用

○防風（ボウフウ）
セリ科。ボウフウの根。甘温。大風。悪風。骨節疼痺煩満。／味辛。四肢攣急。
桂芍知母湯。**竹葉湯**。**防風通聖散**。

○芎窮（キュウキュウ）
セリ科。センキュウの根茎。辛温。頭痛。寒痺筋攣。／温中。補血。
四物湯。

防已（ボウイ）
ツヅラフジ科。オオツヅラフジの蔓性の茎及び根茎。辛平。風寒。利大小便。／味苦温。風腫。中風。
木防已湯。**防已茯苓湯**。

秦膠（シンキョウ）
未詳。

独活（ドッカツ）
セリ科。ウドの根茎。苦平。風寒。賁豚。癇痙。／甘微温。百節痛風。
千金三黄湯。

注

○**痺** 広義ではアレルギー性疾患群。狭義ではリウマチ。

○**風腫** 上気道炎に続発する腎炎、ネフローゼ。

○**賁豚** ホントン。血管運動神経症。下腹から心胸に上衝する感じ。

治風眩

○**躑躅**（テキチョク） ツツジ科の総称。羊躑躅。辛温。賊風在皮膚中。／鬼注（鬼疰）。蠱毒。

○**虎掌**（コショウ） サトイモ科。マイズルテンナンショウの根茎。本経では虎掌。宋代に天南星（てんなんしょう）と呼ばれる。苦温。寒熱。／風眩。

○**白芷**（ビャクシ） ツツジ科。ヨロイグサの根。辛温。寒熱。風頭。／頭眩。排膿。**荊芥連翹湯**。**疎経活血湯**。

菊花（キクカ） キク科。キクの頭状花。苦平。風頭眩。湿痺。／味甘。胸中煩熱。安腸胃。腰痛。

飛廉（ヒレン） キク科。ヒシアザミの近縁植物。鰭薊（キケイ）。苦平。脛重酸疼。／頭眩。風邪。咳嗽。癰疽。痔。湿痺。

杜若（トジャク） ツユクサ科。ヤブミョウガ。またカキツバタ。辛温。風入脳戸。頭痛。涕涙。／眩倒。目搏流流。

茯神（ブクシン） サルノコシカケ科。マツホドの菌核。甘平。風眩。風虚。強心利尿。**桂枝茯苓丸**。**五苓散**。**苓桂朮甘湯**。

鴟※（シ） とび。鴟頭。頭風眩。顛倒（てんかん）。癇疾。

注

○風眩　暗黒性眩暈。

○鬼注　伝染病。神経、精神障害を伴う。

○蠱毒　腹部寄生虫。また、まじないに使った毒性のある虫。

校

※鵶　鳶　鴟

頭面風

○芎窮（キュウキュウ）　川芎。セリ科。センキュウの根茎。補血。
四物湯。

○薯蕷（ショヨ）　ヤマノイモ科。ナガイモ、またヤマノイモの根茎。山薬。／虚労。強陰。

○天雄（テンユウ）　トリカブトの根。長さ三寸以上のもの（烏喙の項）。

○莽草（モウソウ）　シキミの果実。原基未詳。辛温。風頭癰腫。／苦。喉痺。頭風痒。

○辛夷（シンイ）　モクレン科。シモクレン、ハクモクレンの花蕾。排膿。
辛夷清肺湯。**葛根湯加川芎辛夷**。

○蘼蕪（ビブ）　蘼蕪（本経）。セリ科。川芎の葉。欬逆。驚悸。／頭中久風。風眩。

○葈耳（シジ）　キク科。オナモミの果実。甘温。風頭寒痛。風湿。四肢拘攣。

○藁本（コウホン）　和藁本はセリ科のヤブニンジンの根茎。鎮痛。鎮痙。

山茱萸（サンシュユ）　ミズキ科。サンシュユの果肉。強壮。止血。

蔓荊子（マンケイシ）

八味地黄丸。

クマツヅラ科。ミツバハマゴウ。またハマシキミの果実。蔓荊実(本経)。苦微寒。痺拘攣。／辛平温。風頭痛。

○**牡荊子**※（ボケイシ）

クマツヅラ科。ニンジンボクの果実。／牡荊実。苦温。下気。其根。甘苦平。頭風。解肌発汗。

注

○**頭面風**　頭風は急性の頭の病気。疼痛。めまいなど。面風は顔面の疼痛、麻痺、発疹類。

○**喉痺**　咽喉頭炎による咽喉狭窄。

校

※**子**　『大観』『政和』は「實」に作る。

中風脚弱

○**鍾乳**※（ショウニュウ）

石鍾乳（本経）。通百節。利九竅。／補虚。強陰。

紫石寒食散。

○**殷孽**（インケツ）

鍾乳石の基部。孔公孽は中間部。辛温。瘀血。洩痢。鼠瘻。癥瘕。／脚冷疼弱。

○**孔公孽**（コウコウケツ）	／殷孽の根。男子陰瘡、女子陰蝕。恒欲眠睡（嗜眠症）。
○**流黄**※（リュウオウ）	石流黄（本経）。酸温。婦人陰蝕。悪血。／脚冷疼弱。
○**附子**（ブシ）	トリカブトの子根。／脚疼零弱。
○**天雄**（テンユウ）	トリカブトの根。／関節重不能行歩。
○**五加皮**（ゴカヒ）	ウコギ科植物の根皮。五茄皮（本経）。疝気腹痛。療躄。／両脚疼痺風弱。
石斛（セキコク）	ラン科の多年草。セッコクの全草。甘平。傷中。除痺。強陰。／平胃気持。
丹参（タンジン）	シソ科。タンジンの根。癥瘕積聚。／脚痺。活血。
	丹参散。
大豆巻（ダイズカン）	大豆黄巻（本経）。大豆の種子。もやし。甘平。筋攣。
○**甘竹瀝**※（カンチクレキ）	イネ科。竹葉　溢筋急。汁。風痓。／淡竹葉瀝。風痺。苦竹葉瀝。通利九竅。
○**豉**（シ）	／香豉。マメ科大豆の種子を蒸して発酵させたもの。苦寒。虚労。両脚冷疼。
○**側子**（ソクシ）	トリカブトの根。／腰脚疼冷。

注

○**中風脚弱**　中風は脳卒中。脚弱は四肢萎弱また麻痺。

○**竹瀝**　竹を火で炙ったときに出る油。

○**風痺**　感冒に随伴する関節症。

○**癥瘕**　腹部腫瘤。

校

※鍾乳　『大観』『政和』は「石鍾乳」に作る。

※流黄　『大観』『政和』は「石流黄」に作る。

※甘竹瀝　『大観』『政和』は「竹瀝」に作る。

久風濕痺

○菖蒲（ショウブ）
サトイモ科。スイ(水)ショウブの根茎。漢方では石菖蒲を用いる。辛温。風寒湿痺。欬逆上気。／温胃腸（健胃）。耳聾。

○茵芋（インウ）
ミカン科。リュウキュウミヤマシキミの根茎。苦温。風湿痺痛。／風湿。脚弱。

○天雄（テンユウ）
トリカブトの塊根。辛温。湿痺。拘攣。

○附子（ブシ）
トリカブトの塊根の子根。辛温。寒湿。痿躄。

○烏頭（ウズ）
トリカブトの塊根の母根。辛温。風湿痺。

○細辛（サイシン）
モクレン科。シモクレン、ハクモクレンの花蕾。辛温。欬逆。風湿痺痛。／温中。下気。
辛夷清肺湯。**葛根湯加川芎細辛**。

○蜀椒（ショクショウ）
ミカン科。サンショウの果皮。辛温。寒湿痺痛。／大熱。
大建中湯。**烏梅丸**。

○朮（ジュツ）
キク科。オケラの根。苦温。風寒湿痺。／風眩。頭痛。利水。霍乱。
白朮は湿痺、蒼朮は利水に有効という（難波）。
白朮附子湯。**五苓散**。**苓桂朮甘湯**。

牛膝（ゴシツ）

ヒユ科。イノコズチの根。苦。寒湿痿痺。逐血気。／酸平。老人失溺。月水不通。

天門冬（テンモンドウ）

ユリ科。クサスギカズラの根の肥大部。苦平。風湿痺。／保定肺気。利小便。益気。／鎮咳。利尿。強壮。**牛車地黄丸**。**疎経活血湯**。

丹参（タンジン）

シソ科。タンジンの根。活血。**清肺湯**。

石龍芮（セキリュウゼイ）

キンポウゲ科。タガラシの果実。苦平。風寒湿痺。止煩満。

茵陳（インチン）

キク科。カワラヨモギの幼苗（綿茵蔯、花穂）。苦平。風湿。熱結黄疸。**茵蔯蒿湯**。

○**松葉**（ショウヨウ）

マツ科。マツの葉。／風湿痺。生毛髪。

○**松節**（ショウセツ）

マツ科。マツの枝の節。／百節久風。脚痺。疼痛。

注

○**久風湿痺**　久風は慢性の中風。湿痺はリウマチ性疾患。

○**風寒湿痺、風湿痺、風湿**　リウマチ性疾患。

賊風攣痛

○茵芋（インウ）　ミカン科。リュウキュウミヤマシキミの茎、葉。苦温。風湿痺痛（リウマチ）。

○附子（ブシ）　トリカブトの塊根の子根。

○麻黄（マオウ）　マオウ科。マオウの地上茎。苦温。傷寒頭痛。発表。／風脇痛。
麻黄湯。

○芎藭（キュウキュウ）　セリ科。センキュウの根茎。苦温。筋攣緩急。婦人血閉。／脇風痛。
四物湯。

○白鮮※（ビャクセン）　ミカン科の白鮮。苦寒。黄疸。欬逆。女子陰中腫痛。不可屈伸起止行歩。

○葈耳（シジ）　キク科。オナモミ。葈耳。耳実（本経）。風湿周痺。四肢拘攣痛。
／葈耳実。膝痛。

苟脊※（クセキ）　狗脊（本経）。タカワラビ科のシダ植物。苦平。寒湿膝痛。腰背強。
／甘微温。脚弱。腰痛。失溺。

萆薢（ヒカイ）　ヤマノイモ科。オニドコロの根茎。苦平。風寒濕周痺。巨刺背痛強。
／傷中。陰痿。

白及（ビャッキュウ）　ラン科。シランの球茎。苦平。癰腫。胃中邪気。痱緩不収。止血。

杜仲（トチュウ）　トチュウ科。トチュウの樹皮。辛平。腰脊痛。／脚中痠疼痛。
加味四物湯。

○**猪椒**（チョショウ）　蔓椒の一名。ミカン科のサンショウの類。苦温。風寒湿痺。
○**側子**（ソクシ）　トリカブトの根。

注
○**賊風**　悪性の感染症。

校
※白鮮　『大観』『政和』は「白鮮皮」に作る。
※苟脊　『大観』『政和』は「狗脊」に作る。

暴風瘙癢

蛇床子（ジャショウシ）　セリ科。オカゼリの果実。苦平。婦人陰中腫痛。男子陰痿湿痒。
蛇床子散。

疾藜（シツリ）　疾藜子（本経）。シツリシ。ハマビシの果実である。苦温。悪血。喉痺。
／身体風痒。

茺蔚子（ジュウイシ）　シソ科。メハジキの種子。益母草。辛微温。明目。除水気。

青葙子（セイショウシ）　ヒユ科。ノゲイトウの種子。苦微寒。風瘙身痒。／悪瘡。痂疕。

景天（ケイテン）　ベンケイソウの葉、花。苦平。大熱。火瘡。

●**藜蘆**（リロ）　ユリ科。ホソバシュロソウの根茎。辛寒。頭瘡。疥瘙。悪瘙。／喉痺。

○蒴藋（サクテキ）　ソクズ・クサニワトコ・クサタズの葉。一名陸英。腫痛（清水）。／風瘙癮疹。身痒。湿痺。

○烏喙（ウカイ）　トリカブトの根。風湿。

楓香※（フウコウ）　マンサク科の落葉高木。楓香樹。

注

○痂疕　痂も疕も「かさぶた」。

校

※楓香　『大観』『政和』は「楓香脂」に作る。

傷寒

○麻黄（マオウ）　マオウ科。マオウの地上茎。苦温。発表出汗。

○杏人（キョウニン）　バラ科。アンズの種子。強心。欬逆。

○虎掌（コショウ）　サトイモ科。天南星の根茎。

○朮（ジュツ）　キク科。オケラの根茎。利水。

●龍胆（リュウタン）　リンドウ科。リンドウの根。苦寒。驚癇。／胃中伏熱。時気温熱。／健胃。

龍胆瀉肝湯。**疎経活血湯**。

●牡丹（ボタン）

キンポウゲ科。ボタンの根皮。辛寒。瘀血。驚癇。／時気。
帰経。厥陰肝経（肝、血液）。
桂枝茯苓丸。**大黄牡丹湯**。

●石膏（セッコウ）

含水硫酸カルシウム。辛微寒。中風寒熱。／消渇。身熱。
越婢湯。**麻杏甘石湯**。**白虎湯**。

●犀角（サイカク）

スイサイカク。クロサイの角。苦寒。瘴気。／傷寒。温疫。頭痛。
犀角湯。

●零羊角（レイヨウカク）

羚羊角（レイヨウカク）。サイガカモシカの角。鹹寒。明目。悪血。蠱毒。／苦微寒。傷寒。

葛根（カッコン）

マメ科。クズの根。甘平。大熱。消渇。／傷寒頭痛。解肌（発汗）。
帰経。太陰経。薬効。胃腸障害。筋肉の痙攣、疼痛。
葛根湯。

柴胡（サイコ）

セリ科。ミシマサイコの根。苦平。寒熱。推陳致新。／微寒。傷寒。心下煩熱。
帰経。少陽胆経。薬効。肝胆傷害。
小柴胡湯。

芍薬（シャクヤク）

ボタン科。シャクヤクの根。苦平。除血痺。止痛。／時行寒熱。通順血脈。
帰経。少陰心経（心、血管）。厥陰肝経（血液）。
芍薬甘草湯。**小建中湯**。**四物湯**。

升麻（ショウマ）

キンポウゲ科。サラシナショウマの根茎。甘平。解百毒。／時気毒癘。

喉痛口瘡。
升麻葛根湯。

防已（ボウイ）
オオツヅラフジの蔓性茎と根茎。辛平。風寒。利大小便。
木防已湯。**防已黄耆湯**。

牡蛎（ボレイ）
カキの貝殻。傷寒寒熱。驚恚。拘攣。／止渇。
柴胡加龍骨牡蛎湯。

鼈甲（ベッコウ）
スッポンの背甲また腹甲。鹹平。堅積。寒熱。
升麻鼈甲湯（陰毒、陽毒）。

●**大青**（ダイセイ）
クマツヅラ科。マキバグサ。苦大寒。時気頭痛。大熱。

○**生姜**（ショウキョウ）
ショウガ科ショウガの根茎。辛微温。傷寒頭痛。嘔吐。

●**豉**（シ）
黒大豆の納豆。香豉。／傷寒。頭痛。煩躁。
梔子豉湯。

●**溺**（ニョウ）
人溺（別録）。寒熱。人尿（別録）。時行大熱。

●**芒消**（ボウショウ）
含水硫酸ナトリウム。苦大寒。久熱。推陳致新。
大承気湯。

前胡（ゼンコ）
セリ科。白花前胡の根。ノダケ（紫花前胡）の根も使用されている。
／傷寒寒熱。

薫草（クンソウ）
唇形科。カミメボウキ（綱目）。／甘平。傷寒頭痛。名目。

貝歯※（バイシ）
ユリ科。貝母。アミガサユリの鱗茎。辛平。傷寒煩熱。喉痺。鎮咳、去痰。

清肺湯。**人参養栄湯**。

注

○**傷寒**　急性熱性疾患。例えば腸チフスのような病。

○**時気、時行**　季節性感染症。

校

※貝歯　『大観』『政和』は「貝母」に作る。

大熱

●**寒水石**※（カンスイセキ）　凝水石（本経）。辛寒。身熱。煩満。止渇。
風引湯（金匱要略）。

●**石膏**（セッコウ）　含水硫酸カルシウム。／大寒。身熱。三焦大熱。
白虎湯。**大青龍湯**。

●**黄芩**（オウゴン）　シソ科。コガネバナの根。苦平。諸熱。黄疸。／大寒。胃中熱。
黄芩湯。**小柴胡湯**。**半夏瀉心湯**。

●**蝭母**※（チモ）　知母。ユリ科。ハナスゲ。悪寒。消渇。熱中。／傷寒。久瘧。
白虎湯。

●**白鮮**（ビャクセン）　ミカン科。白鮮の根皮。苦寒。黄疸。／時行。腹中大熱。

●滑石（カッセキ）

軟滑石は含水硅酸アルミニウム。硬滑石は含水硅酸マグネシウム。甘寒。身熱。利小便。

風引湯。**猪苓湯**。

●玄参（ゲンジン）

ゴマノハグサ科。ゴマノハグサの根。苦微寒。腹中寒熱。／傷寒。身熱。

●沙参（シャジン）

キキョウ科。ツリガネニンジンの根。苦微寒。寒熱。補中益肺気。

沙参麦門冬湯。

●苦参（クジン）

マメ科。クララの根。苦寒。黄疸。／伏熱。

三**物黄芩湯**（四肢苦煩熱）。

●枝子※（シシ）

アカネ科。クチナシの果実。梔子（本経）。苦寒。胃中熱気。／大寒。胸心大小腸大熱。

梔子豉湯。

●白頸蚯蚓（ハッケイキュウイン）

フトミミズ科の参環毛蚓、ツリミミズ科のカッショクツリミミズ。／大寒。傷寒。伏熱。黄疸。

●大黄（ダイオウ）

タデ科。ダイオウの根茎。苦寒。寒熱。瘀血。／大寒。

三**黄瀉心湯**。**大承気湯**。

●鼠李皮※（ソリヒ）

クロウメモドキ科。クロツバラの果実。鼠李（本経）。寒熱。／皮。苦微寒。身皮熱毒。

●甘竹瀝（カンチクレキ）

淡竹葉の竹瀝（別録）。大寒。胸中大熱。

●蛇苺（ジャバイ）

ヘビイチゴ。蛇苺汁（別録）。大寒。胸腹大熱。

●**糞汁**（フンジュウ）　人屎（別録）。寒。時行大熱。狂走。

●**芒消**（ボウショウ）　含水硫酸ナトリウム。／大寒。久熱。利大小便月水。

茵陳（インチン）　キク科。カワラヨモギの幼苗（綿茵蔯）また花穂。苦平。寒熱。黄疸。

茵蔯蒿湯。

校

※寒水石　『大観』『政和』は「凝水石」に作る。

※蝭母　『大観』『政和』は「知母」に作る。

※枝子　『大観』『政和』は「梔子」に作る。

※鼠李皮　『大観』『政和』は「鼠李根皮」に作る。

労復

●**豉**（シ）　香豉。大豆の納豆。／苦寒。虚労。

梔子豉湯。

●**竹瀝**（チクレキ）　竹葉の汁。風痙。

●**糞汁**（フンジュウ）　解毒。

鼠屎（ソシ）　ヒナコウモリ科のトウヨウヒナコウモリ、キクガシラコウモリ科のキクガシラコウモリの糞。**天鼠屎**。**辛寒**。**面癰腫**。／**面黒皯**。

注

○**勞復**　風寒、虚労の再発。

温瘧

蜀漆（ショクシツ）　ユキノシタ科。黄常山の茎葉。辛平。瘧。腹中癥瘕痞結。

蜀漆散。**牡蛎湯**。

鼈甲（ベッコウ）　スッポンの背甲、腹甲。癥瘕痎瘧。

升麻鼈甲湯。**鼈甲煎丸**。

牡蛎（ボレイ）　マガキの貝殻。鹹平。温瘧。

牡蛎湯。

猪苓（チョレイ）　サルノコシカケ科。チョレイマイタケの菌核。甘平。痎瘧。利水道。

猪苓湯。**五苓散**。

防已（ボウイ）　ツヅラフジ科。オオツヅラフジの蔓性茎、根茎。辛平。温瘧。

防已黄耆湯。

女青（ジョセイ）　ガガイモ科。ヒメイヨカズラ。辛平。温瘧。／蛇銜の根なり。

白薇（ビャクビ）　ガガイモ科。フナバラソウの根、根茎。苦平。温瘧。狂惑。

竹皮大丸。

○**麻黄**（マオウ）　マオウ科。マオウの地上茎。苦温。温瘧。欬逆。出汗。

麻黄湯。**越婢湯**。

○**白頭翁**（ハクトウオウ）　キンポウゲ科。シロハナオキナグサの根。苦温。温瘧。逐血。止痛。
白頭翁湯。

○**巴豆**（ハズ）　トウダイグサ科。ハズの種子。辛温。温瘧。利水穀道。

●**恒山**※（コウザン）　ユキノシタ科。常山。ジョウザンアジサイの根。苦寒。温瘧。

●**房葵**※（ボウキ）　防葵。原基未詳。辛寒。温瘧。

●**茵芋**（インウ）　ミカン科。リュウキュウミヤマシキミの根茎。苦温。如瘧状。

●**蕘華**（ジョウカ）　ジンチョウゲ科の落葉低木、黄芫花の花。苦寒。蠱毒、鬼瘧。

●**大青**（ダイセイ）　クマツヅラ科。マキバグサ。／苦大寒。大熱。

注

○**温瘧**　マラリア。

校

※恒山　『大観』『政和』は「常山」に作る。

※房葵　『大観』『政和』は「防葵」に作る。

中悪

雄黄（ユウオウ）　苦平寒。寒熱鼠瘻。／甘大温。中悪。腹痛。

丹沙（タンシャ）　硫化水銀。甘微寒。／除中悪。

升麻（ショウマ）　キンポウゲ科。サラシナショウマの根。甘平。解毒。／苦微寒。中悪。腹痛。
升麻鼈甲湯（陽毒、陰毒）。

芍薬（シャクヤク）　キンポウゲ科。シャクヤクの根。苦平。腹痛。／酸微寒。中悪。腹痛。
四物湯。**小建中湯**。

桃梟（トウキョウ）　桃核人（本経）の一項。殺百鬼精物。／桃核の一項。中悪。腹痛。

○**蜈蚣**（ゴショウ）　ムカデ。辛温。鬼疰蠱毒。／心腹寒熱。悪血。

○**麝香**（ジャコウ）　ジャコウジカの雄のジャコウ腺の分泌物。辛温。悪気。／中悪。心腹暴痛。

○**乾姜**（カンキョウ）　ショウガ科。ショウガの根茎。辛温。中悪。霍乱。
半夏瀉心湯。

○**巴豆**（ハズ）　トウダイグサ科。ハズの種子。利水穀道。

○**当帰**（トウキ）　セリ科。トウキの根。甘温。婦人漏下。／辛大温。温中。中悪。
四物湯。

○**呉茱萸**（ゴシュユ）　ミカン科。ゴシュユの果実。辛温。温中。下気。／大熱。中悪。心腹痛。

●**鬼箭**（キセン）

当帰四逆加呉茱萸生姜湯。

ニシキギ科。ニシキギ。衛矛の別名。苦寒。女子崩中。／中悪。腹痛。

桃皮（トウヒ）

桃の木の白い皮。／桃核の一項。茎白皮。中悪。腹痛。

烏鶏※（ウケイ）

黒い雌鶏の血。

注

○**中悪**　中は腹部、胃腸。中悪は胃腸障害。また精神障害、厥逆を伴った感染症。

校

※烏鶏　『大観』『政和』は「烏雌鶏血」に作る。

霍乱

人参（ニンジン）

ウコギ科。オタネニンジンの根。甘微寒。補五藏。驚悸。／微温。霍乱。調血脈。

人参湯。

○**朮**（ジュツ）

キク科。オケラの根茎。苦温。風寒濕痺。／甘。霍乱。

五苓散。

○**附子**（ブシ）

キンポウゲ科。トリカブトの塊根の子根。辛温。温中。寒湿。／甘大熱。

霍乱。真武湯。

○桂心（ケイシン）　未詳。肉桂の樹皮のコルク層を除いたものをいうか。／桂。甘辛大熱。霍乱。転筋。

○乾姜（カンキョウ）　辛温。温中。風湿。腸澼。／大熱。霍乱。**半夏瀉心湯**。

○橘皮（キッピ）　橘柚（本経）。辛温。胸中瘕熱逆気。／霍乱。下気。嘔欬。**橘皮湯**。

注
○霍乱　急性嘔吐下痢症。

嘔啘

○厚朴（コウボク）　モクレン科。ホオノキの樹皮。苦温。／大温。下気。霍乱。腹痛。**小承気湯**。

香薷（コウジュ）　／原基未詳。辛微温。霍乱。腹痛。

麕舌（キンゼツ）／原基未詳。微温。霍乱。腹痛。

○**木瓜**（モッカ）／木瓜実。酸温。霍乱。転筋。

○**高良姜**※（コウリョウキョウ）シヨウガ科。コウリョウキョウの根茎。大温。霍乱。腹痛。

注

○**嘔啘** 音オウエツ。嘔も啘も「吐き気」の意。

校

※高良姜 『大観』『政和』は「高涼姜」に作る。

轉筋

○**小蒜**（ショウサン）大蒜（にんにく）。小蒜（ひる・のびる）。霍乱。

○**鶏舌香**（ケイゼッコウ）丁字香（チョウジコウ）と同種（本草綱目）。

○**荳蔻**※（ズク）／ショウガ科。ソウズク。温中。嘔吐。

○**楠材**（ナンザイ）／微温。霍乱。

○**藊豆**（ヘンズ）／マメ科。インゲンマメ。甘微温。霍乱。

注

○**轉筋** 筋肉の痙攣。

校

※荳蔻 『大観』『政和』は「豆蔻」に作る。

大腹水腫

沢漆（タクシツ）　トウダイ科。タカトウダイグサ。苦微寒。大腹水気。面目浮腫。／辛。利大小腸。

猪苓（チョレイ）　サルノコシカケ科。チョレイマイタケの菌核。甘平。利水道。
猪苓湯。

防已（ボウイ）　ツヅラフジ科。オオツヅラフジの蔓性茎、根茎。辛平。利大小便。／苦温。水腫。
防已黄耆湯。

當陸※（トウリク）　商陸（本経）。ヤマゴボウの根。辛平。水腫。

沢蘭（タクラン）　キク科。サワヒヨドリの葉茎。苦微温。大腹水腫。身面四肢浮腫。

郁核※（イクカク）　郁李人（本経）。バラ科。ニワウメの子仁。酸平。大腹水腫。面目四肢浮腫。

小豆（ショウズ）　赤小豆（本経）。下水。／甘酸平温。消渇。
麻黄連軺赤小豆湯（黄疸）。**瓜蒂散**。

大豆（ダイズ）　マメ科。ダイズの種子。／生大豆。甘平。水腫。
救卒死方。

●**大戟**（ダイゲキ）　トウダイグサ科のタカトウダイ、アカネ科のコウガダイゲキの根。苦寒。通利水道。
十棗湯。

●甘遂（カンスイ）

カンズイとも。ナツトウダイの根。苦寒。面目浮腫。／甘大寒。下五水。

甘遂半夏湯。

●葶藶（テイレキ）

ナズナの種子。辛苦寒。通利水道。

葶藶大棗瀉肺湯。

●蕘華（ジョウカ）

ジンチョウゲ科の落葉低木、黄芫花の花。苦寒。下十二水。蕩滌腸胃中留癖。

●海藻（カイソウ）

苦寒。下十二水腫。癭瘤気。

●苦瓠（クコ）

苦寒。大水。下水。令人吐。

●瓜蔕※（カテイ）

マクワウリの蔕（へた）。苦寒。大水。下水。病在胸腹中、皆吐下之。

瓜蔕湯。**瓜蔕散**。

●鱧魚※（レイギョ）

蠡魚（本経）。雷魚。甘寒。下大水。

○芫華（ゲンカ）

フジモドキ（チョウジザクラ）の花蕾。辛温。欬逆。／水腫。

○巴豆（ハズ）

トウダイグサ科。ハズの種子。辛温。大腹水腫。

○桑根白皮（ソウコンハクヒ）

甘寒。補虚益気。／水腫。利水道。

王不留行散。

○朮（ジュツ）

オケラの根。／甘。痰水。風水。

五苓散。

赤茯苓（セキブクリョウ）

茯苓（本経）。

五苓散。

●昆布（コンブ）　鹹寒。十二種水腫。甘平。利小便。／大腹淋瀝。水腫。

●鯉魚（リギョ）　欬逆／水腫。

※瓜蒂『大観』『政和』は「瓜蔕」に作る。
※鱧魚『大観』『政和』は「蠡魚」に作る。

校

※當陸『大観』『政和』は「商陸」に作る。
※郁核『大観』『政和』は「郁李仁（人）」に作る。

腸澼下痢

龍骨（リュウコツ）　大形哺乳類の化骨。甘平。洩痢膿血。小児驚癇。
柴胡加龍骨牡蛎湯。

牡蛎（ボレイ）　カキの貝殻。鹹平。驚恚。／微寒。止大小便。煩満。
柴胡桂枝乾姜湯。

膠（キョウ）　阿膠。牛の皮や骨を煮て作る「にかわ」。甘平。心腹内崩。女子下血。
芎帰膠艾湯。

蝋（ロウ）　蜜蝋（本経）。甘微温。下痢膿血。／白臘。洩澼後重見白膿。

○乾姜（カンキョウ）　辛温。腸澼下痢。

四逆湯。**桃花湯**。

○**当帰**（トウキ）　セリ科。甘温。婦人漏下。／辛大温。温中。

当帰建中湯。

○**附子**（ブシ）　辛温。温中。／甘大熱。下痢赤白。

真武湯。**四逆湯**。

○**雲実**（ウンジツ）　マメ科。シナジャケツイバラ(牧野)。辛温。洩痢腸澼。／苦。消渇。下水。

●**黄連**（オウレン）　キンポウゲ科。オウレンの根茎。苦寒。腸澼、腹痛、下痢。目痛。

黄連湯。

●**黄芩**（オウゴン）　シソ科。コガネバナの根。苦平。腸澼、洩痢。

黄芩湯。

●**黄檗**（オウバク）　ミカン科。キハダの樹皮。蘗木（本経）。苦寒。腸胃中結熱。／目熱。口瘡。

白頭翁湯。

●**禹余糧**（ウヨリョウ）　子持ち石。甘寒。下赤白。／平。小腹痛。

赤石脂禹余糧湯。

●**藜蘆**（リロ）　ユリ科。ホソバシュロソウの根。辛寒。洩痢腸澼。／苦微寒。喉痺。

●**枳実**（キジツ）　ミカン科。ミカンの未熟果実。苦寒。止痢。／結実。脹満。

大承気湯。

●**礬石**（ハンセキ）　涅石(デッセキ)（本経・旧は礬石に作る）。洩痢。

烏梅（ウバイ）

梅実（本経）。酸平。／下痢。

石榴皮（セキリュウヒ）

ザクロの根皮。樹皮。果皮。止痢。

○**艾**（ガイ）

生は寒。熟は熱。膿血痢。

○**陟釐**（チョクリ）

アオミドリ。淡水藻。／甘大温。温中。消穀。止洩痢。

注

○**腸澼**　下痢。

大便不通

大麻子（タイマシ）

麻蕡（本経）。クワ科。インドアサの雌株の花穂、葉をつけた茎の上部、枝端。麻子。アサの種子。甘平。補中益気。辛平。五労七傷。多食すれば人をして鬼を見、狂走せしむ。

麻子仁丸。

○**巴豆**（ハズ）

ハズの種子。利水穀道。

三**物備急丸**。**桔梗白散**。

●**牛胆**（ギュウタン）

／牛の胆汁あるいは胆石。苦。益精。

●**大黄**（ダイオウ）
タデ科。ダイオウの根茎。苦寒。下瘀血。蕩滌腸胃。
大承気湯。

小便淋瀝

楡皮（ユヒ）
ニレ科。ノニレの樹皮。甘平。大小便不通。利水道。／小児小便不通。

石葦（セキイ）
大石葦。ヒトツバの全草。小石葦。イワダレヒトツバの全草。苦平。五癃。利小便。

雄黄（ユウオウ）
オオウまたユウオウ。硫化ヒ素。鶏冠石。苦寒。寒熱。鼠瘻。

胡燕屎（コエンシ）
辛平。五癃。利小便。

○**衣中白魚**（イチュウハクギョ）
衣魚（本経）。一名白魚。シラミ。鹹温。小便不利、治淋。

●**滑石**（カッセキ）
含水硅酸アルミニウムから成る粘土鉱物。甘寒。利小便。女子乳難癃閉。
猪苓湯。

●**瞿麦**（クバク）
カワラナデシコの種子。苦寒。小便不通。／辛。養腎気。霍乱。
栝楼瞿麦丸。

●**石蠶**（セキサン）
鹹寒。五癃。破石淋。利水道。

●**蜥蜴**（セキエキ）
石龍子（本経）。一名蜥蜴。トカゲ。鹹寒。石淋。利小便。

●**葶藶**（テイレキ）

アブラナ科。イヌナズナ。辛苦寒。通利水道。

葶藶大棗瀉肺湯。

●**白茅根**（ハクボウコン）

茅根（本経）。チガヤ。甘寒。瘀血。利小便。

●**冬葵子根**（トウキシコン）

フユアオイ。五癃。利小便。

虎魄※（コハク）

化石化した樹脂。甘平。五淋。瘀血。

乱髪（ランハツ）

微温。五淋。大小便不通。

校

※琥魄　『大観』『政和』は「琥珀」に作る。

小便利

鶏肶胵（ケイヒシ）

鶏の胃。肶胵裏黄皮。微寒。洩痢。／小便利。遺溺。

龍骨（リュウコツ）

大型哺乳類の化骨。甘平。洩痢膿血。

柴胡加龍骨牡蛎湯。

牡蛎（ボレイ）

カキの貝殻。鹹平。驚恚。／微寒。止大小便。

桂枝加龍骨牡蛎湯。

桑螵蛸（ソウヒョウショウ）　鹹平。通五淋／甘。男子虚損。遺溺。カマキリ。鶏月比月至。

○**鹿茸**（ロクジョウ）　マンシュウジカの幼角（袋角）。甘温。悪血。／酸微温。虚労。小便利。

●**漏蘆**（ロウロ）　キク科。ヒゴタイ。苦寒。悪創疽痔。／鹹大寒。遺溺。

●**土瓜根**（ドカコン）　王瓜（本経）。一名土瓜。苦寒。瘀血。消渇。／小便数不禁。

土瓜根散。

鶏腸（ケイチョウ）　／平。小便数不禁。

溺血

龍骨（リュウコツ）　大型哺乳類の化骨。／微寒。溺血。夜驚。

蒲黄（ホオウ）　ガマの成熟花粉。甘平。利小便。止血。瘀血。

○**鹿茸**（ロクジョウ）　マンシュウジカの幼角。甘温。悪血／酸微温。小便利。溺血。羸痩。

●**戎塩**（ジュウエン）　苦寒。／鹹寒。溺血。吐血。

●**乾地黄**（カンジオウ）　カイケイジオウ、アカヤジオウの肥大根。甘寒。血痺。／悪血。溺血。

八味地黄丸。

消渇

白石英（ハクセキエイ）　甘微温。消渇。／辛。肺痿。
紫石寒食散。

麦門冬（バクモンドウ）　ユリ科。ジャノヒゲの塊根。甘平。／微寒。口乾。燥渇。
麦門冬湯。

杞根（キコン）　ナス科。枸杞。苦寒。熱中。消渇。

●**石膏**（セッコウ）　辛微寒。口乾舌焦／甘大寒。消渇。
白虎湯。

●**黄連**（オウレン）　キンポウゲ科。オウレンの根茎。苦寒。腸澼下痢。／消渇。
黄連湯。

●**栝楼**（カロウ）　ウリ科。カラスウリの根。苦寒。消渇。煩満大熱。
栝楼瞿麦丸（苦渇）。

●**蝭母**（チモ）　知母。ハナスゲの根茎。苦寒。消渇。熱中。浮腫。下水。

●**枸杞根**（ククコン）　苦寒。消渇。／風湿。強陰。

●**芹竹葉**（キンチクヨウ）　大寒。煩熱。

茯神（ブクシン）　マツホドの菌核。／甘平。口乾／茯苓。消渇。其の根の有る者を茯神と名づく。

小麦（ショウバク）　／甘微寒。燥渇。咽乾。

茅根（ボウコン）　イネ科。チガヤの細根、根茎。甘寒。補中益気。瘀血。／止渇。

冬瓜（トウカ）　白瓜子（本経）。ウリ科。トウガンの成熟種子。／白冬瓜。甘微寒。止渇。水脹。

牛乳（ギュウニュウ）　／止渇。虚羸。

生葛根（ショウカッコン）　マメ科。クズの根。葛根（本経）。生根汁は止渇。

●**李根**（リコン）　バラ科。スモモの根。／李核人。甘苦平。瘀血。根皮。消渇。

●**蘆根**（ロコン）　イネ科。アシの根。甘寒。消渇。

●**菰根**（ココン）　イネ科。マコモの根。大寒。消渇。

●**馬乳**（バニュウ）　止渇。

●**羊乳**（ヨウニュウ）　温。補虚。

●**土瓜根**（ドカコン）　カラスウリの根。王瓜（オウカ）。苦寒。消渇。一名土瓜。

土瓜根散。

参

『金匱』　消渇小便利淋病第十三

注

○**消**　肖は肉＋小。水が減ること。ものが削られて細く小さくなること。消瘠。やせる。

○**渇**　水気が減って咽喉がかわくこと。

○**消渇**　男子消渇、飲一斗、小便一斗（『金匱』消渇第十三）。多飲多尿で煩渇のある病である。糖尿病など。

黄疸

茵陳（インチン）　キク科。カワラヨモギの幼苗、花穂。苦平。黄疸。
茵蔯蒿湯。

●枝子（シシ）　梔子。アカネ科。クチナシの果実。胃中熱気。
梔子豉湯。

●紫草（シソウ）　ムラサキ科。ムラサキの根。紫根ともいう。五疸。通水道。補中益気。

●白鮮（ハクセン）　ミカン科。ハクセンの根皮。苦寒。黄疸。／鹹。腹中大熱。飲水。

参『金匱』黄疸病第十五

上氣咳嗽

半夏（ハンゲ）　サトイモ科。カラスビシャクの塊茎。辛平。胸脹欬逆。喉咽腫痛。
半夏厚朴湯。

桃人（トウニン）　桃の種子。桃核人（本経）。苦平。瘀血。／甘。欬逆上気。

葦茎湯（肺癰）。

夜干（ヤカン）

射干（本経）。アヤメ科。ヒオウギの根茎。欬逆上気。
射干麻黄湯。

○**麻黄**（マオウ）

マオウの地上茎。苦温。欬逆上気。
麻黄湯。

○**杏人**（キョウニン）

アンズの仁。杏核人（本経）。甘温。欬逆上気。
麻杏甘石湯。

○**橘皮**（キッピ）

ミカンの果皮。橘柚（本経・一名橘皮）。辛温。胸中瘕熱逆気。／下気。嘔欬。
橘皮竹茹湯。

○**紫苑**（シオン）

キク科。シオンの根。根茎。苦温。欬逆上気。
射干麻黄湯。

○**款冬**（カントウ）

キク科。フキタンポポの花蕾。款冬花（本経）。欬逆上気。／甘。消渇。
射干麻黄湯。

○**五味**（ゴミ）

チョウセンゴミシの果実。酸温。欬逆上気。
小青龍湯。

○**細辛**（サイシン）

ウマノスズクサ科。ウスバサイシンの根。根茎。辛温。欬逆。／温中。下気。
苓甘姜味辛湯。

○**蜀椒**（ショクショウ）　ミカン科。サンショウの果皮。辛温。欬逆。温中。下気。

大建中湯。

○**芫華根**（ゲンカコン）　ジンチョウゲ科。フジモドキの花蕾。辛温。欬逆上気。

●**乾姜**（カンキョウ）　ショウガの根茎。辛温。欬逆上気。風湿痹。腸澼下痢。

白前（ビャクゼン）　ガガイモ科。／甘微温。欬嗽上気。

沢漆湯（欬而脈沈）。

百部根（ビャクブコン）　ビャクブ。ツルビャクブの根。／微温。欬逆上気。

○**生姜**（ショウキョウ）　ショウガの根茎。／辛微温。欬逆上気。嘔吐。

○**蘇子**（ソシ）　シソの果実。下気。蘇葉。蘇子。蟹中毒。

半夏厚朴湯。

参　『金匱』　肺痿肺癰欬嗽上氣第七　痰飲欬嗽病第十二

嘔吐

人参（ニンジン）　チョウセンニンジンの根。微寒。補五蔵。／微温。胸脇逆満。霍乱吐逆。

調中。

半夏（ハンゲ）
サトイモ科。カラスビシャクの根茎。辛平。下気。／嘔逆。
小半夏加茯苓湯。

麦門冬（バクモンドウ）
ユリ科。ジャノヒゲの塊根。甘平。傷中。／微寒。嘔吐。定肺気。
麦門冬湯。**竹葉石膏湯**（気逆欲嘔）。

鉛丹（エンタン）
赤色酸化鉛。丹。光明丹。辛微寒。吐逆。胃反。驚癇。下気。
柴胡加龍骨牡蛎湯。

鶏子（ケイシ）
丹雄鶏（本経・鶏子）。除熱。
黄連阿膠湯（心中煩、不得臥）。

○**厚朴**（コウボク）
モクレン科。ホオノキの樹皮。苦温。／温中。下気。胃中逆冷。胸中嘔逆。
厚朴大黄湯（支飲・胸満）。

○**橘皮**（キッピ）
ミカンの果皮。橘柚（本経・一名橘皮）。胸中逆気。／嘔逆。
橘皮湯（乾嘔）。

○**白芷**（ビャクシ）
セリ科。ヨロイグサの根。辛温。血閉。漏下。／嘔吐。

○**薤白**（ガイハク）
ユリ科。ラッキョウの鱗茎。薤（本経）。辛温。金瘡。／苦。温中。
枳実薤白桂枝湯（胸痺）。

○**生姜**（ショウキョウ）
ショウガの根茎。／微温辛。嘔吐。
生姜半夏湯。

●**甘竹葉**（カンチクヨウ）
ハチクの葉。苦平。欬逆上気。竹茹。微寒。嘔啘。

竹葉石膏湯。

参

『金匱』嘔吐噦下利病第十七

痰飲

茯苓（ブクリョウ）　サルノコシカケ科。マツホドの菌核。甘平。胸脇逆気。利小便。**五苓散**。

柴胡（サイコ）　ユリ科。ミシマサイコの根。苦平。腸胃中結気。推陳致新。**小柴胡湯**。

人参（ニンジン）　／微温。腸胃中虚冷。胸脇逆満。**木防已湯**。

半夏（ハンゲ）　カラスビシャクの根。／膈痰熱満結。**小半夏加茯苓湯**。

○芫華（ゲンカ）　ジンチョウゲ科。フジモドキの花蕾。辛温。欬逆上気。／苦。胸中痰水。**十棗湯**。

○朮（ジュツ）
○細辛（サイシン）
○旋覆華（センプクカ）
○厚朴（コウボク）
○橘皮（キッピ）
●大黄（ダイオウ）
●甘遂（カンスイ）
●蕘華（ジョウカ）
●枳実（キジツ）

オケラの根。苦温。風寒湿痺。／甘。痰水。

茯苓飲。

ウスバサイシンの根。辛温。欬逆。／温中。下気。破痰。

小青龍湯。

キク科。オグルマの小頭花。鹹温。

旋覆華代謝石湯。

モクレン科。ホオノキの樹皮。苦温。／温中。下気。胃中逆冷。胸中嘔逆。

厚朴大黄湯（支飲・胸満）。

ミカンの果皮。橘柚（本経・一名橘皮）。胸中逆気。／嘔逆。

橘皮湯（乾嘔）。

タデ科。チョウセンダイオウの根茎。苦寒。通利水穀。／痰実。平胃、下気。

厚朴大黄湯（痰飲）。

トウダイグサ科。ナツトウダイの根。苦寒。利水穀道。／留飲、宿食。

甘遂半夏湯（痰飲）。

ジョウカ。和名未詳（綱目）。ジンチョウゲ科。黄元花。苦温。癥瘕。／辛微寒。痰飲。欬逆。水腫。

ミカン科。カラタチの果実。苦寒。／酸微寒。胸脇痰癖。

厚朴大黄湯（痰飲）。

前胡（ゼンコ）

セリ科。ノダケの根。／苦微寒。痰満。胸脇中痞。

○**生姜**（ショウキョウ）

ショウガの塊茎。／微温。去痰。

小半夏湯。**茯苓飲**（痰飲）。

●**芒消**（ボウショウ）

含水硫酸ナトリウム。／辛苦大寒。腹中淡実。

大承気湯。**木防已去石膏加茯苓芒硝湯**（痰飲）。

●**甘竹葉**（カンチクヨウ）

ハチクの葉。

注

○**痰**　淡は淡白な水である。痰は淡白な水の貯留する病である。喀痰。

○**飲**　水が体内に貯留すること。水症である。浮腫。

○**痰飲**　水が腸間を走り、瀝瀝として声有り、之を痰飲と謂う（『金匱』痰飲第十二）。腹水である。

参

『金匱』　痰飲欬嗽病第十二

宿食

柴胡（サイコ）　ミシマサイコの根。苦平。飲食積聚。推陳致新。

大柴胡湯。

桔梗（キキョウ）　キキョウの根。辛微温。腹満。／苦。喉咽痛。消穀。

○**巴豆**（ハズ）　ハズの種子。トウダイグサ科の常緑小高木。利水穀道。走馬湯。峻下剤。

○**朮**（ジュツ）　オケラの根茎。苦温。消食。／甘。消穀。心下逆満。

茯苓飲。

○**厚朴**（コウボク）　ホオノキの樹皮。／大温。腹痛。脹満。

厚朴七物湯（宿食）。

○**皂莢**（ソウキョウ）　マメ科。サイカチの果実。／腹脹満。消穀。

皂莢丸。

●**大黄**（ダイオウ）　タデ科。チョウセンダイオウの根茎。苦寒。通利水穀。／痰実。平胃。下気。

厚朴大黄湯（痰飲）。

●**朴消**（ボクショウ）　含水硫酸ナトリウム。苦寒。六府積聚。

○**麹蘖**（キクゲツ）　麹　音キク。こうじ。温。消穀。止痢。孼、蘖　音ゲツ。もやし。消食。和中。

○**檳榔**（ビンロウ）

ヤシ科。ビンロウヤシの種子。／辛温。消穀。逐水。

九味檳榔湯。

注

○**宿**　一夜の泊りを宿という。

○**宿食**　食べた物が消化しないで胃腸中に溜まっていること。

参

『金匱』　腹満寒疝宿食病第十

腹脹満

甘草（カンゾウ）

マメ科。カンゾウの根。／煩満。

人参（ニンジン）

／微温。腸胃中虚冷。胸脇逆満。

菴藺子（アンロシ）

木防已湯。

キク科。よもぎに似た植物。ハイイロヨモギ。苦微寒。瘀血。水気。

臚脹留熱。

大豆巻（ダイズカン）

ダイズの種子。大豆黄巻（本経）。甘平。胃気結積。／生大豆。腹脹。水脹。

百合（ヒャクゴウ）

ユリ科。ヤマユリの鱗茎。甘平。脹満。心痛。利大小便。

○**麝香**（ジャコウ）

ジャコウジカの雄のジャコウ腺分泌物。辛温。癇痙。／心腹暴痛脹急。

六神丸。

○朮（ジュツ）　オケラの根茎。苦温。消食。／甘。消穀。心下逆満。

茯苓飲。

○乾姜（カンキョウ）　ショウガの根茎。／大熱。脹満。霍乱。

○厚朴（コウボク）　ホオノキの樹皮。／大温。腹痛。脹満。

厚朴七物湯（宿食）。

○皂莢（ソウキョウ）　マメ科。サイカチの果実。／腹脹満。消穀。

皂莢丸。

●枳実（キジツ）　ミカン科。カラタチの果実。苦寒。／酸微寒。胸脇痰癖。

厚朴大黄湯（痰飲）。

●桑根白皮（ソウコンハクヒ）　／桑の根皮。腹満。利水道。

王不留行散（金瘡）。

参

『金匱』　腹満寒疝宿食病第十

注

○**腹脹満**　腹脹と腹満。腹部の膨満を起こす病。腸閉塞時のガス貯留。肝硬変、脾腫、消化管腫瘤などで生ずる。

心腹冷痛

人参（ニンジン）　ウコギ科。オタネニンジンの根。／微温。腸胃中虚冷。胸脇逆満。

木防已湯。

芍薬（シャクヤク）　ボタン科。シャクヤクの根。苦平。腹痛。

当帰芍薬散。

桔梗（キキョウ）　キキョウの根。辛微温。腹満。腸鳴。／苦。喉咽痛。消穀。

甘草（カンゾウ）　マメ科。カンゾウの根。／煩満。

○**椒**（ショウ）　蜀椒（本経）。ミカン科。サンショウの果皮。辛温。温中。／大熱。

六府寒冷。

大建中湯。

○**朮**（ジュツ）　オケラの根茎。苦温。消食。／甘。消穀。心下逆満。

茯苓飲。

○**当帰**（トウキ）　セリ科。大深トウキの根。甘温。漏下。／辛大温。中悪。客気虚冷。

当帰四逆湯。

○**乾姜**（カンキョウ）　ショウガの根茎。／大熱。脹満。霍乱。

○**附子**（ブシ）　トリカブトの塊根の子根。母根。稚根。辛温。温中。／甘大熱。心腹冷痛。

○**烏頭**（ウズ）　トリカブトの塊根。辛温。寒湿痺。／甘大熱。心腹冷疾。

○**礜石**（ヨセキ）　硫砒鉄鉱／痼冷腹痛。有毒。

○呉茱萸（ゴシュユ）　ミカン科。ホンゴシュユの果実。辛温。温中。下気。／痰冷。腹内絞痛。心腹痛。

○桂（ケイ）　クスノキ科。ニクケイの根皮、樹皮。／甘辛大熱。心腹寒熱。冷疾。

参『金匱』嘔吐噦下利病第十七

腸鳴

丹参（タンジン）　シソ科。タンジンの根。苦微寒。心腹邪気。腸鳴。

桔梗（キキョウ）　キキョウの根。辛微温。腹満。腸鳴。／苦。喉咽痛。消穀。

●**海藻**（カイソウ）　苦寒。腹中上下鳴。癭瘤気。

心下満急

茯苓（ブクリョウ）　マツホドの菌核。甘平。胸脇逆気。心下結痛。

半夏（ハンゲ）　カラスビシャクの根。辛苦。心下堅。／心下急痛堅痞。

半夏瀉心湯。

百合（ヒャクゴウ）　ユリ科。ヤマユリの鱗茎。甘平。脹満。心痛。利大小便。

●枳実（キジツ）　ミカン科。カラタチの果実。苦寒。／酸微寒。脹満。心下急。

厚朴大黄湯（痰飲）。

●朮（ジュツ）　オケラの根茎。苦温。消食。／甘。消穀。心下逆満。

五苓散。

●生姜（ショウキョウ）　ショウガの根茎。辛温。胸満欬逆上気。温中。

心煩

茯苓（ブクリョウ）　マツホドの菌核。甘平。煩満。

貝母（バイモ）　アミガサユリの鱗茎。辛平。煩熱。喉痺。／苦微寒。心下満。煩熱渇。

通草（ツウソウ）　木通。アケビ（ハダツカズラ）の蔓茎。辛平。通利九竅血脈関節。／甘。

●石膏（セッコウ）
●滑石（カッセキ）
●杏人（キョウニン）
●枝子※（シシ）
●蝭母（チモ）
●鶏子（ケイシ）
烏梅（ウバイ）
●李根（リコン）
●甘竹葉（カンチクヨウ）
●豉（シ）

心煩。
当帰四逆湯。
含水硫酸カルシウム。辛微寒。心下逆気。／甘。大寒。煩熱。
含水硅酸アルミニウム。甘寒。身熱。／大寒。止渇。
猪苓湯。
バラ科。アンズの種子。杏核人。甘温。寒心賁豚。欬逆上気。／苦冷。
心下煩熱。
茯苓杏仁甘草湯。
梔子。クチナシの果実。苦寒。胃中熱気。／大寒。心中煩悶。
梔子豉湯。
知母。苦寒。消渇。熱中。煩熱。
丹雄鶏（本経）。鶏子。癇痓。
バラ科。ウメの未熟果実の燻製。
烏梅丸。
／甘苦平。瘀血。根皮。心煩。逆奔気。
除煩熱。
大豆の納豆。／苦寒。煩躁。満悶。
梔子豉湯。

注

○**心煩**　心部の胸苦しい感じ。また熱感。

校

※枝子　『大観』『政和』は「梔子」に作る。

積聚癥瘕

狼毒（ロウドク）　サトイモ科クワズイモ。トウダイグサ科。ナツトウダイの根（鉤腺狼毒）。ヒロハタイゲキの根（白狼毒）。辛平。積聚。

柴胡（サイコ）　ミシマサイコの根。苦平。飲食積聚。
大柴胡湯。

鼈甲（ベッコウ）　スッポンの甲羅。鹹平。心腹癥瘕。
升麻鼈甲湯。

鱓甲（ゼンコウ）　鮀魚甲（本経）。タウナギ。またはチョウコウワニ。辛微温。心腹癥瘕。積聚。女子崩中。

●**空青**（クウセイ）　塩基性炭酸銅（綱目）。孔雀石。甘寒。青盲耳聾。／酸大寒。破堅積る。

●**朴消**（ボクショウ）　芒硝。含水硫酸ナトリウム。苦寒。六府積聚。

●**流黄**（リュウオウ）　石流黄。硫黄。酸温。婦人陰蝕。／大熱。心腹積聚。

●**胡粉**（ゴフン）　石灰石。貝殻を粉砕した物。鉛白。塩基性炭酸鉛。伏尸。毒気。

●**礜石**（ヨセキ）　硫砒鉄鉱。／積聚を破る。有毒。

●**大黄**（ダイオウ）　タデ科。チョウセンダイオウの根茎。苦寒。癥瘕積聚。瘀血。

●**巴豆**（ハズ）　ハズの種子。辛温。癥瘕結聚堅積。大腹水脹。

●**蜈蚣**（ゴコウ）　ムカデ。／心腹寒熱結聚。

蕘華（ジョウカ）　ショウカ。ガンピ属の花（清水）。ジンチョウゲ科。黄元花。苦寒。
積聚大堅癥瘕。

赭槐（シャカイ）　マメ科。エンジュ。槐実（本経）。婦人乳瘕。

●**芒消**（ボウショウ）　含水硫酸ナトリウム。／五蔵積聚。

●**附子**（ブシ）　トリカブトの塊根の子根。八月に採るを附子と為す。辛温。癥瘕積聚。

●**烏頭**（ウズ）　トリカブトの塊根。春に採るを烏頭と為す。／甘大熱。心腹冷疾。

●**苦参**（クジン）　クララの根。苦寒。癥瘕積聚。

●**白馬溺**（ハクバニョウ）　辛微寒。消渇。癥瘕積聚。

注

○**積聚**　腹部腫瘤。○**癥瘕**　腹部腫瘤。癥は下から盛り上がるもの。瘕は上から覆うようにみえる腫瘤。

鬼注、尸注（鬼疰、尸疰）

雄黄（ユウオウ）　硫化ヒ素。苦平寒。殺精物、悪鬼、邪気。／甘大温。鬼疰。殺諸蛇虺毒。

朱※沙（シュシャ）　硫化水銀。朱。丹砂。甘微寒。精魅、邪悪の鬼を殺す。

女青（ジョセイ）　ガガイモ科。ヒメイヨカズラの根。また邪衘（イバラ科。オヘビイチゴ）の根。（綱目）。辛平。蠱毒。殺鬼。

○野葛（ヤカツ）　鉤吻（ツタウルシ）の別名。治葛とも書く。治とは地名で両広をいう（綱目）。鉤吻の項に一名野葛とある。辛温。鬼疰。

○馬目毒公（バモクドクコウ）　鬼臼の別名。

○鬼臼（キキュウ）　メギ科。ハスノハグサの根茎（清水）。辛温。殺蠱毒鬼注精物。

○徐長卿（ジョチョウケイ）　辛温。主鬼物百精。一名鬼督郵。赤箭（セキセン）（本経）。一名徐長卿、一名鬼督郵。

金牙（キンガ）　金牙石。黄鉄鉱。／鹹。鬼疰。毒蠱。

虎骨（ココツ）　／鬼疰毒。

獺肝（ダッカン）　イタチ科。かわうそ。／甘。鬼疰。蠱毒。

芫青（ガンセイ）　マメハンミョウ。西洋のカンタリス（清水）。／辛微温。蠱毒。鬼疰。風疰。

○狸骨（リコツ）　／甘温。風疰。尸疰。鬼疰。

●鸛骨（カンコツ）　コウノトリ。／甘。鬼蠱。注毒。五尸。

●白塩（ハクエン）　塩。鹹温。殺鬼蠱、邪注。

注

○**鬼注**　注は転注・そそぐ、また留住・とどまるの意。注病は感染性あるいは遷延性疾患で心身の各種の症状を示し、予後不良。また伝染を起こす。鬼は亡霊である。鬼注は亡霊が取り付いて生じてきたと考えられた病である。

○**尸注**　尸は死体。尸注は死体の邪気によって生じた病。感染もする。心身の異常な症状を示す。

校

※朱沙　『大観』『政和』は「丹砂」に作る。

驚邪

雄黄（ユウオウ）　オオウ。硫化ヒ素。鶏冠石。苦平寒。悪鬼。邪気。

丹沙[※]（タンシャ）　丹砂。硫化水銀。朱。赤丸。身体五蔵百病を主る。

茯苓（ブクリョウ）　マツホドの菌核。甘平。憂恚驚邪恐悸。

龍歯（リュウシ）　龍骨。歯。驚癇。

升麻（ショウマ）　キンポウゲ科。サラシナショウマの根茎。甘平。殺百精。瘴邪毒蠱。／苦寒。喉痺。口瘡。

人参（ニンジン）　ウコギ科。オタネニンジンの根。甘微寒。驚悸。／微温。調中。通血脈。

沙参（シャジン）　キキョウ科。ツリガネニンジンの根。苦微寒。驚気。補中益肺気。

桔梗（キキョウ）　辛微温。驚恐悸気。

白薇（ビャクビ）　フナバラソウの根。苦平。狂惑邪気。

栢人※（ハクニン）　柏子仁。コノテカシワの種子。柏実。甘平。驚悸。

巻栢（ケンパク）　イワヒバ科。イワヒバの全草（小曽戸）。辛温。五蔵邪気。癥瘕血閉。

鱓※甲（ゼンコウ）　鮀魚甲。タウナギまたはチョウコウワニ。辛温。崩中。／啼泣時驚。

羖羊角（コヨウカク）　鹹温。驚悸を止む。

丹雄鶏（タンユウケイ）　／微寒。瘡。

○麝香（ジャコウ）　シカ科。ジャコウジカの雄のジャコウ腺分泌物。辛温。悪気。／凶邪鬼気。

○遠志（オンジ）　ヒメハギ科。イトヒメハギの根。葉を小草と名づく。また一名細草。
苦温。邪気。欬逆。／驚悸。

○小草（ショウソウ）　遠志の葉（本経）、苗（綱目）。

○紫石英（シセキエイ）　甘温。温中。／辛。邪気。定驚悸。

○馬目毒公（バモクドクコウ）　鬼臼の別名。

●龍胆（リュウタン）　トウリンドウの根。苦寒。驚癇。邪気。

●房葵（ボウキ）　防葵。ボタンボウフウ、ボタンニンジンの根（清水）。辛寒。癲癇。驚邪。
狂走。欬逆。

●鬼箭（キセン）　鬼箭羽。ニシキギ科。ニシキギの枝条。衛茅（本経）の別名。蠱注。

●零羊角（レイヨウカク）　鹹寒。悪鬼。不祥。安心気。

茯神（ブクシン）　茯苓。甘平。驚邪。／不祥。驚悸。恚怒。

鬼督郵（キトクユウ）　徐長卿の一名。赤箭。天麻。精魅。

○紫苑（シオン）　キク科。シオンの根、根茎。欬逆上気。／辛。小児驚癇。

注

○**驚**　敬は緊張してからだを硬くすること。馬は敏感な動物で、軽い刺激にもハッと強く反応する。軽い一過性の痙攣。ビクッとすること。幼児の軽い攣縮、痙攣。○**邪**はストレスを起こす因子。細菌その他の病原因子。

校

※丹沙　『大観』『政和』は「丹砂」に作る。
※栢人　『大観』『政和』は「柏實」に作る。
※鱓甲　『大観』『政和』は「鮀甲」に作る。鮀は音タ、なまず。

癲癇

龍歯（リュウシ）	小児五驚。十二癇。
牛黄（ゴオウ）	ウシの胆石。平。驚癇。
房葵（ボウキ）	防葵。ボタンボウフウ、ボタンニンジンの根（清水）。辛甘。癲癇。
牡丹（ボタン）	ボタンの根皮。辛寒。驚癇。瘀血。／苦微寒。癲疾。
白歛（ビャクレン）	ブドウ科。カガミグサの根。苦平。小児驚癇。
鉛丹（エンタン）	赤色酸化鉛。辛微寒。驚癇。癲疾。
殭蠶（キョウサン）	白殭蠶（本経）。細菌寄生で斃れた蚕の幼虫。鹹。小児驚癇。夜啼。
蛇牀（ジャショウ）	（子）セリ科。オカゼリの果実。苦平。癲癇。婦人陰中腫痛。男子陰萎。
蛇蛻（ジャゼイ）	ヘビのぬけがら。鹹平。小児百二十種驚癇。癲疾。白馬目　参考。
白馬目（ハクバモク）	未詳（参考。白馬茎。小児驚癇）。

○豚卵（トンラン）　甘温。驚癇。癲疾。鬼疰。蠱毒。

●莨若子（ロウトウシ）　ヒヨス。我が国では「ハシリドコロの根」を用う（清水）。苦寒。出虫。／甘。有毒。癲狂風癇。

●雷丸（ライガン）　サルノコシカケ科。ライガンキンの菌核。苦寒。殺三虫。小児百病。／鹹微鹹。邪気。

●蜣蜋（キョウロウ）　クソムシ。オナガウジの黒焼（清水）。コガネムシ科の甲虫。タイワンダイコクコガネ、カブトムシの成虫。鹹寒。小児驚癇。

●蚱蟬（サクゼン）　クマゼミの同属。鹹寒。小児驚癇。夜啼。／甘。驚悸。婦人乳難。

龍角（リュウカク）　／龍歯。角。驚癇。瘈瘲（痙攣）。

釣藤（チョウトウ）　タウカズラ。我国ではカギカズラの鉤棘を用う（清水）。／微寒。十二驚癇。

○白狗血（ハククケツ）　鹹。無毒。癲疾発作。

犬歯（ケンシ）　牡狗陰茎。歯。癲癇。伏日に之を取る。

牛猪（ギュウチョ）　牛心。虚妄。牛歯。小児牛癇。

注

○癲　頭の病気。○癇　間代性痙攣。

喉痺痛

升麻（ショウマ）　キンポウゲ科。サラシナショウマの根茎。甘平。殺百精。瘴邪毒蠱。
／苦寒。喉痺。口瘡。

夜干（ヤカン）　射干。一名烏扇。アヤメ科。ヒオウギの根茎。苦平。喉痺。咽痛。

百合（ヒャクゴウ）　ヤマユリの鱗茎。甘平。利大小便。／喉痺。

○**杏人**（キョウニン）　バラ科。アンズの種子。杏核人（本経）。喉痺。下気。

○**蒺藜**（シツレイ）　ハマビシ科。ハマビシの果実。苦温。喉痺。

○**落石**※（ラクセキ）　絡石。苦温。喉腫不通。またテイカカズラの葉茎（清水）。（参考。『医心方』は「落石」に作る）。

○**莽草**（モウソウ）　シキミの果実（清水）。原基未詳。／苦。喉痺。

竹葉（チクヨウ）　苦平。欬逆。／芹竹葉。大寒。喉痺。

○**棗針**（ソウシン）　白棗（本経）。辛寒。癰腫。一名棗鍼。／棗刺花。苦平。一名棗針。
喉痺不通。腰痛。

●**芹**（キン）　芹竹葉。／大寒。喉痺。欬逆上気。

注

○痺　正しくは痹と書く。しびれ。血痹は血しびれ。また狭窄症候群。

○喉痺　咽頭炎。湿痺はリウマチ性関節炎。

校

※落石　『大観』『政和』は「絡石」に作る。

噎

通草（ツウソウ）　木通。アケビ科。アケビの蔓茎。辛平。通利九竅。／甘。噦。

●**零羊角**（レイヨウカク）　鹹寒。益気。／苦微寒。食噎不通。

頭垢（トウク）　淋閉不通。

蘆根（ロコン）　甘寒。消渇。

春杵糠（ショウウショコウ）　春杵頭細糠。治卒噎。

牛飴（ゴイ）

●**青竹茹**（セイチクジョ）　竹茹。ハチク・クレタケの新鮮な竹の上皮を去った後の内側の肉の削り屑。作用は竹葉と同じ（清水）。淡竹葉。其皮筎。微寒。嘔啘（オウエツ）。吐血。

○啘　エツ。むかついて吐き気を催すこと。

注

○噎　音エツ。イツは慣用音。むせぶ。食べ物がのどにつかえること。

○噦　音エツ。しゃっくり。

鯁

獺骨（ダッコツ）　カワウソの骨。

鸕鷀骨（ロジコツ）　鸕鷀矢。一名蜀水華。去面黒。頭。微寒。治鯁及び噎。焼いて之を服す。

○**狸頭骨**（リトウコツ）　甘温。無毒。鬼疰。頭骨尤も良し。

注
○**鯁**　コウ。魚の骨が咽喉につかえること。
○**鸕鷀**　水鳥の鵜。鵜飼で有名。

歯痛

独活（ドッカツ）　セリ科。シシウドの根、根茎。苦平。止痛。

蛇床子（ジャショウシ）　セリ科。オカゼリの果実。苦平。悪瘡。

馬懸蹄（バケンテイ）　懸蹄。齲歯。衄血。

○**当帰**（トウキ）　セリ科。トウキの根。甘温。悪瘡。／辛大温。温中。止痛。

○**細辛**（サイシン）　ウマノスズクサ科。ウスバサイシンの根、根茎。辛温。風湿痹痛。／温中。

下気。

○**椒**（ショウ）　ミカン科。サンショウの果皮。蜀椒（本経）。辛温。寒湿痛痺。／大熱。堅歯髪。

○**芎窮**（キュウキュウ）　セリ科。センキュウの根。辛温。寒痺。

○**附子**（ブシ）　トリカブトの塊根。辛温。温中。

○**莽草**（ボウソウ）　モウソウ（呉）。シキミの果実（清水）。原基未詳。辛温。癰疽。／苦。有毒。喉痺不通。乳難（難産）。

●**礬石**（ハンセキ）　（透）明（な）礬（石）（ミョウバン）。含水硫酸アルミニウムカリウム。涅石（本経）。旧は礬石に作る。酸寒。悪創。

●**茛菪子**（ロウトウシ）　ヒヨスの種子（清水）。苦寒。歯痛。

鶏舌香（ケイゼツコウ）　沈香の項。鶏舌香。微温。治風水、毒腫。去悪気。鶏舌藿香。治霍乱。心痛。

○**雄雀屎**（ユウジャクシ）　／雄雀矢。目痛。

●**生地黄**（ショウジオウ）　アカヤジオウの肥大根。／大寒。瘀血。

●**車下李根**（シャカリコン）　／李核人。李根皮。消渇。

口瘡

升麻（ショウマ）　キンポウゲ科。サラシナショウマの根茎。甘平。殺百精。／苦寒。口瘡。

●黄連（オウレン）　キンポウゲ科。オウレンの根茎。苦寒。明目。／微寒。口瘡。

●黄蘗（オウバク）　ミカン科。オウバクの樹皮。蘗木（本経）。苦寒。胃中結熱。黄疸。／口瘡。

蜜（ミツ）　石蜜。甘平。止痛。／微温。口瘡。明耳目。

蘇※（ソ）　／紫蘇。辛温。温中。

●大青（ダイセイ）　花紺青。藍色の粉末。顔料とする（清水）。大青葉（唐本草）。クマツヅラ科の植物の葉（綱目）。苦大寒。口瘡。時気頭痛。

●苦竹葉（クチクヨウ）

●酪（ラク）　酪はバター。酥（ソ）。クリーム。共に微寒。口瘡を主治する。

●豉（シ）　大豆の納豆。／苦寒。悪毒。

校

※蘇　『大観』『政和』は「酥」に作る。

吐唾血

蠐螬（セイソウ）
コガネムシ科甲虫の幼虫。ジムシ。鹹微温。瘀血。／微寒。吐血。

●戎塩（ジュウエン）
／鹹寒。吐血。溺血。

栢葉（ハクヨウ）
カシワの葉。／柏葉。苦微温。吐血。衄。崩中。

艾葉（ガイヨウ）
ヨモギの葉。／苦微温。吐血。下血。

白膠（ハクキョウ）
／甘平。吐血。下血。

鶏蘇※（ケイソ）
イヌゴマ。名鶏蘇。水蘇（本経）。辛微温。下気。口臭。治吐血、衄血。

飴糖（イトウ）
／去血。

伏龍肝（ブクリュウカン）
竈中黄土（ソウチュウオウド）。辛微温。吐下血。止血。

黄土（オウド）
伏龍肝。

○大薊（ダイケイ）
／アザミ。大小薊根。甘温。吐血。衄鼻。安胎。

●羊角※（ヨウカク）
羚羊角。苦微寒。吐血。

●生地黄（ショウジオウ）
アカヤジオウの肥大根。／大寒。瘀血。吐血。衄鼻。

※羊角　『大観』『政和』は「羚羊角」に作る。

校

※鶏蘇　『大観』『政和』は「水蘇」に作る。

鼻衄血

礬石（ハンセキ）　ミョウバン。／鼻中息肉。

蒲黄（ホオウ）　ガマの花粉。甘平。止血。

桑耳（ソウジ）　桑に寄生するメシマコブの菌体（清水）。有毒。月水不調。黒き者は血病を主る。

●蝦蟇藍※（ガマラン）　天名精（本経）。キク科。ヤブタバコ。甘寒。瘀血。下血。止血。

鶏蘇（ケイソ）　水蘇。唇形科。イヌゴマ。／治吐血、衄血。

艾（ガイ）　ヨモギ。／艾葉。苦微温。衄血。

竹茹※（チクジョ）　／淡竹葉。皮筎。微寒。吐血。崩中。

焼蝟皮（ショウイヒ）　ハリネズミの皮。苦平。下血。焼いて灰と為し酒にて之を飲む。

焼髪※（ショウハツ）　乱髪。微温。止血。鼻衄。

溺垽（ニョウギン）　尿の滓。溺白垽。治鼻衄。湯火て瘡を灼く。

○大薊（ダイケイ）　アザミ。／大小薊根。甘温。吐血。衄鼻。

注
○衄　音ジク。鼻出血。

校
※蝦蟇藍　『大観』『政和』にいう。掌禹錫の説、本経は「天名精」に作る。

※竹茹　『大観』『政和』は「竹節」に作る。
※焼髪　『大観』『政和』は「焼亂髪」に作る。

鼻齆

通草（ツウソウ）　木通。アケビの蔓茎。辛平。通利九竅。／甘。齆鼻。耳聾。
○**細辛**（サイシン）　ウスバサイシンの根。辛温。利九竅。／温中。下気。齆鼻。
○**蕤核**（ズイカク）　バラ科。篇核木。甘温。明目。／微寒。齆鼻。目腫。
○**瓜蒂**（カテイ）　ウリ科。マクワウリの未熟果の果柄。苦寒。下水。吐下。／鼻中息肉。
薫草（クンソウ）　零陵香（宋開宝）。メバハギの葉茎（清水）。／甘平。悪気。
○**桂**（ケイ）　クスノキ科。cinnamomum cassia の樹皮、枝皮。／桂枝、ケイ皮。甘辛大温。温中。鼻齆。

注
○**齆**　癰はおでき。齆は音　ヨウ。「鼻のおでき、化膿症」。化膿性鼻炎。副鼻腔炎。

鼻息肉

通草（ツウソウ）　木通。アケビの蔓茎。／甘。息肉。

蔾蘆（レイロ）　ホソバシロソウの根茎。辛微寒。下痢。／苦微寒。鼻中息肉。喉痺。

礬石（ハンセキ）　ミョウバン。／鼻中息肉。

地胆（チタン）　[illegible]。堕胎。／有毒。鼻中息肉。石淋。

白狗胆（[illegible]）　[illegible]。白狗脳。頭風。鼻中息肉）。

[illegible]注

[illegible]（ショウブ）　辛温。風寒湿痺。通九竅。／耳聾。

慈石（ジシャク）　辛寒。耳聾。

葱涕（ソウテイ）　／葱実。葱汁。平温。溺血。

（雀卵）。脳。耳聾。
聵。

目熱痛

決明子（ケツメイシ）　マメ科。エビスグサの種子。
○蕤核（ズイカク）　ズイカク。バラ科。グミモドキ。甘温。明目。目赤痛傷涙出。
○枝子（シシ）　クチナシの果実。梔子。苦寒。酒皶鼻。／大寒。目熱赤痛。
●黄連（オウレン）　キンポウゲ科。オウレンの根茎。苦寒。目痛眦傷涙出。
●黄檗（オウバク）　ミカン科。キハダの樹皮。蘗木。苦寒。胃熱。黄疸。／目熱赤痛。
●石胆（セキタン）　丹礬。硫酸銅。酸寒。明目。目痛。
●空青（クウセイ）　塩基性炭酸銅。孔雀石。甘寒。青盲。耳聾。明目。
●曽青（ソウセイ）　層状の孔雀石。酸小寒。目痛。涙出。通九竅。

ISBN978-4-9907537-3-3 C3047 ¥7000E

●鯉魚胆（リギョタン）　苦寒。目熱赤痛。

鶏子白（ケイシハク）　／卵白。目熱赤痛。

○薺子（セイシ）　／薺。ナズナ。甘温。利肝気。実。明目。目痛。

●苦竹葉（クチクヨウ）　／目痛。明目。

●田中螺（デンチュウラ）　／田中螺汁。タニシ。大寒。目熱赤痛。

目膚翳

秦皮（シンピ）　モクセイ科。トネリコの樹皮。苦微寒。目中青翳白膜。／洗目湯を作るべし。

貝歯※（バイシ）　貝子（本経）一名貝歯。タカラガイ・コヤスガイの貝殻。鹹平。目翳。

伏翼（フクヨク）　かはほり（綱目）。コウモリ。鹹平。明目。

蠐螬汁（セイソウジュウ）　コガネムシ科の甲虫。ジムシ。鹹微温。目中淫膚。青翳。

○細辛（サイシン）　ウスバサイシンの根、根茎。辛温。明目。利九竅。

○麝香（ジャコウ）　ジャコウジカの雄の分泌物。

○毒公※（ドクコウ）　鬼臼（本経）。一名、馬目毒公。メギ科。ハスノハグサの根茎（清水）。／微温。目中膚翳。去目中膚翳。欬嗽。

石決明（セッケツメイ）

セッケツメイ。アワビガイの貝殻。／鹹平。目障翳痛。青羊胆　青盲。明目。

青羊胆（セイヨウタン）

／主治。青盲。明目。

●**眞朱**※（シンシュ）

硫化水銀。朱。丹沙（本経）。甘微寒。明目。／無毒。（粉）末に作って眞朱と名づく。光色は雲母の如し。

注

○**翳**　おおう。翼状片。瞳孔を覆う。

校

※貝歯　『大観』『政和』は「貝子」に作る。
※毒公　『大観』『政和』は「馬目毒公」に作る。
※眞朱　『大観』『政和』は「真珠」に作る。

聲音啞

○**菖蒲**（ショウブ）

サトイモ科。ショウブの根茎。辛温。声音を出す。風寒濕痺。

○**鍾乳**（ショウニュウ）

炭酸カルシウム。石鍾乳。甘温。利九竅。明目。

○**孔公孽**※（コウコウゲツ）

鍾乳石の中間部。孔公孽（別録）。陰蝕。欲眠睡。

○**皂莢**（ソウキョウ）

マメ科。サイカチの果実。辛鹹温。利九竅。／欬嗽。明目。

麻油（マユ）

●苦竹葉（クチクヨウ）　通利九竅。

注

○瘂　口がきけないこと。発話障害。

校

※孽　『大観』『政和』は「蘖」に作る。

面皯皰

菟絲子（トシシ）　ネナシカズラの種子。辛平。補不足。汁。面皯。

熊胆（ユウタン）　熊脂（本経）。面皯皰。

萎蕤（イズイ）　ユリ科。アマドコロの根茎。女萎（本経）。甘平。面黒皯。

冬瓜子（トウガン）　白瓜子（本経）。ウリ科。トウガンの種子。甘平。好顔色。

○麝香（ジャコウ）　辛温。悪気。／面䵟。

○藁本（コウホン）　セリ科。マルバトウキ（綱目）。ヤブニンジンの根茎（和産）。カサモチの根（清水）。

●木蘭（モクラン）　モクレン。苦寒。面熱赤皰酒皶。

●枝子（シシ）　梔子。クチナシ。面赤酒皰皶鼻。
●紫草（シソウ）　ムラサキの根。紫根。苦寒。心腹邪気。／小児の瘡及び面皶。

注
○面皰　メンポウ。にきび。○皯　カン。顔の色が黒くなること。アジソン病。

髪禿落

桑上寄生（ソウジョウキセイ）　ヤドリギの葉をつけた茎。苦平。充肌膚。堅髪歯。

荊子※（ケイシ）　蔓荊子（本経）。ハマゴウ・ハマシキミの果実（清水）。苦微寒。明目。／辛平。長鬚髪。

麻子人（マシニン）　麻子。甘平。補中益気。／長髪。

鶏肪（ケイボウ）　丹雄鶏。脂。耳聾。
○秦椒（シンショウ）　蜀椒。サンショウ。辛温。温中。頭不白。／大熱。堅歯髪。
●桑根白皮（ソウコンハクヒ）　甘寒。羸瘦。／肺中の水気を去る。
●桐葉（トウヨウ）　苦寒。悪瘡蝕。
棗根（ソウコン）　大棗の根。大棗。甘平。安中養脾。十二経を助ける。

鴈肪（ガンボウ）　／毛髪鬚眉を長ず。

馬鬐膏（バキコウ）　鬐頭膏。生髪。鬐は馬のたてがみ。

猪脂膏（チョシコウ）　／豚鬐膏。髪を生ず。豚脂膏。諸々の膏薬を煎ず。

○**松葉**（ショウヨウ）　／苦温。毛髪を生ず。風湿痹。

校

※荊子　『大観』『政和』は掌禹錫を引いていう。本経に「蔓荊」とある。

滅瘢

○**衣中白魚**※（イチュウハクギョ）　衣魚。シラミ。／滅瘢。

鷹屎白（ヨウシハク）　／鷹矢白。　滅瘢。

白殭蠶（ハクキョウサン）　鹹。滅黚。／辛平。諸瘡瘢痕。

注

○**滅瘢**　瘢痕を消去する。

校

※衣中白魚　『大観』『政和』は「衣魚」に作る。

金瘡

地楡（チユ）　バラ科。ワレモコウの根。苦微寒。金瘡。帯下。／甘酸。悪瘡。消渇。

王不流行※（オウフルギョウ）　ナデシコ科植物。ドウカンソウの種子。またナデシコ科のフシグロの全草を代用とする。苦平。金瘡。棘を出す。／甘平。心煩。鼻衄。

○**薔薇**（ショウビ）　営実（本経）。一名薔薇。酸温。癰疽。根は金瘡を治す。

○**白頭翁**（ハクトウオウ）　キンポウゲ科。オキナグサの根。苦温。金瘡。／鼻衄。

○**石灰**（セッカイ）　辛温。悪瘡。／金瘡。止血。

●**石胆**（セキタン）　胆礬。硫酸銅。酸寒。

艾葉（ガイヨウ）　キク科。ヨモギの葉。／苦微温。肌肉を生ず。

狗頭骨（クトウコツ）　金瘡。止血。

○**釣樟根**（チョウショウコン）　クスノキ科。クロモジの根皮。／金創。止血。

注

○**金瘡**　切り傷。金属製の刃物による瘡傷。

校

※王不流行　『大観』『政和』は「王不留行」に作る。

踒折

生鼠（セイソ）

生亀（セイキ）

烏雄鶏血（ウユウケイケツ）

李核人（リカクニン）

烏鶏骨（ウケイコツ）

●**生地黄**（ショウジオウ）

生きている鼠。

生きている亀。

／踒折。瘻痺。

／スモモ。甘苦平。僵仆。

／烏雄鶏。血。踒折。黒雌鶏。血。踒折。骨痛

／アカヤジオウの根。新鮮にして砂中に蓄えた物。陰乾を乾地黄という（清水）。大寒。瘀血。踠折。

注

○**踒** 音ワ。骨折。○**踠** 音エン。手足が曲がって伸びない病。

瘀血

蒲黄（ホオウ）　ガマ科。ガマの花粉。甘平。瘀血。

牛膝（ゴシツ）　ヒユ科。イノコヅチの根。苦。逐血気。／婦人月水不通。血結。

桃人（トウニン）　桃核人。苦平。瘀血。

寅蟲（ボウチュウ）　木虻。苦平。瘀血。蜚蝱。賊血。月水不通。

水蛭（スイテツ）　ヒル。鹹平。瘀血。

○零羊角（レイヨウカク）　ウシ科。サイガカモシカの角。鹹寒。悪血。

●大黄（ダイオウ）　タデ科。チヨセンダイオウの根茎。苦寒。瘀血。通利水穀。

●乾地黄（カンジオウ）　ゴマノハグサ科。アカヤジオウの肥大根。甘寒。血痺。／苦。悪血。

●朴消（ボクショウ）　苦寒。六府積聚。／辛大寒。留血。

●紫参（シジン）　タデ科。イブキトラノオの根茎。一説にハルトラノオ、イロハソウの根。苦辛寒。心腹積聚。／微寒。衄血。腸中聚血。

●茅根（ボウコン）　イネ科。チガヤの根茎。甘寒。瘀血。虚羸。

●䗪蟲（シャチュウ）　シャチュウ。ゴキブリ。鹹寒。血積。血閉。

●蜚蠊（ヒレン）　アブラムシ。鹹寒。血瘀癥堅。／通利血脈。

虎魄（コハク）　琥珀。樹脂などの化石。／甘平。瘀血を消す。

注
○**瘀血**　陳久性血液。血管内で鬱滞し、酸欠に陥った血液。暗黒色を呈する。

火灼

生胡麻（ショウゴマ）　甘平。虚羸。／生の者は瘡腫を摩す。

牛膝（ゴシツ）　イノコズチの根。苦。傷熱火爛。寒湿痿痹。

●**塩**（エン）　傷寒熱。

●**黄芩**（オウゴン）　シソ科。コガネバナの根。苦平。火瘍。諸熱。黄疸。

栢皮（ハクヒ）　／蘗木。肌膚熱赤起。

●**豆醤**（トウショウ）　／醤。鹹酸冷利。熱湯。火毒。

●**井底泥**（セイテイデイ）　／井中苔及萍。大寒。熱瘡。萍はヘイ、浮き草。

注
○**火灼**　火傷。やけど。

癰疽

落石（ラクセキ）　絡石（本経）。キョウチクトウ科。テイカカズラの葉茎（清水）。またクワ科。クイイタビ（綱目・牧野）。苦寒。

黄耆（オウギ）　マメ科。キバナオオギの根。甘微温。癰疽。排膿。補虚。

白斂（ビャクレン）　ブドウ科。カガミグサの根。苦平微寒。癰腫。

通草（ツウソウ）　木通。アケビの蔓。辛平。通利九竅血脈。／甘。癰腫。悪瘡。

敗醤（ハイショウ）　オミナエシの根。苦平。疽痔。／鹹微寒。癰腫。

白芨（ビャッキュウ）　白及（本経）。ラン科。シランの球茎。苦平。癰腫。悪瘡。敗疽。

半夏（ハンゲ）　サトイモ科。カラスビシャクの塊茎。咽喉腫痛。／癰腫。

玄参（ゲンジン）　ゴマノハグサ科。ゴマノハグサの肥大根。苦微寒。寒熱積聚。／鹹。癰腫。

薔薇（ショウビ）　バラ。営実（本経）。酸温。癰疽。

※**土蜂房露蜂房**（ドホウボウロホウボウ）　苦平。癲疾。／鹹。毒腫。乱髪、蛇皮と合わせ焼いて灰とし酒にて方寸匕を服す。主治。悪疽。骨癰。

○**烏頭**（ウズ）　トリカブト。辛温。積聚寒熱。風寒濕痺。

○**鹿角**（ロクカク）　／鹿角。鹹。悪血。鹿茸（ロクジョウ）。マンシュウジカの雄の幼角（袋角）。酸微温。癰腫。

●**大黄**（ダイオウ）　タデ科。チョウセンダイオウの根茎。苦寒。癥瘕積聚。

●**蝦蟇**（ガマ）　辛寒。癰腫。癥堅血を破る。

烏喙（ウカイ）
烏頭の一種（清水）。辛微温。癰腫。膿結。

伏龍肝（ブクリュウカン）
竈中黄土。辛微温。癰腫。

●甘焦根（カンショウコン）
芭蕉・バショウ（清水）。大寒。癰腫。

校
※土蜂房『大観』『政和』は「土蜂子」に作る。

悪瘡

雄黄（ユウオウ）
オオオ（清水）。ウオウ。ヒ素の硫化物。鶏冠石。苦平。悪瘡。鼠瘻。疽痔。

雌黄（シオウ）
三硫化ヒ素。辛平。悪瘡。頭禿。

蛇床子（ジャショウシ）
セリ科。オカゼリの果実。苦平。悪瘡。婦人陰中腫痛。男子陰痿疾痒。

地楡（チユ）
バラ科。ワレモコウの根。苦微寒。悪肉。帯下。／甘酸。悪瘡。

蛇銜（ジャガン）
蛇全（大観）。蛇含（千金翼）。蛇合（政和）。バラ科。オヘビイチゴの根と全草。苦微寒。鼠瘻。悪瘡。

白歛（ビャクレン）
ブドウ科。カガミグサの根。苦平。癰腫疽瘡。

雚菌（カンキン）
菌類。鹹平。癥瘕。／悪瘡。

青葙（セイショウ）　青葙子。ヒユ科。ノゲイトウの種子。苦微寒。風瘙身痒。／悪瘡。

白芨（ビャッキュウ）　白及。ラン科。シラン（紫蘭）の根茎（清水）。苦平。悪瘡。癰腫。

○流黄（リュウオウ）　石流黄。硫黄。酸温。疽痔。陰蝕。

○石灰（セッカイ）　辛温。悪瘡。／髄骨疽。

○松脂（ショウシ）　苦温。悪瘡。白禿。

○莽草（モウソウ）　シキミの果実（清水）。辛温。風頭癰腫。

●礬石（ハンセキ）　涅石。旧は礬石に作る（本経）。明礬。含水硫酸アルミニウムカリウム。
酸寒。陰蝕。悪瘡。

●水銀（スイギン）　辛寒。疥瘻痂瘍白禿。

●漏蘆（ロウロ）　キク科。ヒゴタイ。ルリヒゴタイ。またヒキヨモギの根（清水）。苦寒。
悪瘡。疽痔。

●蕳茹（リョジョ）　タカトウダイ科の植物（綱目・牧野）。辛寒。蝕。悪肉。敗瘡。

●黄蘗（オウバク）　蘗木。苦寒。陰傷蝕瘡。腸胃中結熱。黄疸。

●※練実（レンジツ）　楝実（おうち）。苦寒。疥瘍。利水道。

●桐葉（トウヨウ）　苦寒。悪蝕瘡著陰。

藜蘆（レイロ）　ユリ科。ホソバシュロソウの根、根茎。辛寒。悪瘡。頭瘍。

及已（キュウシ）　ヒトリシズカ。／苦平。悪瘡。瘻蝕。

虎骨（ココツ）　／悪瘡。鼠瘻。

猪肚（チョト）　猪の腹部臓器。

○占斯（センシ）　／樟の宿り木。苦温。悪瘡。湿痺。

○狸骨（リコツ）　／甘温。鼠瘻。悪瘡。

●胡粉（ゴフン）　鉛白。炭酸鉛。粉錫（本経）。辛寒。／悪瘡。

●狼跋（ロウバツ）　／狼跋子。ロウバッシ。小毒。悪瘡。

校

※練実　『大観』『政和』は「楝実」に作る。

漆瘡

○茱萸皮（シュユヒ）　呉茱萸。辛温。風邪を逐い腠理を開く。

●蟹（カイ）　漆瘡。散血。

苦芙（クオウ）　／微寒。漆瘡。

鶏子白（ケイシハク）

鼠査（ソサ）

秫米（ジュツベイ）　／粟米。ゾクベイ。アワの種子。甘微寒。漆瘡。

杉材（サンザイ）　微温。漆瘡。

●井中苔萍（セイチュウタイヘイ）　大寒。漆瘡。熱瘡。水腫。

注

○**漆瘡**　漆かぶれ。

癭瘤

文蛤（ブンコウ）　タイワンハマグリ、オキシジミの貝殻。悪瘡蝕。／鹹平。鼠瘻。

海蛤（カイコウ）　ハマグリの貝殻。苦平。寒熱。

半夏（ハンゲ）　カラスビシャクの根。辛平。喉咽腫痛。

貝母（バイモ）　ユリ科。アミガサユリの鱗茎（小曽戸）。辛平。喉痺。

通草（ツウソウ）　アケビの蔓茎。辛平。通利九竅。／甘。癰腫。

松蘿（ショウラ）　サルオガセの全草。全線草（清水）。苦平。頭風。

連翹（レンギョウ）　モクセイ科。連翹の果実。苦平。瘰癧。鼠瘻。

○**白頭翁**（ハクトウオウ）　キンポウゲ科。オキナグサの根。苦温。癭気。

●**海藻**（カイソウ）　苦寒。癭瘤気。

小麦（ショウバク）　甘微寒。

●**昆布**（コンブ）　癭瘤聚結気。

注

○**癭**　瘤。こぶ。甲状腺腫瘤。また瘰癧。結核性腫瘤。

瘻※

雄黄（ユウオウ）　オオオ（清水）。ウオウ。硫化ヒ素。鶏冠石。苦平。悪瘡。鼠瘻。疽痔。

礜石（ヨセキ）　硫ヒ鉄鉱。辛大熱。鼠瘻。蝕瘡。腹中堅癖（腫瘤）。

狼毒（ロウドク）　サトイモ科。クワズイモの根茎（広狼毒）。トウダイグサ科。マルミノウルシの根（白狼毒）（難波）。辛平。悪瘡。鼠瘻。疽蝕。

連翹（レンギョウ）　モクセイ科。連翹の果実。苦平。瘰癧。鼠瘻。

王不留行（オウフルギョウ）　ナデシコ科のドウカンソウ（小曽戸）。ナデシコ科。コフシグロ（清水）の全草。苦平。金創。／甘平。癰疽。瘻乳。婦人難産。

●**恒山**（コウザン）　常山。一名恒山（清水）。ユキノシタ科。ジョウザンアジサイの根。恒山。苦寒。温虐。／辛微寒。鼠瘻。水脹。

●斑猫（ハンミョウ）　斑苗（本経）。斑猫（別録）。斑蝥。ハンミョウの虫体。鼠瘻。悪瘡。疽蝕。
●地胆（チタン）　ツチハンミョウ。辛寒。鼠瘻。悪瘡。癥瘕。
○側子（ソクシ）　附子の子根。／辛大熱。寒熱鼠瘻。
○狸骨（リコツ）　／甘温。鼠瘻。悪瘡。
●昆布（コンブ）　瘻瘤聚結気。

注
○瘻　音ロウ。首の周りに出来る腫瘤。瘰癧。また僂。音ル、ロウ。せむし。

校
※瘻　『大観』『政和』は「瘻瘡」に作る。

痔

篇蓄（ヘンチク）　ヘンチク。扁竹。ニハヤナギ（ミチヤナギ）の葉茎（清水）。
蝟皮（イヒ）　ハリネズミの皮膚。苦平。五痔。陰蝕。
猪懸蹄（チョケンテイ）　豚卵。懸蹄。五痔。
○白桐葉（ハクトウヨウ）　皮。五痔。

脱肛

巻柏（ケンパク）　イワヒバ科。イワヒバ、イワゴケの葉茎。辛温。女子陰中寒熱痛。／甘平。脱肛。風眩。欬逆。

鉄精（テッセイ）　平。明目。／微温。脱肛。驚悸。

鼈頭（ベットウ）　鼈甲。鹹平。陰蝕。痔。

生鉄（セイテツ）　微寒。脱肛。

東壁土（トウヘキド）　／脱肛。

●**蝸牛**（カギュウ）　鹹寒。脱肛。

䘌

青葙子（セイショウシ）　ヒユ科。ノゲイトウ。苦微寒。風瘙身痒。子は草決明と名づける。／悪瘡。下部䘌瘡。

大棗（タイソウ）　ナツメ。

●**苦参**（クジン）　マメ科。クララの根。苦寒。癰腫。／下部䘌。

●**塩**（エン）　下部䘌瘡。

蝮蛇胆（フクダタン）　マムシの胆嚢。苦微寒。䘌瘡。

蚺蛇胆（ゼンダタン）　ニシキヘビの胆嚢。甘苦寒。下部䘌瘡。

○**大蒜**（タイサン）　ユリ科。ニンニク。蒜。辛温。霍乱。葫（コ）。にんにく。／辛温。䘌瘡。癰腫。

注

○**䘌**　音ジツ。虫に喰われて出来たきず。陰部潰瘍。

蚘蟲

薏苡根（ヨクイコン）　ハトムギ。薏苡人。甘微寒。筋急拘攣。其根。三虫を下す。解蠡（レイ）（ひさご）。

雚菌（カンキン）　菌類。鹹平。長虫。蟯虫。／甘微温。蛔虫。寸白。

○**乾漆**（カンシツ）　漆の樹液を乾燥させたもの。辛温。続筋骨。生漆。長虫を去る。／蛔虫。瘀血。

練根※（レンコン）　苦楝子。クレンシ。センダン、アフチの果実。楝実。苦寒。三虫を殺す。／根。微寒。蛔虫。

校
※練根　『大観』『政和』は「楝根」に作る。練は音レン。糸をねる。楝は音トウ。むなぎ。

寸白

蕪荑（ブイ）　チョウセンニレの種子。辛。去三虫。／平。寸白。

貫衆（カンシュウ）　ヤブソテツの根茎（清水）。オシダ科のオシダ、メシダ。シシガシラ科のコモチシダ。ゼンマイ科のゼンマイ。これらの植物の根茎。苦微寒。殺三虫。／去寸白。

青葙（セイショウ）　ノゲイトウの種子。一名草決明。苦微寒。殺三虫。／疥蝨。

○茱萸根（シュユコン）　呉茱萸。辛温。殺三虫。／大熱。根白皮。殺蟯虫。

○橘皮（キッピ）　ミカンの皮。橘柚。一名橘皮。辛温。／下気。去寸白。

○巴豆（ハズ）　トウダイグサ科。ハズの種子。辛温。殺蟲魚。

●狼牙（ロウゲ）　ミツモトソウの根（清水）。牙子（本経・一名狼牙）。苦寒。去白虫。

●雷丸（ライガン）　サルノコシカケ科の菌体。タケホド。苦寒。殺三虫。／鹹微寒。寸白。

●牡桂※（ボケイ）　／榧実。甘。去三虫。

石榴根（セキリュウコン）　ザクロの根皮。／安石榴。甘酸。咽燥渇。其東行根。蛔虫。寸白。

○檳榔（ビンロウ）

ビンロウの種子。辛温。治寸白。殺三虫。

注

○寸白　スンパク（虫）。条虫。スバク。婦人病。

校

※牡桂　『大観』『政和』は「梔子」に作る。
牡桂は辛温で○印でなければいけない。ここは誤記である。

虚労男女

丹沙（タンシャ）　朱砂。硫化水銀。甘微寒。益気。

曽青（ソウセイ）　孔雀石。炭酸銅。酸小寒。／補不足。

龍骨（リュウコツ）　大型哺乳類の化骨。甘平。／安五蔵。

黄耆（オウギ）　マメ科。キバナオウギの根。甘微温。補虚。／五労羸痩。

茯苓（ブクリョウ）　マツホドの菌核。甘平。安魂養神。／益気力。茯神（茯苓の根有るもの）。五労七傷。風虚。

薯蕷（ショヨ）　山薬。ヤマイモ、ジネンジョの根。甘温。補虚羸。／平。補虚労、羸痩。

石斛（セッコク）　コウキセッコクの全草。甘平。補虚労羸痩。

人参（ニンジン）　ウコギ科。オタネニンジンの根。甘微寒。補五蔵。／微温。調中。

沙参（シャジン）　キキョウ科。トウシャジン、ツリガネニンジンの根。苦微寒。補中益肺気。／安五蔵。補中。

玄参（ゲンジン）　ゴマノハグサの肥大根。苦微寒。補腎気。／久服補虚。

続断（ゾクダン）　マツムシソウ科。トウナベナの根。またオドリコソウの根（清水）。苦微温。久服益気力。

牡蛎（ボレイ）　カキの貝殻。鹹平。強骨節。／微寒。治漏精。

芍薬（シャクヤク）　苦平。益気。／緩中。

牛膝（ゴシツ）　ヒユ科。ヒナタイノコズチの根。苦。／酸平。益精。利陰気。

柏子※（ハクシ）　ヒノキ科。コノテガシワの種子。柏実。柏子仁。甘平。益気。風湿痹。

枸杞（クコ）　ナス科。クコの果実。枸杞子。苦寒。堅筋骨。／補内傷、大労、虚吸。

大棗（タイソウ）　ナツメ。甘平。補少気、少津液。／補中益気。生棗。羸痩。

麻子（マシ）　麻蕡。辛平。麻子。甘平。補中益気。

胡麻（ゴマ）　甘平。虚羸。補五内。

天門冬（テンモンドウ）　ユリ科。クサスギカズラの根の肥大部。苦平。益気。

麦門冬（バクモンドウ）　ユリ科。ジャノヒゲの塊根。甘平。羸痩。／益精。

桑螵蛸（ソウヒョウショウ）　蟷螂。かまきり。鹹平。益精。／甘。男子虚損。夢寐失精。

石龍芮（セキリュウゼイ）　キンポウゲ科。タガラシの果実。苦平。軽身不老。／補陰気不足、失精。

石南草（セキナンソウ）　バラ科の常緑低木、オオカナメモチの葉。日本ではシャクナゲ。石南（本経）。辛苦平。養腎気。

菟絲子（トシシ）
マメダオシまたネナシカズラの種子（清水）。辛平。補不足。益気力。／甘。強陰。精自出。

蛇床子（ジャショウシ）
セリ科。オカゼリの果実（小曽戸）。苦平。男子陰痿。

○鍾乳（ショウニュウ）
石鍾乳（本経）。甘温。益精。／補虚損。強陰。

○紫石（シセキ）
紫石英。甘温。補不足。／辛。補心気不足。

○五味（ゴミ）
モクレン科。チョウセンゴミシの果実。酸温。労傷羸痩。補不足。欬逆。

○蓯容（ショウヨウ）
肉蓯容（本経）。ニクジュヨウ。ハマウツボ科。ホンオニクの全草。甘微温。強陰。五労七傷。

○遠志（オンジ）
ヒメハギ科。イトヒメハギの根。苦温。補不足。

○当帰（トウキ）
セリ科。トウキの根。甘温。婦人漏下。／辛大温。補五蔵。

○牡桂（ボケイ）
辛温。補中益気。

○乾漆（カンシツ）
漆の樹液の乾燥物。辛温。補中。

○白石英（ハクセキエイ）
甘微温。陰痿不足。益気。／補五蔵。

○五加皮（ゴカヒ）
正品はウコギ科植物。ガガイモ科。ウコギ科。ブドウ科。クワ科の植物もある。辛温。益気。陰蝕。／治躃。男子陰痿。嚢下湿。

○巴戟天（ハゲキテン）
アカネ科植物。辛微温。陰痿不起。安五蔵。

●空青（クウセイ）
塩基性炭酸銅。甘寒。養精神。／酸大寒。益肝気。

●慈石（ジシャク）
辛寒。周痺。／養腎蔵。益精。

●沢瀉（タクシャ）
サジオモダカの根茎。甘寒。養五蔵。益気力。

●**牡丹**（ボタン）
ボタンの根皮。瘀血。癰瘡。安五蔵。

●**乾地黄**（カンジオウ）
甘寒。血痺。／苦。五労七傷。

●**地膚子**（ジフシ）
／アカザ科。ハハキギ。ホウキギ。苦寒。補中。益精気。強陰。

●**車前子**（シャゼンシ）
オオバコの種子。甘寒。湿痺。／鹹。養肺。強陰。益精。

●**枸杞根**（クコン）
苦寒。五内邪気。消渇。周痺。／根大寒。大労。強陰。

●**桑根白皮**（ソウコンハクヒ）
甘寒。五労六極。羸痩。／利水道。唾血。

茯神（ブクシン）
／甘平。五労七傷。

覆盆子（フクボンシ）
バラ科。ゴショイチゴの果実。甘平。益気。

●**棘刺**※（キョクシ）
／棘刺花。キョクシカ。苦平。金創。内漏。一名棗針。白棘。ビャクキョク。ナツメの棘（とげ）。一名棗鍼。辛寒。止痛。／無毒。虚損陰痿。補腎気。

注

○**虚**　中央がくぼんだ空き地。タクラマカン砂漠。○**労**　火を激しく燃やすように、力を激しく力を使って消耗すること。
○**虚労**　慢性の疲労を来たす疾患。結核症その他。また慢性疲労症候群。

校

※柏子　『大観』『政和』は「柏實」に作る。
※棘刺　『大観』『政和』は「白棘」に作る。

陰痿

蛇床子（ジャショウシ）　セリ科。オカゼリの果実。苦平。婦人陰中腫痛。男子陰痿、湿痒。／陰潰。

鉄精（テッセイ）

白馬茎（ハクバケイ）　鹹平。陰、起たず。

○**白石英**（ハクセキエイ）　甘微温。陰痿不足。

○**陽起石**（ヨウキセキ）　ケイ酸塩鉱物。鹹微温。陰痿不起。

○**巴戟天**（ハゲキテン）　アカネ科植物。辛微温。陰痿不起。

○**肉蓯容**（ニクショウヨウ）　ニクジュヨウ。ハマウツボ科。ホンオニクの全草。甘微温。強陰。五労七傷。

○**五味**（ゴミ）　マツブサ科。チョウセンゴミシの果実。酸温。強陰。益男子精。

●**地膚子**（ジフシ）　アカザ科。ハハキギ（ホウキギ）。／強陰。

注

○**陰痿**　インポテンツ。勃起不全。

陰頽

鉄精（テッセイ）　平。明目。鉄落。辛平。瘍疽創痂。

狐陰[※]（コイン）　／狐陰茎。甘。有毒。小児陰頽。陰痒。

蒺藜（シツレイ）　ハマビシの種子。蒺藜子（本経）。苦温。喉痺。／辛微寒。陰潰。

○**狸陰茎**（リインケイ）　／狸骨。陰茎。陰癩。之を焼き東流の水を以って之を服す。

●**海藻**（カイソウ）　苦寒。癭瘤気。／暴潰。

蜘蛛（チチュウ）　微寒。大人小人潰。

鼠陰（ソイン）　鼠妟・鼠泉・鼠。鹹。陰匿。爛瘡。瘻蝕。

注

○**陰頽**　男子は鼡径ヘルニア。癩疝。女子は子宮脱。

校

※狐陰　『大観』『政和』は「狐陰茎」に作る。

嚢濕

○**五加皮**（ゴカヒ）　／五茄。苦微寒。男子陰痿。嚢下湿。婦人陰痒。ガガイモ科の扛柳、ウコギ科の五加などの根皮や幹皮（小曽戸）。ウコギの樹皮（清水）。

○**虎掌**（コショウ）　天南星。サトイモ科。マイヅルテンナンショウの根茎。苦温。心痛。／微寒。陰下湿。

●**黄檗**（オウバク）　檗木。苦寒。陰傷蝕瘡。

槐枝（カイシ）　マメ科。エンジュ。／槐実。枝。陰嚢下湿痒。

注

○**嚢**　陰嚢。○**湿**　アレルギー疾患群。皮膚の湿疹。リウマチ性関節炎など。ここは陰嚢湿疹であろう。

泄精

白龍骨（ハクリュウコツ）　／夢寐漏精。

牡蛎（ボレイ）　カキの貝殻。鹹平。驚恚。／漏精。

桑螵蛸（ソウヒョウショウ）　かまきり。鹹平。陰痿。／夢寐失精。

○鹿茸（ロクジョウ）　生え変わった鹿の幼角。甘温。漏下悪血。／虚労。漏精。

●車前子葉（シャゼンシショウ）　オオバコの葉。甘寒。利水道。／車前子。強陰。益精。葉。金創。

●沢瀉（タクシャ）　サジオモダカ。甘寒。風寒濕痺。／漏精。

石榴皮（セキリュウヒ）　ザクロの根皮。／安石榴。甘酸。咽燥渇。其酸実殻。止漏精。

麞骨（ショウコツ）　のろ鹿。微温。漏精。

○韮子※（キュウシ）　ニラ。辛酸温。安五蔵。子。夢泄精。

注

○泄　洩れる。

○精　精液。

校

○泄精　遺精、夢精である。

※韮　『大観』『政和』は「韭」に作る。

好眠

通草（ツウソウ）　木通。アケビの蔓茎。辛平。令人不忘。／甘。治常欲眠。

馬頭骨（バトウコツ）　鬐頭膏。頭骨。治喜眠。

●孔公孽（コウコウゲツ）　恒欲眠睡。殷孽。鍾乳。明目。

茶茗（チャメイ）　ツバキ科。茶。
牡鼠目（ボソモク）

注
○好眠　嗜眠である。

不得眠

酸棗※（サンソウ）　サネブトナツメの種子。酸平。安五苦。／煩心不得眠。益肝気。
楡葉（ユヨウ）　楡皮（本経）。ニレ科。ノニレの樹皮。甘平。利大小便。不得眠。

注
○不得眠　不眠症。

校
※酸棗　『大観』は「酸棗仁」、『政和』は「酸棗人」に作る。

腰痛

杜仲（トチュウ）
トチュウ科。トチュウの樹皮。辛平。腰脊痛。

萆薢（ヒカイ）
オニドコロ・ナガドコロの根（清水）。苦平。腰背痛強。風寒濕痺。

狗脊（クセキ）
タカワラビ科のシダ植物。苦平。腰背強。／甘微温。脚弱。腰痛。

梅実（バイジツ）
酸平。下気。煩満。肢体痛。

鼈甲（ベッコウ）
鹹平。陰蝕。／腰痛。

○五加皮（ゴカヒ）
五茄皮。ウコギ科の植物の根皮。辛温。疝気。腹痛。／苦微寒。腰脊痛。

婦人崩中

牡蛎（ボレイ）
カキの貝殻。鹹平。女子帯下。

龍骨（リュウコツ）
大型哺乳類の化骨。甘平。女子漏下。

白殭蠶（ハクキョウサン）
ビャクキョウザン（小曽戸）。蚕の幼虫が細菌感染で斃れたもの（清水）。
鹹。小児驚癇。夜啼。／辛平。女子崩中。

烏賊魚骨（ウゾクギョコツ）
イカの骨。鹹微温。女子漏下。

蒲黄（ホオウ）　ガマの花粉。甘平。瘀血。

桑耳（ソウジ）　桑黄。桑に寄生するメシマコブの菌体（清水）。甘。有毒。月水不調。

鱓甲（ゼンコウ）　／鱓魚。甘大温。補中。鱓は音ゼン。

鼈甲（ベッコウ）　鹹平。癥瘕。／血瘕。

白膠（ハクキョウ）　鹿の角で作ったにかわ。甘平。婦人血閉。／温。崩中。

丹雄鶏（タンユウケイ）　甘微温。女人崩中。補虚。

阿膠（アキョウ）　にかわ。甘平。心腹内崩。

○鹿茸（ロクジョウ）　鹿の生え変わった幼角。甘温。漏下。悪血。

○牛角鰓（ギュウカクズイ）　牛の角の骨質角髄。閉血。瘀血。

●石胆（セキタン）　硫酸銅（清水）。酸寒。崩中下血。胆礬。

●禹余糧（ウヨリョウ）　泥鉄鉱の一種（清水）。甘寒。下赤白。

●代赭（タイシャ）　赤鉄鉱（清水）。苦寒。女子赤沃漏下。

●紫葳（シイ）　凌霄花。ノウゼンカズラの花。鹹微寒。崩中。

●乾地黄（カンジオウ）　アカヤジオウの根。甘寒。血痺。／苦。胞漏下血。

●黄檗（オウバク）　女子漏下。

●白茅根（ハクボウコン）　茅根。甘寒。瘀血。血閉。／婦人崩中。

●鬼箭（キセン）　衛茅の別名。ニシキギ。苦寒。女子崩中。

馬蹄甲（バテイコウ）　／白馬蹄。婦人漏下。

馬通（バツウ）　馬の屎。微温。婦人崩中。

艾葉（ガイヨウ）　苦微温。／婦人漏血。吐血。
伏龍肝（ブクリュウカン）　竈中黄土。辛微温。婦人崩中。
○赤石脂（シャクセキシ）　崩中漏下。
○大小薊根（ダイショウケイコン）　甘温。養精、補血。大薊。女子赤白沃。安胎。止吐血。大薊。キク科。ノアザミ。小薊。アレチアザミの全草あるいは根。
●生地黄（ショウジオウ）　アカヤジオウの肥大根。大寒。婦人崩中。

注
○**崩中**　子宮出血。○**帯下**　女性性器からの帯黄白色の分泌物。

月閉

鼠婦（ソフ）　ワラジムシ（正品）。トビムシ（清水）。酸温。婦人月閉血瘕。
䖟蟲（ボウチュウ）　アブ。木虻（本経）。苦平。瘀血。月閉。
水蛭（スイテツ）　ヒル。鹹平。瘀血。月閉。
蠐螬（セイソウ）　コガネムシ科の甲虫。ジムシ。鹹微温。悪血。月閉。
牛膝（ゴシツ）　ヒユ科。イノコズチの根。苦。逐血気。／酸平。婦人月水不通。

桃毛（トウモウ）　桃核人。下血瘕。

桃核人（トウカクニン）　／甘苦平。瘀血。

銅鏡鼻（ドウキョウビ）　錫鏡鼻（本経）。古い銅鏡の取っ手。月閉。癥瘕。

○**白亜**（ハクア）　カオリン。白陶土。苦温。月閉。

○**陽起石**（ヨウキセキ）　角閃石族の鉱物。鹹微温。陰痿。崩中。漏下。

●**䗪蟲**（シャチュウ）　ゴキブリ。鹹寒。血閉。

●**牡丹**（ボタン）　辛寒。瘀血。驚癇。

●**土瓜根**（ドカコン）　王瓜（本経）。一名土瓜。カラスウリの根。苦寒。瘀血。月閉。

○**占斯**（センシ）　樟のヤドリギ。苦温。月閉。

○**虎杖**（コジョウ）　イタドリの根。虎杖根。微温。通利月水。

○**狸陰茎**（リインケイ）　月水不通。

無子

巻栢（ケンパク）　シダ植物。イワヒバ。辛温。癥瘕。血閉。絶子。

桑螵蛸（ソウヒョウショウ）　カマキリ。鹹平。陰痿。益精。生子。女子血閉。

○**紫石**（シセキ）　紫石英。甘温。絶孕（ヨウ）十年無子。

○**鍾乳**（ショウニュウ）　石鍾乳。甘温。益精。／令人有子。補虚損。

○**陽起石**（ヨウキセキ）　鹹微温。崩中。漏下。無子。

●**紫葳**（シイ）　凌霄花。ノウゼンカズラの花。酸寒。婦人産乳餘疾。癥瘕。崩中。血閉。

●**秦皮**（シンピ）　モクセイ科の落葉高木。トネリコの樹皮。苦微寒。風寒濕痺。／男子少精。婦人帯下。久服有子。

艾※（ガイ）　ヨモギ。艾葉。婦人漏血。使人有子。

校

※艾　『大観』『政和』は「艾葉」に作る。

安胎

白膠（ハクキョウ）　鹿の角から作ったにかわ。甘平。安胎。婦人血閉無子。

阿膠（アキョウ）　にかわ。甘平。女子下血。安胎。

●**紫葳**（シイ）　凌霄花。酸寒。婦人産乳餘疾。崩中。血閉。養胎。

堕胎

雌黄（シオウ）　硫化ヒ素。辛平。悪瘡。

雄黄（ユウオウ）　硫化ヒ素。鶏冠石。苦平。鼠瘻。悪瘡。

牛膝（ゴシツ）　イノコズチの根。苦。堕胎。

水蛭（スイテツ）　ヒル。鹹平。無子。／苦微寒。堕胎。

宝蟲（ボウチュウ）　アブ。木虻（本経）。苦平。瘀血。月閉。無子。

蠐螬（セイソウ）　コガネムシ科の甲虫。ジムシ。鹹微温。悪血。月閉。

蝟皮（イヒ）　ハリネズミの皮膚（清水）。苦平。下血。／焼いて灰と為し酒にて之を服す。

蛇蛻（ダゼイ）　蛇のぬけがら。鹹平。驚癇。／甘。悪瘡。

薏苡根（ヨクイニン）　薏苡人。甘微寒。筋急拘攣。根。下三虫。

○**野葛**（ヤカツ）　鈎吻・一名野葛。ツタウルシの葉。破癥積。

○**皀莢**（ソウキョウ）　サイカチの種子。辛鹹温。風痺。死肌。／婦人胞下落。

○**躑躅**（テキチョウ）　羊躑躅（本経）。ツツジ科の落葉低木。トウレンゲツツジの花。辛温。風寒濕。

○**附子**（ブシ）　トリカブトの根。／甘大熱。堕胎。

○**天雄**（テンユウ）　トリカブト。／甘大温。堕胎。

○**烏頭**（ウズ）　トリカブト。／甘大熱。堕胎。

○蜈蚣（ゴコウ）　ムカデ。／有毒。堕胎。

●水銀（スイギン）　辛寒。堕胎。

●溲疏（ソウソ）　辛寒。遺尿。／苦微寒。下気。利水道。

●大戟（タイゲキ）　タカトウダイの根（清水）。苦寒。十二水。／甘大寒。利大小腸。

●巴豆（ハズ）　辛温。利水穀道。大毒。女子爛胎。

●藜蘆（レイロ）　ユリ科。ホソバシュロソウの根茎。辛寒。腸澼。

●牡丹（ボタン）　辛寒。癥堅瘀血。

●蕳茹（リョジョ）　タカトウダイ科の植物。辛寒。瘀血。／酸微寒。癥瘕。

●鬼箭（キセン）　衛茅（本経）。一名鬼箭。ニシキギ。苦寒。崩中。下血。

●槐子（カイシ）　槐実。エンジュ。苦寒。子蔵急痛。／酸鹹。堕胎。七月七日を以って之を取る。擣（つ）いて汁を取り、銅器に之を盛る。日にて煎じ、丸を作る可からしむ。大きさは鼠の屎の如くす。竅（膣腔）に内れる。三たび易（か）えれば愈ゆ。

●瞿麦（クバク）　ナデシコの種子（清水）。苦寒。破堕胎子。下閉血。

●地胆（チタン）　ツチハンミョウ科の甲虫。辛寒。破癥瘕。堕胎。

●斑猫（ハンミョウ）　ハンミョウの虫体。辛寒。破石癃。／有毒。堕胎。

●䗪蟲（シャチュウ）　ゴキブリ。鹹寒。血積癥瘕。血閉。

●螻蛄（ロウコ）　オケラ。鹹寒。産難。出肉中棘。

●蜥蜴（セキエキ）　トカゲ。石龍子（本経）。鹹寒。利水道。

●**朴消**（ボクショウ）　含水硫酸ナトリウム。苦寒。結固留癖。

芫青（ガンセイ）　カンタリス。マメハンミョウ（清水）。辛微温。堕胎。

亭長（テイチョウ）　ハンミョウ。／葛上亭長。辛微温。堕胎。積聚。

飛生蟲（ヒセイチュウ）　鸓鼠（ルイソ）。リス科の動物。カラムササビ（綱目）堕胎。人の産を易（やす）からしむ。

○**烏喙**（ウカイ）　大毒。堕胎。

○**側子**（ソクシ）　大毒。堕胎。

○**桂**（ケイ）　甘辛。能堕胎。

●**胡粉**（ゴフン）　炭酸鉛。粉錫（本経）（小曽戸）。辛寒。毒気。

●**蟹爪**（カイソウ）　有毒。解結散血。爪。堕胎。

●**芒消**（ボウショウ）　含水硫酸マグネシウム。辛苦。破留血。朴硝より生ず。

注

○**堕胎**　自然早期分娩。人為的なものではない。

産難

貝母（バイモ）　アミガサユリの鱗茎。辛平。乳難。

蒺藜（シツレイ）　ハマビシの種子。蒺藜子（本経）。苦温。乳難（難産）。

酸漿（サンショウ）　ホホズキの果実。酸平。産難。利水道。

○**皂莢**（ソウキョウ）　サイカチ。辛鹹温。利九竅。／婦人胞下落。

●**槐子**（カイシ）　エンジュ。槐実。苦寒。子蔵急痛。

●**滑石**（カッセキ）　含水硅酸アルミニウム。甘寒。乳難。

●**蚱蟬**（サクゼン）　セミ。鹹寒。小児驚癇。／甘。乳難。

●**螻蛄**（ロウコ）　オケラ。鹹寒。産難。

鼺鼠（ルイソ）　リス科。カラムササビ。人の産をして易からしむ。

生鼠肝（ショウソカン）　牡鼠。四足。堕胎。易産。

弓弦※（キュウゲン）　弓弩弦。難産。胞衣不出。

馬銜（バカン）　馬の轡。難産（綱目）。

○**桂**（ケイ）　能堕胎。

○**烏雄鶏肝血**（ウユウケイカンケツ）　肉。微温。補中。肝。起陰。冠血。乳難。

注

○**産難**　難産。○**乳**　出産。乳難は難産。

校

※弓弦　『大観』『政和』は「弓弩弦」に作る。

産後病

敗醤（ハイショウ）
オミナエシの根。苦平。疥瘙疽痔。／鹹微寒。産後疾痛。癰疽。浮腫。

沢蘭（タクラン）
サハヒヨドリあるいはヒヨドリバナの根（清水）。シソ科。シロネ。苦微温。乳婦内衄。水腫。／甘。産後金瘡内寒。

地楡（チユ）
ワレモコウの根。苦微寒。婦人乳痓痛。帯下病。／甘酸。悪瘡。産後内寒。

大豆（ダイズ）
／生大豆。甘平。水脹。瘀血。

●**秦椒**（シンショウ）
山椒（清水）。辛温。温中。／生温。熟寒。産後餘疾。

●**乾地黄**（カンジオウ）
アカヤジオウ。甘寒。血痺。／苦。女子傷中。悪血。

下乳汁

蠐螬（セイソウ）
コガネムシ科の甲虫。鹹微温。悪血。／産後中寒。下乳汁。

○**鍾乳**（ショウニュウ）
炭酸カルシウム。石鍾乳。甘温。下乳汁。

●**漏蘆**（ロウロ）
ヒゴタイあるいはヒキヨモギの根（清水）。苦寒。下乳汁。

●**栝楼子**（カロウシ）
栝楼。ウリ科。シナカラスウリ。／胸痺。

●**土瓜蒂**※（ドカテイ）
カラスウリ。王瓜。一名土瓜。苦寒。瘀血。／下乳汁。

猪狗四足（チョクシソク）　牡狗。四脚蹄。下乳汁。

校
※土瓜蒂　『大観』『政和』は「土瓜根」に作る。

中蠱

桔梗（キキョウ）　辛微温。腹満腸鳴。／苦。小毒。喉咽痛。下蠱毒。

○**鬼臼**（キキュウ）　メギ科。ハスノハグサの根茎（清水）。辛温。殺蠱毒。一名馬目毒公。

○**馬目毒公**（バモモクドククコウ）

●**犀角**（サイカク）　苦寒。百毒蠱注。／鹹酸微寒。毒気。

●**斑猫**（ハンミョウ）　マメハンミョウ。辛寒。鬼疰蠱毒。

芫青（ガンセイ）　カンタリス。アメハンミョウ。辛微温。蠱毒。

亭長※（テイチョウ）　／ハンミョウ。カンタリス。葛上亭長。辛微温。蠱毒。鬼疰。

鬼督郵（キトクユウ）　徐長卿（本経）。ガガイモ科のスズサイコ（綱目）。一名鬼督郵。辛温。蠱毒。参考。赤箭（本経）。一名鬼督郵。辛温。精魅。蠱毒。

白蘘荷（ハクジョウカ）　ミョウガ（綱目）。治中蠱。

敗鼓皮（ハイシヒ）　治中蠱毒。

○**射罔**（シャモウ）　トリカブト。苦。大毒。尸疰。癥堅。

●**藍子**※（ランシ）　藍実。苦寒。蠱蚑疰鬼螫毒。

校

※亭長　『大観』『政和』は「葛上亭長」に作る。

※子　『大観』『政和』は「實」に作る。

解毒

蛇虺百蟲毒

雄黄（ユウオウ）　○百虫毒腫を殺す。／諸蛇虺の毒を殺す。黎蘆の毒を解す。

巴豆（ハズ）　○鬼蠱毒疰邪物を除く。虫魚を殺す。／斑猫の毒を殺ぐ。

麝香（ジャコウ）　○悪気を辟ける。鬼精の物を殺す。三虫を去る。

丹沙※（タンサ）　○精魅邪悪鬼を殺す。

乾姜※（カンキョウ）　○／風（という）邪（気の）諸毒。

注

○**蛇**　漢音、呉音タ。ダは慣用音。へび。○**虺**　音キ。まむし。

○**殺**　そぎ取って量を減らす。減殺。死を引き起こす行為。

○**解**　バラバラにときほぐす。物事を分かるように説明する。

○**鬼**　死者の霊魂。○**蠱**　音コ。人を呪う（巫蠱）ときに使う虫。

蠱毒はその有害物による病。一種の憑き物。精神障害である。

○**疰**　注とも書く。音シュ。注は注ぎ入れること。疰は病が人から人へ移ること。

○**去**　取り除く。時間的空間的に間を開けること。

○**精魅**　魅の漢音はビ。ミは呉音。物の怪。ばけもの。魑魅魍魎。精も「もののけ」。

○**邪物・邪悪**　邪はストレス。人に障害をもたらす因子。

校

※丹沙、乾姜　麝香の下、『大観』『政和』には「丹沙、乾姜」の両薬有り。

蜈蚣毒

桑汁　○桑の汁または桑の根を煮た汁。／蜈蚣の毒を解す。

注
○**蜈蚣**　ゴコウ。むかで。

蜘蛛毒

藍青（ランセイ）　○藍実　諸毒を解く。／其葉汁　百薬の毒を解く。其茎葉は以て青を染む可し。

藍実（ランジツ）　○諸毒を解す。蠱蚑疰鬼螫毒を殺す。／百薬の毒を殺す。狼毒、射罔の毒を解す。

塩（エン）　○鬼蠱、邪疰、毒気を殺す。

鹵鹹（ロカン）　○音ロカン。蠱毒を吐下す。

戎塩（ジュウエン）　○毒蠱を去る。

大塩（ダイエン）　○人を吐かせる。

麝香

麝香（ジャコウ）　○悪気を辟（ヘキ）す。鬼精の物を殺す。三虫を去る。

蜂毒

蜂房（ホウボウ）
露蜂房（ロホウボウ）　○／蜂毒を治す。
藍青（ランセイ）　○諸毒を解す。蠱蚑疰鬼螫毒を殺す。／百薬の毒を殺す。狼毒、射罔毒を解す。

狗毒

杏人（杏仁）（キョウニン）
杏核人（キョウカクニン）　○／狗毒を殺す。
礬石（ハンセキ）　●該当事項の記載無し・以下略。明礬。
韮※根（キョウコン）　ニラ。○髪を養う。

人屎汁※

宜しく絶乾の者を用うべし。擣（つ）いて末とし沸湯を沃（そそいで之を服すべし）。○諸毒を解す。

校
※韮根　『大観』『政和』には礬石の下に「韮根、人屎汁」の両薬がある。

悪氣部毒百毒

犀角（サイカク）
零羊角（レイヨウカク）
雄黄（ユウオウ）
麝香（ジャコウ）

○百毒…瘴気を主治す。…蛇毒を殺す。／諸毒気を治す。
○蠱毒、悪鬼、不祥を辟す。
○精物、悪鬼、邪気、百虫、毒腫を殺す。／諸蛇虺（まむし）を殺し、黎蘆毒を解す。雄黄は硫化ヒ素。鶏冠石。
○悪気を辟す。鬼精の物を殺す。三虫を去る。

注

○鄣　音ショウ。瘴に同じ。瘴は熱帯の山川から生ずる熱気。これに当たって発する病を疫癘という。熱病である。

参考

※升麻　○温疫、瘴気、邪気、蠱毒を辟す。

喉痺腫邪氣悪毒入腹

升麻（ショウマ）

夜干（ヤカン）

射干

（犀角）※

○百毒を解す。

○温疫、瘴気、邪気、蠱毒を辟す。／○喉痛口瘡を治す。

射干（ヤカン）に同じ。ひおうぎ。

○喉痺、咽痛を主治し、結気、腹痛邪気、食飲大熱を散す。

○百毒、蠱疰、邪鬼、瘴気を主治す。…蛇毒を殺す。／諸毒気を治す。

注

○喉痺腫　音コウヒシュ。咽喉頭炎による咽喉狭窄。扁桃腫脹。

○入腹　上気道炎に継起して腹部症状が現れたもの。

校

※犀角　『大観』『政和』に有る。

風腫毒腫

五香（ゴコウ）

五香

沈香。木香。薫陸香。鶏舌香。麝香。

沈香。薫陸香。鶏舌香。藿香。詹糖香。

木香（モッコウ）

○／風水、毒腫を治し、悪気を去る。

○邪気を主る。毒疫、温鬼を辟す。／鬼精物、温瘧、蠱毒を殺す。

紫檀（シタン）

○南洋熱帯性の植物。染料。

○紫眞檀木。

○悪毒。風毒を主治す。

参考

※升麻　○風腫諸毒を治す。

注

○**風腫**　風邪による上気道炎に継起する心炎、腎炎の浮腫。

○**毒腫**　有毒物質による浮腫。

百病薬毒

甘草（カンゾウ）　○解毒を主治す。／百薬の毒を解す。

薺苨（セイデイ）　○音セイデイ。ソバナの根（清水）。／百薬毒を解す。

大小豆汁

　大豆（ダイズ）　○鬼毒を殺す。／烏頭毒を殺す。

　赤小豆（セキショウズ）　○下水、排癰、腫膿を主る。

藍汁

　葉汁　○百薬毒を殺す。狼毒、射罔毒を解す。

藍実（ランジツ）　○諸毒を解す。蠱蚑疰鬼螫毒を殺す。皆之を解す。

注

○**薬毒**　薬物中毒。薬害。

射罔毒

藍汁

葉汁　○百薬毒を殺す。狼毒、射罔毒を解す。

大小豆汁

大豆（ダイズ）　○鬼毒を殺す。／烏頭毒を殺す。

赤小豆（セキショウズ）　○下水、排癰、腫膿を主る。

竹瀝（チクレキ）　該当無し。

大麻子汁　該当無し。

六畜血（ロクチクケツ）

六畜毛蹄甲（ロクチクモウテイコウ）　○鬼疰、蠱毒を主治す。

六畜（ロクチク）　馬、牛、羊、猪、狗、鶏。

貝歯屑　音バイシショウ。貝子に同じ。

貝子（バイシ）　コヤスガイの貝殻。

　○鬼疰、蠱毒を主治す。一名貝歯。

菖根屑　音フクコンショウ。

菖　音フク。①ヒルガオ科の多年草。根は食用にする。②蘆菖（ロフク）は大根。

蘆菖

蚯蚓屑　音キュウインショウ。みみず。地竜。

白頸蚯蚓 ○蛇瘕を主治す。三虫、伏尸、鬼疰、蠱毒を去る。長虫を殺す。

藕

藕実茎（根） 音グウ。蓮の根。

一名蓮。百疾を除く。

菱汁

芰実 芰。一名菱。

芰 音キ。菱の別名。

並びに之を解す。

注

○射罔 音シャモウ。キンポウゲ科。トリカブト。烏頭。有毒。

野葛毒

鶏子糞汁 該当無し。

葛根汁 ○諸毒を解す。

甘草汁 ○解毒。／百薬毒を解す。

鴨頭熱血

温猪膏　肪膏参照。

○肪膏　○斑猫、芫青の毒を解す。

並びに解す。

注

○**野葛**　音ヤカツ。鈎吻（コウフン）の一名。ツタウルシ。有毒。

若し已（すで）に死して口の閉じたる者は大きな竹の筒（冷水を盛る）を以て兩脇若しくは臍の上に注ぐ、筒中の冷水が暖かなるときは輒（すなわ）ち之を易（かえ）る、口は須臾にして開く、開けば即ち藥を内れれば便ち活く。

斑猫芫青毒

猪膏（肪膏）　○斑猫、芫青の毒を解す。

大豆汁

大豆黄巻の煮飲汁　○鬼毒を殺す。

戎塩（ジュウエン）　○毒虫を去る。

藍汁

藍青

藍実（ランジツ）　○諸毒を解す。蠱蚑疰鬼螫毒を殺す。／百薬の毒を殺す。狼毒、射網毒を解す。

塩湯で煮た猪膏及び巴豆。
並びに之を解す。

注
○**斑猫**　甲虫目ハンミョウ科の甲虫。豆斑猫は有毒。
○**芫青**　カンタリス。マメハンミョウ。

狼毒毒

藍汁　○諸毒を解す。蠱蚑疰鬼螫毒を殺す。／百薬の毒を殺す。狼毒、射罔毒を解す。

白歛（ビャクレン）　●ブドウ科。カガミ草の根。該当無し。

塩汁

鹵鹹（ロカン）　○邪を除き、蠱毒を吐下す。

戎塩（ジュウエン）　○毒虫を去る。

塩湯で煮た猪。

豚卵（トンラン）

○鬼疰、蠱毒を主治す。

肪膏

○斑猫、芫青の毒を解す。

木占斯

占斯

音センシ。樟のやどりぎ。○狼毒を解す（本文下細注）。

並びに之を解す。

注

○狼毒　クワズイモの根茎（広狼毒）。マルミノウルシ（白狼毒）。基源は混乱している。

○本文下細注　「狼毒を解す」は本文にはありません。本文下の細注の文章です。

躑躅毒

支子汁

梔子の汁。

玉支

○（躑躅萌）の毒を解す（本文下細注）。

之を解す。

注

○**躑躅**　テキチョク。つつじ。

○**支**　『神農本草経』は「巵」に作る。注にいう。「旧は梔に作る、芸文類聚及び御覧は引いて支に作る、是」。すなわち「支」「巵」は「梔」に同じ。「くちなし」である。『説文』は「梔」に作る。『本草経集注』は「枝」に作る。「支」の誤りである。

○**巵**　音シ。「さかずき」である。「勧君金屈巵、満杯不須辞、花発多風雨、人生足別離」。この「勧酒」の詩は井伏鱒二の「花ニ嵐ノタトエモアルゾ、サヨナラダケガ人生ダ」の訳で有名。「金屈巵」は「取っ手付きの金のさかずき」。

巴豆毒

黄連を煮た汁
　黄連（オウレン）　○烏頭に勝つ。巴豆の毒を解す（本文下細注）。

大豆汁　○／烏頭毒を殺す。

生姜汁
　乾姜（カンキョウ）　風邪諸毒を治す。

菖蒲屑汁　該当無し。

寒水石の煮汁　○巴豆毒を解す（本文下細注）。

並びに之を解す。

注

○**巴豆**　トウダイグサ科の常緑小高木。種子は峻下剤。有毒。

藜蘆毒

雄黄屑　○精物、悪鬼、邪気、百虫、毒腫を殺す。

葱白の煮汁

葱白（ソウハク）　○百薬毒を殺す。

葱汁　○藜蘆の毒を解す。

温湯

並びに之を解す。

注

○**藜蘆**　レイロ。ユリ科。シュロソウ。

雄黄毒

防已（ボウイ）

之を解す。

○雄黄の毒を解す（本文下細注）。音ボウイ。漢防已。オホツヅラフジの根。

注

○**雄黄**　音ユウオウ。オオウとも。鶏冠石。二硫化ヒ素。

甘遂毒

大豆汁

之を解す（以下略）。

○烏頭毒を殺す。

注

○**甘遂**　音カンツイ。トウダイグサ科の植物。

蜀椒毒

葵子汁

葵根　蜀椒の毒を解す。

葵子　音キシ。冬葵子。トウキシ。アオイの種子。

桂の煮汁

桂　該当無し。

豉汁　大豆の納豆の汁。

豉　悪毒を主治す。

人溺　○諸毒を解す。

冷水　○該当無し。

地漿　○中毒煩悶を解す。

地漿　音チショウ。土を掘って穴を作り、水を注ぎ入れて掻き混ぜ、濁りが静まった後の上澄み。

土を食らう。

東壁土　該当無し。

蒜を食す。

蒜　ヒル（ニンニク）。○邪痺毒気を除く

鶏※毛焼咽

並びに之を解す（以下略）。

注

○**蜀椒**　音ショクショウ。山椒の成熟果皮。

校

※鶏毛焼咽　『大観』『政和』は「鶏毛焼吸煙及水調服（鶏の毛を焼いた煙を吸う及び水で調えて服す）」に作る。

半夏毒

生姜汁

乾姜の煮汁

乾姜（カンキョウ）　○風邪諸毒を主る。

礜石毒

大豆汁　○烏頭毒を殺す。

白膏※

白鵞膏　射工、水毒を治す。

注

○礜石　硫ヒ鉄鉱。

校

○白膏　『大観』『政和』は「白鵞膏」に作る。

芫華毒

防風（ボウフウ）　○附子毒を殺す（本文下細注）。

防己（ボウイ）　○乾姜、黎蘆、白蘞、芫華を悪む（本文下細注）。

甘草（カンゾウ）　該当無し。

　○解毒。

桂汁　○大戟、芫華、甘遂、海藻に反す（本文下細注）。

　該当無し。

注

○芫華　音ゲンカ。ふじもどき。

烏頭天雄附子毒

大豆汁　○烏頭毒を解す。

遠志（オンジ）　イトヒメハギの根。○天雄、附子毒を殺す（本文下細注）。

防風（ボウフウ）　セリ科。ボウフウの根。○附子毒を殺す（本文下細注）。

棗肌　○烏頭毒を殺す（本文下細注）。

飴糖　該当無し。

注

○**烏頭**　附子の尖端の部分。附子の老根（清水）。○**天雄**　附子の地中に長くあって長く細いもの。烏頭の一品種（清水）。○**附子**　トリカブトの球根。幼根。

大戟毒

菖蒲汁　該当無し。

注

○**大戟**　タカトウダイの根（清水）。

桔梗毒

粥　該当無し。

杏人毒

藍子汁

藍実（ランジツ）　葉汁

○百薬の毒を殺す。狼毒、射罔毒を解す。

諸菌毒

地を掘って坎（カン）（あな）を作り水を以て中に沃（そそ）ぎ撹（かきま）ぜて濁らしめ俄頃にして之を飲む、地漿と名づくるなり。

防葵毒

葵根汁　○蜀椒の毒を解す。

注

○防葵　音ボウキ。ボタンボウフウ・ボタンニンジンの根（清水）。

莨菪毒

薺苨（セイデイ）　ソバナの根。○百薬の毒を解す。

甘草（カンゾウ）　○解毒。／○百薬の毒を解す。

升麻（ショウマ）　サラシナショウマの根。○百毒を解す。

犀角（サイカク）　○百毒、蠱疰、邪気、瘴気を主治す。鈎吻、鴆羽、蛇毒を殺す。／○諸毒気を治す。

蟹（カイ）　○莨菪毒、漆毒を殺す（本文下細注）。

注

○**莨菪**　音ロウトウ。莨菪は「ヒヨス」。ナス科の一年草。有毒。

馬刀毒

清水

注

○**馬刀**　マテガイ科の二枚貝。

野芋毒

土漿　地漿。

糞汁　○中毒、煩悶を解す。人屎。○諸毒を解す。

注

○**野芋**　音ヤウ。クワズイモ。芋は植えて三年採らないと野芋となる。有毒。

鶏子毒

淳酢　酢酒

○邪毒を殺す。

鐵毒

慈石　磁石（ジシャク）

○鉄毒を殺す（本文下細注）。

食金銀毒

水銀数両を服すれば即ち出づ。

又

鴨血

該当無し。

鶏子汁

該当無し。

又

水淋鶏屎汁

該当無し。

諸々の肉や馬の肝の漏晡せるを食して毒に中る

生韮汁

焼いて末とした猪の骨。

又

頭の垢

主治淋閉。

犬の屎を焼いて酒で之を服す。

豉汁も亦佳し。

豉

○瘴気、悪毒を主治す。六畜胎子の諸毒を殺す。

注

○**漏晡**　漏屋・陋屋は雨漏りを意味する。転じて腐敗の意となる。晡は口に含んだ食物。漏晡で腐敗した食物を意味する。

諸々の魚を食して毒に中る

橘皮及び生の蘆笋の根を煮た汁

橘柚　○胸中瘕熱逆気を主治す。下気。／○気衝、胸中吐逆を主る。

蘆笋　音ロジュン。葦とたけのこ。

蘆　音ロ。蘆葦（ロイ）。あし。

笋　音ジュン。筍と同じ、たけのこ。該当する項目無し。

朴消の煮汁

朴消　推陳致新。

大黄の汁

大黄　蕩滌腸胃。

焼いて末とした鮫魚の皮。

鮫　音コウ。さめ。該当無し。

並びに佳し。

蟹を食して毒に中る

生の蘇を擣いた汁
乾いた蘇の煮汁と屑

蘇　白蘇はエゴマで紫蘇の一種。下気。

白冬瓜　○小腹水脹を除く。

並びに佳し。

諸々の菜を食して毒に中る

甘草、貝歯、粉、三種の末を以て水に和し之を服す。

甘草（カンゾウ）　○解毒。／○百薬の毒を解す。

貝歯（バイシ）　貝子に同じ。

貝子（バイシ）　コヤスガイ。
○鬼疰、蠱毒を主治す。一名貝歯。

粉　　鉛白。塩基性炭酸鉛。昔はおしろいとして使用した。

小児の溺、乳汁二升を服するも亦佳し。

人溺

人乳汁　　五蔵を補う。

牛乳　　下気。

飲食の中毒で煩満するもの

苦参を煮て之を飲み吐出せしむ。

苦参（クジン）　　クララの根。

○心腹結気を主治す

○肝胆の気を養う。五蔵を安んず。

石薬を食して中毒せるもの

白鴨の屎にて之を解す。

鷩屎　○石薬の毒を殺す（鷩は鴨）。

人参も亦佳し。

人参　○調中。

注

○石薬　鉱物性薬物。魏晋の頃、服用が流行した。中毒死が多かった。

薬を服して劑を過ごし悶乱せるもの

鶏子黄を飲む。

卵白　○煩満を止む。

又

藍汁

薬汁　○百薬の毒を殺す。狼毒、射罔の毒を解す。

胡粉を水に和したもの。

鉛丹（エンタン）　赤色酸化鉛。

○毒熱臍攣を除く。

土漿

地漿（チショウ）　○中毒の煩悶を主る。

蘘荷汁

蘘荷　蓮

白蘘荷　○中蠱を主る。

又

粳米瀋　瀋は淅米也（説文）。淅は音セキ。よなける。さらさらと米をとぐこと。

ここは米の研ぎ汁である。

粳米　○気を益す、煩を止む。

又

豉汁　○煩躁、満悶を主治す。

又

乾姜（カンキョウ）　○胸満を主治す。温中。／△中悪、脹満、風邪諸毒。

黄連屑　○五蔵の冷熱／烏頭に勝つ。巴豆の毒を解す（本文下細注）。

又

飴糖　○虚乏を補う。

又

水に葛の粉を和して之を飲む。

葛根（カッコン）　○諸毒を解す。／野葛、巴豆、百薬の毒を解す（本文下細注）。

皆良し。

服食忌食

朮の有るときは桃、李、及び雀の肉、胡蒜（コサン）（胡荽大蒜）、青魚の鮓（酢の物）を食らう勿れ

服薬に巴豆の有るときは蘆笋（ロジュン）（たけのこ）の羹（あつもの）及び猪肉を食らう勿れ

半夏、菖蒲の有るときは飴糖及び羊肉を食らう勿れ

細辛の有るときは生の菜を食らう勿れ

甘草の有るときは菘（すずな）菜を食らう勿れ

藜蘆の有るときは狸の肉を食らう勿れ

牡丹の有るときは生の胡蒜（胡荽）を食らう勿れ

當陸の有るときは犬の肉を食らう勿れ

恒山の有るときは（生）葱（生）菜を食らう勿れ

空青、朱沙の有るときは生の血の物を食らう勿れ
茯苓の有るときは諸々の酢の物を食らう勿れ
服薬のときは生の胡蒜、雑生菜を多食す可からず
服薬には諸々の滑物、果實菜を多食す可からず
服薬には肥猪、犬の肉、肥羹、及び魚臊膾（なます）を多食す可からず
服薬のときは通じて死尸、及び産婦の淹穢の事を見るを忌む

注

○**荽**　音スイ。胡荽は音コズイ。セリ科のコエンドコロの果実。
○**大蒜**　音ダイサン。蒜は「ヒル」、大蒜は「ニンニク」。
○**當陸**　商陸。ヤマゴボウ。
○**恒山**　常山。蜀漆。ジョウザンアジサイ。
○**空青**　音クウセイ。塩基性炭酸銅。

薬の宜しく湯酒に入るべからざる者

朱沙、雄黄、雲母、陽起石、礬石、流黄、礜石、銀屑、銅鏡鼻、白亜、胡粉、鉛丹、鹵鹹、石灰、藜灰

鍾乳（酒に入る）、孔公孽（酒に入る）

右石類

野葛、狼毒、毒公、鬼臼、莽草、巴豆、皀莢、雚菌、藜蘆、蕳茹、貫衆、蕪荑、雷丸、狼牙、鳶尾、蒺藜、女菀、葈耳、紫葳、薇銜（ビカン）、白及、牡蒙、飛廉、蛇銜、占斯、辛夷、石南草、虎掌、楝実、蓄根、羊桃、麻勃、苦瓠、瓜蒂、陟釐（チョクリ）、狼跋子、雲実、槐子、地膚子、蛇床子、青葙子、茺蔚子、菥蓂子、王不留行、躑躅（酒に入る）、蒴藋（入酒）、虎杖（入酒単漬）、菟絲子（入酒）

右草木類

蜂子、蜜臘、白馬茎、狗陰、雀卵、鶏子、雄鵲、伏翼、鼠婦、樗鶏、蛍火、蠮螉、殭蠶、蜈蚣、蜥蜴、斑猫、芫青、亭長、地胆、虻蟲、蜚蠊、螻蛄、馬刀、赭魁、蝦蟇、蝸牛、生鼠、生亀、諸々の鳥獣、蟲魚、膏、髄、胆血、屎、溺

右蟲獣類

（相制使）

尋萬物之性皆有離合
虎嘯風生龍吟雲起
慈石引針虎魄拾芥
漆得蟹而散麻得漆而踊
桂得葱而軟樹得桂而枯
戎鹽累卵獺胆分盃
其氣爽有相關感
多如此類
其理不可得而思之

尋ぬるに萬物の性には皆離合有り
虎嘯（うそぶ）けば風生じ龍吟ずれば雲起こる
慈石は針を引き虎魄は芥を拾う
漆は蟹を得て散じ麻は漆を得て踊る
桂は葱を得て軟く樹は桂を得て枯る
戎鹽は卵を累（かさ）ね獺胆は盃を分かつ
其の氣、爽（たが）うて相い關感するもの有ること
多くは此の類の如し
其理は得て之を思う可からず

物の性質が二種類あって、互いに関連し相感じるときは、このような事柄がしばしば起こるものである。その起こる理由は分からない。

訳

すべて、物には相関関係にあるものがある。
虎が吼えれば風が生ず。龍が唸れば雲が起こる。
磁石は鉄の針を引き寄せる。琥珀は芥を拾う。
漆は蟹に合うと水になる。麻は漆と合うと踊る。
桂は葱の汁と一緒に雲母に合わせると蒸発して水に変化する。
桂があると、その周囲にある樹木は枯れてしまう。
戎塩は卵を積み重ねることが出来る。獺（かわうそ）の胆は盃を分かつ。

注

○**離合**　分離と集合。区別と類似。ここは相互関係のものを挙げている。虎と風、龍と雲。

○**虎魄拾芥**　琥魄は虎が死ぬと精魄が地に入り化して石となった

ものである。魄を珀と書くのは、そのものが玉に類するからである。雷斅《ライコウ》曰く、琥珀は布で拭き熱すると芥子を吸い付ける、と。李時珍曰く、琥珀が芥を拾うというのは乃ち芥草、即ち禾草のことである。雷斅が芥子を拾うというのは誤りである（『本草綱目』）。

○**漆得蟹而散**　『政和本草』の乾漆の項に、陶弘景云う、「仙方用蟹消之爲水（仙方に蟹を用いて之を消して水と爲す）」とある。李時珍曰く、「漆は蟹を得て水と成る（相感志）」、また「蟹は漆を解いて乾かず（淮南子）、漆見蟹而不乾（漆は蟹を見ると乾かず）『政和』の引く淮南子」と、蓋し物の性の相制の関係である（『本草綱目』）。

○**麻得漆而踊**　本経に麻子と麻蕡とある。麻蕡の主治に「多食令人見鬼狂走（多食すれば人をして鬼を見、狂走せしむ）」とある。漆と共に食すると心身に異常を起こして踊り狂うのではないか。詳細は不明である。

○**桂得葱而軟**　本書の桂の項に「仙経乃並有三種桂、常服食以葱涕合和雲母蒸化爲水、正是此種爾（仙経には乃ち並びに三種の桂有り（菌桂、牡桂、桂）、常に服食す、葱の涕を以て雲母に合和するときは蒸化して水と爲る、正に此の種なり）」とある。葱の涕とはその汁である。

○**樹得桂而枯**　桂枝は他の植物を侵害する力が強いことをいう。『爾雅』に「梫《シン》は木桂なり」とある。梫は侵で、桂はよく他の木を侵害することによる。『呂氏春秋』に「桂枝の下に雑木無し」とある（『本草綱目』）。

○**戎鹽累卵**　本書の戎鹽（塩）の項に「戎鹽…其形作塊片或如鶏鴨卵（戎鹽…其の形は塊片を作《な》し、或は鶏鴨の卵の如し）」とある。累卵は卵を積み重ねること。戎塩はその形が卵の如くであるが、また崩せば砂状になり卵を積み重ねることが出来ることをいう。

○**獺胆分盃**　これについて、宋奭《ソウセキ》曰く。獺（ダツ・かわうそ）の胆を竹刀あるいは犀角の箆《へら》に塗り、それで酒の中で画けば（掻き混ぜる）酒が両分するという。しかし実験したがそのようなことはなかった、と（『本草綱目』）。

○**爽**　二つに分かれる意。たがう。

至於諸藥尤能遞爲利害
先聖既明言其説
何可不詳而避之

諸藥の尤も能く遞（たがい）に利害を爲すに至っては
先聖が既に明らかに其の説を言えり
何ぞ詳にせずして之を避ける可けんや

訳

諸々の薬物においても相互に利害作用を及ぼすものがある。これについては既に昔の偉い先生方が明確に説明している。今、我々もこれを詳細に研究しなければ薬物相互の害作用を避けることは出来ない。

世人爲方皆多漏略
若舊方已有此病亦應改除
假令而兩種當就其輕重※
擇可除而除之※

世人の方を爲くるに皆（疎）漏（粗）略多し
若し舊方已に有らば此の病も亦應に改除すべし
假令（もし）兩種あれば當に其の輕重に就いて
除く可きを擇んで之を除くべし

校

※假令而兩種當就其輕重　『大観』『政和』は「假如兩種相當、就其輕重（もし両種相当のときは其の軽重に就く）」に作る。

※可除　『大観』『政和』には無し。

訳

今、世間の人々が処方を作る様子を見ると、手抜かりや粗末な仕方が多い。もし古い処方があれば（それによって）当然この病は改善し除去すべきである。

もし両方とも有効性があるときは、その内容の良否を勘案して、除くべきものを除いて、良い方を選ぶべきである。

注

○**漏略**　疎漏（てぬかり）と粗略（ぞんざい）。○**兩種**　新旧の方、また精粗の方があるとき、実施に当たっては良い方を選ぶこと。

傷寒赤散
吾恒不用藜蘆
斷下黄連丸
亦去其乾薑而施之
殆無不効
何急強以相憎※
苟令共事乎

傷寒赤散
吾は恒に藜蘆を用いず
斷じて黄連丸を下すに
亦た其の乾薑を去って之を施す
殆ど効（き）かざること無し
何ぞ急に強いて以て相い憎（増）さんや
苟も共事せしめんや

校

※憎　『大観』『政和』は「増」に作る。

訳

傷寒赤散には私はいつも黎蘆を用いない。

黄連丸を投与するときも、処方中の乾姜は除いて施行する。ほとんどの場合、無効のことが無い。何も強いて共用（併用）させる必要は無い。

注

○**傷寒赤散**　未詳。

相反爲害深於相悪	相反の害を爲すこと相悪より深し
相悪者	相悪とは
謂彼雖悪我我無忿心	彼我を悪むと雖も我に忿心無きを謂う
猶如牛黄悪龍骨	猶お牛黄が龍骨を悪むが如し
而龍骨得牛黄更良	而して龍骨は牛黄を得れば更に良し
此有以相制伏故也	此れ以て相い制伏すること有るが故なり

訳

作用が相反するものの害は相悪の場合より深刻である。

相悪とは、例えば「彼は我を悪（にく）んでも、我は彼に対して怒ることが無い」ということである。牛黄は龍骨を悪んで効果が減殺されるが、龍骨は牛黄を得るときは一層効果が上がる、というようなことである。これは互いに制圧、屈伏させる作用があるからである。

相反者
則彼我交讎
必不宜合
今畫家用雄黄
胡粉相近便自黯妬
粉得黄則黒
黄得粉則變
此蓋相反之徴

相反とは
則ち彼我交も讎す
必ず宜しく合すべからず
今畫家雄黄を用うるとき
胡粉相近づけば便ち自ら黯く妬む
粉は黄を得れば則ち黒く
黄は粉を得れば則ち變ず
此れ蓋し相反の徴なり

訳

相反とは、彼我それぞれ仇役の関係にある場合で、決して一緒に合併してはいけない。

今の画家は雄黄を使用する。その際、胡粉を混ぜるとすぐに自然と赤黒くなる。胡粉に雄黄を混ぜると黒くなる。雄黄は胡粉を混ぜると色が変わる。

これが相反の特徴である。

注

○**雄黄**　石黄に同じ。硫化ヒ素を主成分とする黄色い鉱物。
○**胡粉**　白色の顔料。奈良時代には鉛白・塩基性炭酸鉛。室町時代以後は貝殻を焼いて作った炭酸カルシウムの粉末をいう。
○**黯妬**　黯は陰気で暗いこと。妬はやきもちをやいて赤くなって興奮すること。赤くなる意を含む。

薬理既昧
所以※人多輕之
今案方處治
※恐不必卒能尋究本草
更復抄出其事在此
覽略看之易可知驗

薬理既に昧（くら）し
所以（ゆえ）に人は多く之を輕んず
今方を案じて處治するに
必ずしも卒に本草を尋究する能わざるを恐る
更に復た其の事を此に在って抄出す
略を覽て之を看れば易く知驗す可し

校

※所以　『大観』『政和』はこの下に「不効」の二字がある。

※恐不必卒能　『大観』『政和』は「必恐卒難」に作る。

訳

以上のことに関して、その薬理は明瞭ではない。そこで人々はこれを軽視することが多い。今、処方を書き、治療を行うに当たって、いつも速急に本草書を参照することが出来ないことをおそれて、改めてこの場所に関係の事項を抄録して掲げる。この要略を見れば簡単に知識を得ることが出来る。

而本經有直云茱萸門冬者
無以辨其※山呉天麦之異
咸宜各※題其條

而して本經に直に茱萸門冬と云う者有り
以て其の山呉天麦の異を辨ずること無し
咸（み）な宜しく各々其の條に題す

訳

神農本草経ではただ茱萸、門冬という場合があって、山茱萸、呉茱萸の区別、天門冬、麦門冬の区別が無いことがある。それぞれの条文のところで記載し説明する。

注

○**山呉天麦**　山は山茱萸。呉は呉越の呉。中国、江南の地名。ここは呉茱萸の呉。天麦は天門冬と麦門冬。○**題**　書き記すこと。

又有亂誤處
譬如海蛤之與鱓甲畏惡正同
又諸芝使薯蕷
薯蕷復使紫芝
計無應如此
不知何者是非
亦宜併記

又亂れ誤まれる處有り
譬えば海蛤と鱓甲と畏悪正に同じきが如し
又諸芝は薯蕷を使とす
薯蕷も復た紫芝を使とす
計（はか）るに應に此の如くなるべきこと無し
何（いずれ）の者の是非なるかを知らざれば
亦た宜しく併記すべし

當更廣檢正之

當に更に廣く檢じて之を正すべし

訳

また混乱や間違いがある。例えば、海蛤と鯉甲の畏悪が同じというようなことである。

また各種の芝が薯蕷を使としており、薯蕷もまた紫芝を使としている、というようなことである。このようなことはないはずであるが、どっちが正しいか分からないことがある。そのような場合には両論を併記するのがよろしい。もっと広く検索して正確を期すべきである。

又神農本經相使止各一種

兼以藥對參之

乃有兩三

於事亦無嫌

其有云相得共治某病者

既非妨避之禁

不復疏出

又神農本經の相使は止だ各々一種のみ

兼ねて藥對を以て之を參ずるに

乃ち兩三有り

事に於いて亦た嫌（疑）無し

其の相い得て共に某病を治すと云う者有り

既に妨避の禁に非ず

復た疏出せず

訳

神農本草経では相使の関係にある薬物を一種類だけしか挙げていないのが、『薬對』を参照するとさらに二、三種類ある。相使の薬物が多種類あることは疑問がない。

薬効のうえからいっても、共同して何病を治療するという記載があり、相使の薬物が何種類もあることは、薬効を発揮するうえで妨害になる、あるいは回避すべきだというような禁止事項になってはいないのである。

以下の記載ではいちいち注意しない。

注

○**薬對**　書名。一、雷公薬對。雷公は伝説的古代医師。本書は雷公に寄託した薬物書。また二、北宋・徐之才撰の薬物書。○**嫌**　嫌疑。疑い。また嫌悪。○**妨避之禁**　妨はさまたげる。妨害。また不妨は差し支えないの意。避は忌避、回避。向かって来るものを横に開いて逸らすこと。○**疏**　疏は疎と同じ。一つずつ離れている様。まばら。

玉石上品

玉屑　悪　鹿角

玉泉　畏　款冬花

丹沙　悪　磁石

　　　畏　鹹水

水銀　悪　磁石

曽青　畏　菟絲子

石胆　水英　之が使と為る

　　　畏　牡桂　菌桂　芫華　辛夷　白薇

雲母　沢瀉　之が使と為る

　　　悪　徐長卿

　　　反　流水

　　　畏　鱓甲

朴消　畏　麦句姜

消石　蛍火　之が使と為る

　　　悪　苦参　苦菜

　　　畏　女苑　粥

礬石　甘草　之が使と為る

悪　牡蛎

芒消　石葦　之が使と為る
畏　麦句姜

滑石　石韋　之が使と為る
悪　曽青

紫石英　長石　之が使と為る
鱓甲、黄連、麦句姜を欲せず
畏　扁青　附子

赤石英　悪　大黄
畏　芫華

白石英　悪　馬目毒公

黄石脂　曽青　之が使と為る
悪　細辛
畏　蜚蠊

太一禹余糧　杜仲　之が使と為る
畏　貝母　菖蒲　鉄落

白石脂　鷰屎　之が使と為る
悪　松脂
畏　黄芩

玉石中品

鍾乳　蛇床　之が使と為る
悪　牡丹　玄石　牡蒙
畏　紫石英　蘘草

殷孽　悪　朮　防已

孔公孽　木蘭　之が使と為る
悪　細辛

磁石　柴胡　之が使と為る
悪　牡丹　莽草
畏　黄石脂
殺　鉄毒

凝水石　畏　地楡
解　巴豆毒

石膏　鶏子　之が使と為る
悪　莽草　毒公

陽起石　桑螵蛸　之が使と為る
悪　沢瀉　菌桂　雷丸　蛇脱皮
畏　菟絲

玄石　悪 松脂　栢子　菌桂

理石　滑石　之が使と為る

畏 麻黄

玉石下品

青琅玕　水銀を得るを良しとす

畏 烏鶏骨

殺 錫毒

礜石　火を得るを良しとす

棘針　之が使と為る

悪 毒公　虎掌　鷲屎　細辛

畏 水

方解石　悪 巴豆

代赭　畏 天雄

大塩　漏蘆　之が使と為る

特生礜石　火もて之を煉るが良し

畏　水

草木上品

六芝
薯蕷　之が使と為る
髪を得るを良しとす
悪　恒山
畏　扁青　茵陳蒿

茯苓
茯神、馬間、之が使と為る
悪　白蘞
畏　牡蒙　地楡　雄黄　秦膠　亀甲

栢子
牡蛎、桂、苽子、之が使と為る
悪　菊花　羊蹄　諸石　麺　麹

天門冬
恒衣、地黄、之が使と為る
畏　曽青　青耳

麦門冬
地黄、車前、之が使と為る
悪　款東花　苦瓠

畏　苦参　青蘘　青耳

朮　防風、地楡、之が使と為る

女萎　畏　鹵鹹

乾地黄　麦門冬　清酒を得るは良し
悪　貝母
畏　蕪荑

菖蒲　秦膠、秦皮、之が使と為る
悪　地胆　麻黄去節

遠志　茯苓、冬葵、龍骨を得るは良し
畏　真珠　蜚蠊　藜蘆　蠐螬
殺　天雄　附子毒

沢瀉　畏　海蛤　文蛤

薯蕷　紫芝　之が使と為る
悪　甘遂

菊花　朮、苟杞（クコ）根、桑根白皮、之が使と為る

甘草　朮、乾漆、苦参、之が使と為る
悪　遠志
反　甘遂　大戟　芫華　海藻

人参　茯苓　之が使と為る

悪　溲疏
反　藜蘆

石斛
陸英　之が使と為る
悪　凝水石　巴豆
畏　殭蠶　雷丸

石龍芮
大戟　之が使と為る
畏　蛇脱　茱萸

落石
杜仲、牡丹、之が使と為る
悪　鉄落　菖蒲　貝母

龍胆
貫衆　之が使と為る
悪　防葵　地黄

牛膝
悪　蛍火　亀甲　陸英
畏　白前

杜仲
畏　蛇皮　玄参

乾漆
半夏　之が使と為る
畏　鶏子

細辛
曽青、桑根白皮、之が使と為る
反　藜蘆
悪　狼毒　山茱萸　黄蓍

異　滑石　消石

独活　蠡実　之が使と為る

柴胡　半夏　之が使と為る
悪　皀莢
畏　女菀　藜蘆

酸棗　悪　防已

槐子　景天　之が使と為る

菴藺子　荊子、薏苡、之が使と為る

蛇床子　悪　巴豆　牡丹　貝母

菟絲子　丸に宜し、煮るに宜しからず
酒を得て良し
薯蕷、松脂、之が使と為る
悪　雚菌

菥蓂子　荊実、細辛を得るを良しとす
悪　乾姜　苦参

蒺藜子　烏頭　之が使と為る

茜根　畏　鼠姑

天名精　垣衣　之が使と為る

牡荊実　防風　之が使と為る

秦椒　悪　石膏
　　　悪　栝楼　防葵
　　　畏　雄黄

蔓荊実　悪　烏頭　石膏

辛夷　芎藭　之が使と為る
　　　悪　五石脂／畏　菖蒲　黄連　石膏　黄環

注

○**斛**　音コク。四角い大きい枡。また容量の単位。

○**陸英**　クサニワトコの葉。

草木中品

当帰　悪　䕡茹／畏　菖蒲　海藻　牡蒙

防風　悪　乾姜　藜蘆　白蘞　芫華
　　　殺　附子毒

秦艽　菖蒲　之が使と為る

黄耆　悪　亀甲

呉茱萸　蓼実　之が使と為る
悪　丹参　消石　白亜
畏　紫石英

黄芩　山茱萸、龍骨、之が使と為る
悪　葱実
畏　丹参　牡丹　藜蘆

黄連　黄芩、龍骨、理石、之が使と為る
悪　菊花　芫華　玄参　白鮮
畏　款冬花
勝　烏頭
解　巴豆毒

五味子　蓯蓉　之が使と為る
悪　萎蕤
勝　烏頭

決明子　蓍実　之が使と為る
悪　大麻子

芍薬　須丸　之が使と為る
悪　石斛、芒消

畏　消石　鼈甲　小薊
反　藜蘆

桔梗　節皮　之が使と為る
畏　白及　龍眼　龍胆

穹窮　白芷　之が使と為る
悪　黄連

藁本　悪　藺茹

麻黄　厚朴　之が使と為る
悪　辛夷　石葦

葛根　殺　野葛　巴豆　百薬毒

前胡　半夏　之が使と為る
悪　皀莢
畏　藜蘆

貝母　厚朴、白微、之が使と為る
悪　桃花
畏　秦艽　礜石　莽草
反　烏頭

栝楼根　枸杞　之が使と為る
悪　乾姜

畏　牛膝　乾漆
反　烏頭

丹参　畏　鹹水
反　藜蘆

厚朴　乾姜　之が使と為る
悪　沢瀉　寒水石　消石

玄参　悪　黄蓍　乾姜　大棗　山茱萸
反　藜蘆

沙参　悪　防已
反　藜蘆

苦参　玄参　之が使と為る
悪　貝母　漏蘆　菟絲子
反　藜蘆

続断　地黄　之が使と為る
悪　雷丸

山茱萸　蓼実　之が使と為る
悪　桔梗　防風　防已

桑根白皮　続断、桂、麻子、之が使と為る

狗脊　萆薢　之が使と為る

悪　敗醤

萆薢
薏苡　之が使と為る

石韋
畏　葵根　大黄　柴胡　牡蛎　前胡
杏人　之が使と為る
菖蒲を得るは良し

瞿麦
蘘草、牡丹、　之が使と為る
悪　桑螵蛸

秦皮
大戟　之が使と為る
悪　茱萸

白芷
当帰　之が使と為る
悪　旋覆華

杜若
辛夷、細辛を得るは良し
悪　柴胡　前胡

黄蘗
悪　乾漆

白微
悪　黄耆　乾姜　乾漆　大棗　山茱萸

支子
躑躅の毒を解く

紫菀
款冬花　之が使と為る
悪　天雄　瞿麦　雷丸　遠志
畏　茵陳

白鮮　悪　桑螵蛸　桔梗　茯苓　萆薢
微銜　秦皮を得るは良し
井水藍　殺　巴豆　野葛　諸毒
海藻　反　甘草
乾姜　秦椒　之が使と為る
悪　黄芩　天鼠屎
殺　半夏　莨菪毒

注
○続断　オドリコソウの根（清水）。
○萆薢　音ヒカイ。オニドコロの根（清水）。
○支子　梔子。

草木下品

大黄　黄芩　之が使と為る
畏るる所無し
蜀椒　杏人　之が使と為す
畏　橐吾

巴豆
芫華　之が使と為す
悪　嚢草
畏　大黄　黄連　藜蘆

甘遂
瓜蒂　之が使と為す
悪　遠志
反　甘草

葶藶
楡皮　之が使と為す
酒を得るを良しとす
悪　殭蠶　石龍芮

大戟
反　甘草

沢漆
小豆　之が使と為す
悪　薯蕷

芫華
決明　之が使と為す
反　甘草

鈎吻
半夏　之が使と為す
悪　黄芩

狼毒
大豆　之が使と為す
悪　麦句姜
畏　天名精

鬼臼　畏　垣衣

天雄　遠志　之が使と為す
悪　腐婢

烏頭　烏喙　芥草、之が使と為す
反　半夏　栝楼　貝母　白蘞　白芨
悪　藜蘆

附子　地胆　之が使と為す
悪　蜈蚣
畏　防風　甘草　黄蓍　人参　烏韮　大豆

皀莢　青葙子（セイショウシ）　之が使と為す
悪　麦門冬
畏　空青　人参　苦参

蜀漆　栝楼　之が使と為す
悪　貫衆

半夏　射干　之が使と為す
悪　皀莢
畏　雄黄　生姜　乾姜　秦皮　亀甲
反　烏頭

款冬　杏人　之が使と為す／紫菀を得るを良しとす

悪　皀莢　消石　玄参
畏　貝母　辛夷　麻黄　黄芩　黄連　黄蓍　青葙

牡丹　畏　菟絲子

防已　殷孽　之が使と為す
悪　細辛
畏　萆薢
殺　雄黄毒

黄環　鳶尾　之が使と為す
悪　茯苓

巴戟天　覆盆　之が使と為す
悪　朝生　雷丸　丹参

石南草　五加皮　之が使と為す

女菀　畏　鹵鹹

地楡　髪を得るを良しとす
悪　麦門冬

五加皮　遠志　之が使と為る
畏　蛇皮　玄参

沢蘭　防已　之が使と為る

紫参　畏　辛夷

雚菌　酒を得るを良しとす
畏　鶏子
雷丸　茘実（レイジツ）、厚朴、之が使と為す
悪　葛根
貫衆　雚菌　之が使と為る
狼牙　蕪荑　之が使と為る
悪　地楡　棗肌
藜蘆　黄連　之が使と為る
反　細辛　芍薬　五参
悪　大黄
䕡茹　甘草　之が使と為る
悪　麦門冬
白蘞　代赭　之が使と為る
反　烏頭
白芨　紫石英　之が使と為る
悪　理石　杏核人　李子
佔斯　解　狼毒毒
蜚蠊　烏頭を得るを良しとす
悪　麻黄

淫羊藿　薯蕷　之が使と為る
虎掌　蜀漆　之が使と為る
悪　莽草
欒華　決明　之が使と為る
蕈草　礬石　之が使と為る
藎草　畏　鼠婦
恒山　畏　玉札
夏枯草　土瓜　之が使と為る
戈共　畏　玉札　蜚蠊
溲疏　漏蘆　之が使と為る

注
○**槀吾**　タクゴ。つはぶきの葉（清水）。○**芫華**　フジモドキの花。
○**鈎吻**　ツタウルシの葉。○**狼毒**　麗人草の根（清水）。
○**鬼臼**　ハスノハグサの根茎（清水）。○**蜚蠊**　音ヒレン。ゴキブリ。
○**欒華**　音ランカ。おうち。○**蕈草**　音シンソウ。きのこ。

蟲獸上品

龍骨　人参、牛黄を得るは良しとす
畏　石膏

龍角　畏　乾漆　蜀椒　理石

牛黄　人参　之が使と為る
悪　龍骨　地黄　龍胆　蜚蠊
畏　牛膝

蝎蜜　悪　芫華　齊蛤

蜂子　畏　黄芩　芍薬　牡蠣

白膠　火を得るを良しとす
畏　大黄

阿膠　火を得るを良しとす
悪　大黄

牡蠣　貝母　之が使と為る
甘草、牛膝、遠志、蛇床を得るを良しとす
悪　麻黄　茱萸　辛夷

蟲獣中品

羖羊角　菟絲子　之が使と為る

犀角　松脂　之が使と為る

悪　雚菌　雷丸

鹿茸　麻勃　之が使と為る

鹿角　杜仲　之が使と為す

伏翼　莧[カン]（ひゆ）実、雲実、之が使と為す

蝟皮　酒を得るを良しとす

畏　桔梗　麦門冬

蜥蜴　悪　流黄　斑猫　蕪荑

露蜂房　悪　乾姜　丹参　黄芩　芍薬　牡蠣

桑螵蛸　龍骨を得て洩精を治す

畏　旋覆華

䗪蟲　畏　皂莢　菖蒲

蠐螬　蜚蝱　之が使と為す

悪　附子

海蛤　蜀漆　之が使と為す

畏　狗胆　甘遂　芫華

亀甲	悪	沙参　蜚蠊
鼉甲	悪	礬石
鱓甲	蜀漆	之が使と為す
	畏	狗胆　甘遂　芫華
烏賊魚骨	悪	白蘞　白芨
蟹	殺	茛菪毒
白馬茎	火を得るを良しとす	

注

○**蝟皮**　蝟は音イ。ハリネズミ。

○**桑螵蛸**　音ソウヒョウショウ。かまきり。

○**鱓甲**　音ゼンコウ。

蟲獸下品

麋脂	畏	大黄
蛇蛻	畏	慈石　酒
	火にて熬るを良しとす	
蜣蜋	畏	羊角　石膏

地胆　悪　甘草

馬刀　水を得るを良しとす

天鼠屎　悪　白蘞　白微

斑猫　馬刀　之が使と為す

畏　巴豆　丹参　空青

悪　膚青　通草

注
○**蛇蛻**　音ジャゼイ。へびのぬけがら。

果上

大棗　殺　烏頭毒

果下

杏核　火を得るを良しとす
悪　黄蓍　黄芩　葛根　胡粉
畏　蘘草
解　錫毒

菜上

冬葵子　黄芩　之が使と為す
葵根　解　蜀椒毒

米食上

麻蕡、麻子　畏　牡蠣　白微
悪　茯苓

米食中

大豆黄巻　悪　五参　龍胆
前胡、烏喙、杏人、牡蠣を得るを良しとす
殺　烏頭毒

大麦　食蜜　之が使と為す

豉　殺　六畜胎子毒

右一百四十一種[※]
有相制使
其餘皆無

右一百四十一種
相い制使有り
其の餘には皆無し

校
※一百四十一　敦煌本集注によれば実際には二〇一を録す。

訳
以上、百四十一種の薬物は互いに制圧したり使役したりの相互作用がある。その他のものにはみなこの関係は無い。

立冬之日
菊巻柏先生時
爲陽起石桑螵蛸
凡十物使
主二百草爲之長

立冬の日は
菊、巻柏先に生ずる時なり
陽起石、桑螵蛸
凡そ十の物を使と為す
二百草を主り、之が長と爲る

訳
立冬の日には菊と巻柏がまず生育する。
陽起石、桑螵蛸など十種の薬物を使役とする。
二百の薬草の中でもっとも優れたものである。

立春之日
木蘭夜干先生
爲柴胡半夏使
主頭痛四十五節

立春の日は
木蘭、夜干、先に生ず
柴胡、半夏を使と爲す
頭痛四十五節を主る

訳
立春の日には木蘭、射干がまず発生する。
柴胡、半夏が使役となる。
四十五種類の頭痛の治療を主る。

立夏之日
蜚蠊先生
爲人参茯苓使
主腹中七節
保神守中

立夏の日は
蜚蠊先に生ず
人参、茯苓を使と爲す
腹中七節を主る
神を保ち中を守る

訳
立夏の日には蜚蠊がまず生育する。
人参、茯苓が使役となる。
七種の腹中の病を主る。精神と腹部臓器の機能を保守する。

立至之日（夏至之日）
豕首茱萸先生
爲牡蛎烏喙使
主四支三十二節

立至の日は（夏至の日）
豕首、茱萸、先に生ず
牡蛎、烏喙を使と爲す
四支三十二節を主る

訳
夏至の日には豕首、茱萸がまず生育する。
牡蛎、烏喙が使役となる。
手足の三十二の関節の機能を主る。

立秋之日
白芷防風先生
爲細辛蜀椒使
主胸背二十四節

立秋の日は
白芷、防風が先に生ず
細辛、蜀椒を使と爲す
胸背二十四節を主る

訳
立秋の日には白芷、防風がまず生育する。
細辛、蜀椒が使役となる。
胸や背部の二十四の関節を主る。

右此五條出藥對中
義旨淵深
非世所究
雖莫可遵用
而是主統領之本
故亦載之也

右の五條は藥對中に出づ
義旨淵深なり
世の究める所に非ず
遵用す可きこと莫しと雖も
而れども是れ統領の本を主る
故に亦た之を載せるなり

訳

以上の五条の文章の出典は『藥對』である。その意義は深淵で究明することが難しい。

その主旨に従って薬物を運用することは出来ない。しかし薬物使用の根本の原理を述べている。理解も使用も難しいが、ここに記載した次第である。

本草経集注　巻第二　玉石三品

上品

一　玉屑

ギョクショウ

本経

別録

味　甘平　無毒

主　胃中の熱　喘息　煩満を除く　止渇

屑は麻豆の如くして之を服す

久服　軽身　長年

藍田に生ず

采(と)るに時無し

集注

鹿角を悪む。

此に玉屑と云うものは亦た是れ玉を以て屑と為すものにして、応に別の一種の物には非ざるなり。『仙経』、玉を服するに擣(つ)いて米粒の如くにし、乃ち苦酒（酢）の輩を以て消(とか)して泥の如くにならしめるもの有り。亦た合して（水）漿（液体）と爲すものも有り。
玉を服するには皆已成（既製）の器物及び塚の中の玉璞（ギョクハク）を用いることを得ず。
好玉は藍田、及び南陽の徐善亭部の界中、日南、盧容の水中より出づ。外国では於闐（オテン）、疎勒の諸処、皆善し。
『仙方』は玉を名づけて玄真と爲す。潔白にして猪の脂の如し。之を叩いて鳴る者是れ真なり。其の
比類（仲間）甚だ相い似るもの多し。宜しく精（くわ）しく之を別つべし。燕石が笥（はこ）に入り、卞氏の長號する
所以なり。

注

○**玉**　美しい石。硬玉は輝石の一種。翡翠もこの仲間。軟玉は角閃石族鉱物。またルビー、サファイアやトパーズなど。
○**煩満**　胸もとがつまり熱感があってわずらわしく苦しいこと。
○**南陽**　山東省、泰山の南。
○**藍田**　陝西省にある県。美玉の産地。
○**日南郡**　越南（ベトナム）。
○**燕石**　河北省燕山に出る石。玉に似ている。似て非なるもの。
○**卞氏長號**　卞和（ベンカ）の故事。玉を抱いて哭す。名玉が認められず苦労する話。

二　玉泉

ギョクセン

本経

味　甘平

主治　五藏百病を治す　筋を柔らかにし

骨を強くす　魂魄を安んじ　肌肉を長ず

気を益す

久服　寒暑に耐える　飢渇せず　不老　神仙

人、死に臨んで五斤を服すれば、

死して三年色変ぜず

一名　玉札

山谷に生ず

別録

無毒

血脈を利す　婦人帯下十二病

気癃（神経性膀胱腫瘤）を除く

耳目を明らかにす

久服　軽身　長年

藍田に生ず

采るに時無し

集注

款冬花を畏る。

藍田は長安の南東に在り。舊美玉を出す。此れ当に是れ玉の精華なり。白き者は質色明澈にして之を消せば水と爲すべし。故に玉泉と名づく。今の人は復た的（確に）識する者無し。惟だ通じて呼んで（通称）玉屑と爲すのみ。

張華又云う、玉を服するには藍田の轂玉の白色の者を用う。此の物、平常之を服すれば応に神仙となるべし。

人死に臨んで五斤を服すれば死して三年を経るも其の色変ぜざること有り。古来塚を發いて屍を見るに生けるが如き者は其の心腹の内外に大いに金玉有らざるは無し。漢の制（度）、王公の葬には皆（真）珠襦と玉匣を用う。是れ朽ちざらしむるが故なり。

煉服の法も亦た応に『仙経』服玉の法に依るべし。水（玉泉）と（玉）屑は宜しきに随う。性は平と曰うと雖も、而れども服玉する者亦た多く乃ち発熱し、寒食散の状の如し。金玉は天地の重宝にして餘石に比せず。若し未だ深く節度を解せざれば軽々しく之を用いること勿れ。

注

○利血脈　血行を良くすること。

○明澈　明も澈もあきらかの意。○張華　晋の学者、武将。博物志の著がある。二三二—三〇〇年。○珠襦　真珠の肌着。

○玉匣　玉で作った匣（蓋の付いた箱）。○煉服法　煉とは鉱石を火で熱して純粋の成分を取り出すこと。ここは仙法で薬石を作ること。服は仙薬の服用。

三 丹沙 タンシャ

本経

味　甘　微寒
主　身体五藏百病を治す　精神を養う
　魂魄を安んず　気を益す　目を明らかにす
　精魅、邪悪気を殺す
久服　神明に通ず　不老
能く化して（昇）汞（塩化水銀）と爲る
山谷に生ず

別録

　無毒
主　血脈を通ず　煩満、消渇を止む
　精神を益す　人面を悦沢にす
　中悪、腹痛、毒気、疥瘻、諸瘡を除く
久服　軽身　神仙
末名を真朱に作る
光色雲母の如く、析る可き者良し
符陵に生ず
採るに時無し

集注

磁石を悪む　鹹水を畏る。

案ずるに此の化して汞と為り及び真朱と名づくる者は即ち今の朱沙なり。世医皆別に武都仇池の雄黄の雌黄を挟む（含む）者を取り、名づけて丹沙と為す。方家（医家）も亦た往往用に倶す。此れ（誤）謬と為す。

符陵は是れ涪州、巴郡の南に接す。今復た采る者無し。

乃ち武陵、西川の諸蛮夷中より出づ。皆通じて巴地に属す。故に之を巴沙と謂う。『仙経』は亦た越沙を用う。即ち広州（広東省）の臨漳に出づる者なり。

此の二処（巴と越）並びに好し。惟だ須らく光明瑩澈を佳と為すべし。

雲母片の如き者は雲母沙と謂う。樗蒲子の如く、紫石英の形の者は馬歯沙と謂う。亦た好し。

大小豆の如く及び大塊の円滑の者は豆沙と謂う。細末に砕ける者は末沙と謂う。此の二種は粗にして薬用に入れず。但だ画用にす可きのみ。

沙を採るには皆坎を鑿って入ること数丈許（ばかり）。同じく一郡県中に出づと雖も亦た好し悪し有り。地には水井有り。火井に勝る。

煉餌の法は『仙方』に備載す。最も長生の宝と為す。

注

○汞　昇汞。硫化水銀。○中悪　消化器障害。また精神障害を伴った感染症。ここは前者。○符陵　未詳。符県は四川省合江県。

○武都　武都県。甘粛省西和県。武都郡は甘粛省武都県。

○仇池　甘粛省西和県。杜甫の詩に読まれたことがある。「万古仇池穴、潜通小有天」。○涪州　ホウシュウ。四川省涪陵市。

○巴　四川省重慶市附近。○巴郡　重慶市。○精魅　精物、魑魅。もののけ。ばけもの。

四　水銀　スイギン

本経

味　辛寒

主　疥瘻※痂瘍白禿を治す　皮膚中蝨蝨を殺す

墮胎　除熱

金銀銅錫の毒を殺す

鎔けて化して還って復た丹と爲る

久服　神仙　不死

平土に生ず

別録

有毒

以て男子の陰に傅ければ陰は消えて気無し

一名　汞

符陵に生ず　丹砂より出づ

集注

磁石を畏る。

今水銀には生熟有り。此に符陵の平土に出づと云う者は是れ朱沙の腹の中に出づ。亦た別に沙地より出づる者は皆青白色にして最も勝る。

丹沙より出づる者は是れ今麁末（粗末）な朱沙を焼いて得る所にして色は小しく白く濁って生の者に及ばず。

甚だ能く金銀を消し泥と成さしむ。人は以て物に鍍す。

還って復た丹と爲る。事は『仙経』に出づ。酒に和して日に曝し、之を服すれば長生す。

焼くとき飛んで釜の上に著く灰は汞粉と名づく。世に呼んで水銀灰と爲す。最も能く蝨を去る。

校

※瘻　森本、『新修』は「瘙」に作る。

注

○疥　疥癬。○瘻　リンパ腺腫。頚部、鼡径部に出来る。

○瘙　痒みのある皮膚疾患。

○痂　かさぶた。○瘍　腫瘤性の疾患。また潰瘍。きず。

○傅　ぴたりと附着すること。

○男子陰　陰は生殖器。

五　空青　クウセイ

本経

味　甘寒

主　青盲、耳聾を治す　明目九竅を利す
　血脈を通ず　精神を養う

久服　軽身　延年　不老

能く銅鉄鉛錫を化して金と作す

山谷に生ず

別録

　酸大寒　無毒

主　肝気を益す　目の赤痛を治す
　膚翳を去る　涙出を止む　水道を利す
　乳汁を下す　関節を通ず　堅積を破る

久服　人をして忘れざらしめ
　高く神仙を志さしむ

益州及び越嶲山の銅の有る処に生ず
銅の精が薫ずるときは則ち空青を生ず
其の腹の中は空
三月中旬に採る　亦た時無し

集注

越嶲（エッシュン）は益州に属す。今銅官に出づる者は色最も鮮やかにして深し。始興に出る者は如（し）かず。益州の諸郡には復た出づること無し。恐らくは久しく採らざるが故ならん。涼州の西平郡に空青の山が有り、亦た甚だ多し。

今空青は倶に圓実にして鉄珠の如し。無空復の者は皆鑿って土石の中より之を取る。又丹に合するを以て成るは則ち鉛を化して金と爲るなり。

諸々の石薬の中、惟だ此れ最も貴し。医方は乃ち之を用いることは稀れにして、多くは画に充（あ）つるなり。殊に惜しむ可しと爲す。

○**涼州**　甘粛省。

注

○**空青**　中空球状の孔雀石。

○**青盲**　あおぞこひ。緑内障。

○**膚翳**　角膜混濁。

○**利水道**　利尿。

○**堅積**　堅い腫瘤。血栓を含む。

○**益州**　四川省。

○**越嶲**　越嶲県　四川省西昌市。

○**銅官**　官名。銅鉱の採発を司る。

○**始興**　広東省韶関市一帯。

六　曽青　ソウセイ

本経

味　酸小寒
主　目痛　涙出を止む　風痺を治す　関節を利す
　九竅を通ず　癥堅積聚を破る
久服　軽身　不老
能く金銅を化す
山谷に生ず

別録

無毒
主　肝胆を養う　寒熱を除く　白蟲を殺す
　頭風、脳中寒を治す　煩渇を止む
　不足を補う　陰気を盛んにす
蜀中及び越巂に生ず
採るに時無し

集注

菟絲子を畏る。

此に空青と（産出の）山を同じくし、療体（薬効）も亦た相似ることを説く。今銅官には更に曽青無し。惟だ始興に出づ。形は累累として黄連の相い綴るが如し。色理は小しく空青に類す。甚だ得難くして貴し。『仙経』に之を用いることは少なし。金に化する法、事は空青に同じ。

注

○**曽青**　曽は層である。層状をなし色青き孔雀石である。陶弘景が「空青と同山にして色理相い似る」とする所以である。

○**風痺**　上気道感染に続発する急性リウマチ性疾患。ここは関節症であろう。

○**癥堅**　堅固な腫瘤。

○**積聚**　腹部腫瘤。血積は血栓。

○**頭風**　急性多くは一過性の頭痛、眩暈など頭の病。

○**脳中寒**　頭痛、眩暈、意識障害など。

○**煩渇**　強い口渇感。糖尿病など。

○**蜀**　四川省の成都周辺。

○**越巂**　エッスイ。四川省西昌県。

七　白青　ハクセイ

本経

味　甘平

主　明目　利九竅　耳聾　心下邪気

人をして吐せしむ　諸毒、三蟲を殺す

久服　神明に通じ　身を軽くし　延年不老

山谷に生ず

別録

酸鹹　無毒

消（とか）して銅剣と爲す可し　五兵を辟（さ）く

豫章に生ず

採るに時無し

集注

此れは医方に復た用いず。市人も亦た売る者無し。惟だ『仙経』の三十水方中に時に須（もち）いる処有り。

銅剣の法は具（つぶ）さに九元子の術中に在り。

注

○**白青**　淡緑色の銅を含む鉱物。また扁青の結晶の表面が緑青化した藍銅鉱をいう。

○**三蟲**　蛔虫、蟯虫、赤虫。また蛔虫、蟯虫、寸白。

○**五兵**　五つの武器。矛戈（カ）戟（ゲキ）殳（シュ）弓矢。

○**豫章**　諸説があり、一定できず。漢水以東、淮水以南、長江以北の地とする。また江西省。

八　扁青　ヘンセイ

本経

味　甘平
主　目痛　明目　折跌　癰腫　金創瘳えず
　積聚を破る　毒気を解す　精神を利す
久服　軽身　不老
山谷に生ず

別録

無毒
寒熱　風痺
及び丈夫の茎中の百病を去る　精を益す
朱崖、武都、朱提に生ず
採るに時無し

集注

『仙経』でも、世（間の処）方でも、都て用いる者無し。朱崖郡は先には交州に属す、南海中に在り。晋の代に省く。朱提郡は今寧州に属す。

注

○**扁青**　藍銅鉱。今、石青と呼ばれている。青色岩絵の具の一種。

○**跌**　音テツ。つまずく。踏み外す。折跌で転倒骨折。

○**茎**　陰茎。

○**朱崖**　朱崖州は今の海南省。朱崖郡は広東省内に在った。

○**朱提**　朱提県。雲南省昭通市。

九　石胆　セキタン

本経

味　酸寒

主　明目　目痛　金創　諸癇痙　女子陰蝕痛

崩中下血　石淋　寒熱　諸邪毒気

人をして子をあらしむ

錬餌して之を服せば不老

久服　寿を増し神仙となる

能く鉄を化して銅と爲し、金銀を成す

一名　畢石

山谷に生ず

別録

辛　有毒

癥積　欬逆上気　及び鼠瘻　悪瘡を散す

一名　黒石　碁石　銅勒

道羌里の句青山に生ず

二月庚子、辛丑の日に採る

集注

水英之が使と爲す。牡桂、菌桂、芫華、辛夷、白薇を畏る。

『仙経』には此れを用いる処有り。世方は甚だ少なし。此の薬は殆ど絶ゆ。今の人時に採る者有り。其の色は青緑。状は瑠璃の如くにして白文有り。破折し易し。梁州、信都には復た有ること無し。世用は青色の礬石を以て之に当つ。殊に髣髴無し（似ていない）。『仙経』は一名として制石を立つ。

注

○**石胆**　硫酸銅の結晶。
○**陰蝕**　陰部潰瘍。
○**石淋**　尿石による淋瀝。頻尿。
○**癥積**　腹部腫瘤。癥瘕積聚。
○**道羌里**　羌道県は甘粛省宕昌県。羌水は甘粛省の岷江。
○**梁州**　四川省東部から甘粛、陝西にかけての地域。

十 雲母　ウンモ

本経

味　甘平

主　身皮死肌を治す　中風　寒熱　邪気を除く

　車船の上に在るが如し（眩暈）

　五藏を安んず　子精を益す　明目

久服　軽身　延年

一名　雲珠　雲華　雲英　雲液　雲沙　磷石

山谷に生ず

別録

無毒

下気　堅肌　続絶　補中　五労七傷

　虚損少気　止痢を治す

悦沢　不老　寒暑に耐う　志高神仙

雲珠、色は赤が多い　雲華、五色具わる

雲英、色は青が多い　雲液、色は白が多い

雲沙、色は青黄　磷石、色は正白

太山、斉、盧山及び琅邪の北定山の石の間に生ず

二月に採る

沢瀉之が使と爲る。鱓甲を畏る。流水に反す。徐長卿を悪む。


案ずるに『仙経』に雲母は乃ち八種有り。日に向かって之を視る。

色青白にして黒多き者は雲母と名づく。

色黄白にして青多き者は雲英と名づく。

色青黄にして赤多き者は雲珠と名づく。

氷露の如く乍ち黄、乍ち白きは雲砂と名づく。

黄白晶晶（キョウキョウ）たるは雲液と名づく。

皎然純白にして明澈なるは磷石と名づく。

此の六種は并びに服するに好し。而して各々（服用に適切な）時月が有る。

其の黯黯として純黒、文有りて斑斑（斑紋）、鉄の如き者は雲胆と名づく。

色、黒を雜えて強肥の者は地涿（チタク）と名づく。

此の二種は並びに服す可からず。

之を錬る（熔解して純化する）に法有り。惟だ宜しく精細なるべし。爾（しか）らざれば腹に入って大いに人を害す。

今虚労家、丸散として之を用う。并びに只だ擣き入れて篩う。殊に未だ允（まこと）ならずと爲す。

琅琊は彭城の東北に在り。青州にも亦た有り。今江東では惟だ盧山の者を用いて勝れりと爲す。

沙上を以て之を養う。歳月に生長す。

今之を錬るに礬石を用いるときは則ち柔爛となる。亦た是れ相畏の効なり。
百草の上の露は乃ち東流の水に勝る。亦た五月茅屋の溜水を用う。

注

○**雲母**　六角板状アルミニウム酸塩鉱物。化学成分の差により白雲母族と黒雲母族に分ける。電気絶縁体として利用。

○**死肌**　壊死組織。

○**続絶**　断絶した組織を接続すること。

○**太山**　泰山。山東省の名山。

○**斉**　山東省。

○**琅琊**　山東省東南部の国名。

○**皛**　音キョウ。白く明るい様。

○**皎**　音コウ。きよい。白い。

○**澈**　音テツ。きよい。

○**允**　音イン。ゆるす。承認する。允許。まこと。誠実。

○**彭城**　江蘇省徐州市。

十一　朴消

ボクショウ

本経

味　苦寒

主　百病を治す　寒熱の邪気を除く

六府の積聚、結固留癖を逐う（瀉下）

能く七十二種の石を化す

錬餌して之を服す　軽身　神仙

山谷に生ず

別録

辛大寒　無毒

主治　胃中の食飲熱結

留血、閉絶、停痰、痞満を破る

推陳致新

之を錬ると白きこと銀の如し

能く寒、能く熱、能く滑、能く渋

能く辛、能く苦、能く鹹、能く酸

地に入りて千歳変ぜず　色の青白き者佳

黄の者は人を傷る　赤き者は人を殺す

一名　消石朴

益州に生ず　鹹水の陽（北側）に有り

採るに時無し

集注

麦句姜を畏る。

今益州の北部、汶山郡の西川、蠶陵二県の界に出づ。山崖の上に生ず。色は青白多く、亦た黒斑を雑える。

世人は擇んで白く軟らかなる者を取り以て消石に当てて之を用う。焼に当たって汁をして沸出せしむ。状は礜石の如くなり。

『仙経』は惟だ云う、消石は能く他石を化す、と。今此に亦た云う、石を化す、と。疑うらくは必ず相い似るならん。之を試みる可し。

注

○朴消　含水硫酸ナトリウム。

○積聚、留癖　腹部腫瘤。

○留血　瘀血。

○閉絶　月経閉止。

○停淡　水腫。

○痞満　心下充満して支える感じ。

○益州　四川省成都市。

○汶山　岷山。汶山郡は四川省茂県また都江堰市。蠶陵県は四川省茂県の北。

十二　消石

ショウセキ

本経

味　苦寒

主　五蔵積熱、胃脹閉を治す
蓄結せる飲食を滌去す　推陳致新
邪気を除く

之を煉ると膏の如し

久服　軽身

一名　芒硝

山谷に生ず

別録

辛大寒　無毒

主治　五蔵十二経脈中の百二十疾　暴傷寒
腹中大熱　煩満、消渇を止む
小便及び瘻蝕瘡を利す

天地間の至神の物にして
能く化して十二種の石を成す

益州及び武都、隴西、西羌に生ず

採るに時無し

集注

蛍火、之が使と似爲す。苦参、苦菜を悪む。女菀を畏る。

治病においても亦た朴消と相い似る。『仙経』は此れを用いて諸石を消化（熔解）す。今は正しく此れを識別する者無し。

頃来（ちかごろ）尋訪（たず）ねるに猶お朴消と（産出が）同山と云う。所以（ゆえ）に朴消を消石朴と名づく。此の如くなれば則ち一種の物に非ず。

先時（さきごろ）人の一種の物を得たるもの有り。其の色理は朴消と大同小異なり。朏朏（ヒヒ）として塩や雪の氷らざるを握るが如し。強く之を焼くに紫青の烟が起こり、仍ち灰と成る。停（とど）めざれば沸くこと朴消の如し。（その人は）是れ真の消石なりと云う。此れ又一名芒消と云う。

今芒消は乃ち是れ朴消を練って（火で焼く）之を作る。後の皇甫謐の説と同じ。並びに未だ其の験（しるし）を覈研（カクケン）するを得ず。須らく試効（確認試験）すべし。当に更に証記すべきのみ。

消石を化するの法は三十六水方中に在り。

隴西は秦州に属す。長安の西羌の中に在り。今宕昌（トウショウ）以北の諸山の鹹土有る処には皆之有り。

○**羌**　中国の北西部に住んだ民族。ここはその住所。

○**長安**　今の西安。陝西省の省都。

注

○**消石**　朴消に同じ。

○**隴**　甘粛省。

十三　礬石

ハンセキ　バンセキ

本経

涅石。
舊（古）くは礬石に作る。
郭璞注『山海経』の引に拠れば涅石に作る。
味　酸寒
主　寒熱　洩痢　白沃　陰蝕　悪瘡　目痛
　　骨と歯を堅くす
煉餌して之を服す　軽身　不老　増年
一名　羽碮
山谷に生ず

別録

無毒
固熱の骨髄に在るを除く（骨髄炎）
鼻中の息肉を去る
岐伯云う、久服は人の骨を傷る
能く鉄をして銅と爲す
一名　羽沢
河西、隴西、武都、石門に生ず
採るに時無し

集注

甘草之が使いと爲る。牡蛎を悪む。

今、益州（四川省）の北部、西川に出づ。河西（甘粛省）より来る。

色青白にして生の者は馬歯礬と名づく。練成し已れば絶白となる。蜀の人は以て消石に当て白礬と名づく。

其の黄黒の者は鶏屎礬と名づく。薬に入れず。惟だ鍍作（メッキ）に堪ゆ。以て熟銅に合わせる。

苦酒の中に投じて鉄を塗ると皆銅色と作る。外は銅色と雖も内質は変わらず。

『仙経』は単に之を餌（食）す。丹方も亦た用いる。

世の中の合薬には皆先ず火で熬って沸かせて燥す。以て歯痛を治す。（しかし）多くは即ち歯を壊つ。

是れ傷骨の証なり。而るに骨歯を堅くすと云うのは誠に疑わしと爲すなり。

注

○**礬石**　白礬。明礬である。一般には硫酸アルミニウムの水溶液に硫酸カリウムを加えて結合させたカリウム明礬を指す。明礬石。カリウムとアルミニウムの硫酸鉛鉱物。カリ肥料の原料。

○**郭璞**　カクハク。東晋（三一七―四二〇年）の文人。『爾雅注』『楚辞注』の著がある。

○**『山海経』**　センガイキョウ。古代の神話と地理の書。秦漢時代に成る。

○**白沃**　白色帯下。

○**河西**　甘粛省西部。河西回廊ともいう。

○**石門**　各所に在る。ここは陝西省漢中市附近。

薬方

侯氏黒散（コウシコクサン）

菊花　白朮　茯苓　当帰　川芎　桂枝　桔梗　黄芩　防風　細辛　乾姜　牡蛎　人参　礬石

／適応　中風　大風　四肢煩重　風癲

礬石湯（バンセキトウ）

礬石

／適応　脚気衝心

礬石丸（バンセキガン）

礬石　杏仁

／適応　婦人経水閉不利　蔵堅癖　中有乾血　下白物

消石礬石散（ショウセキバンセキサン）

消石　礬石　大麦粥汁

／適応　黄疸　女労疸（C型肝炎）

救卒死壮熱方（キュウソツシソウネツホウ）

礬石　溶かした水に脚を漬ける。

十四　芒消

ボウショウ

本経

別録

味　辛苦大寒

主治　五藏積聚　久熱　胃閉　邪気を除く

留血、腹中痰実結搏を破る　経脈を通ず

大小便及び月水を利す　五淋を破る

推陳致新

朴消より生ず

集注

石韋之が使いと為る。麦句姜を畏る。

案ずるに『神農本経』に芒消無し。只だ消石が有って芒硝と名づくるのみ。後、名医（別録）は別に此の説を載す。其の治は消石と正に同じ。疑うらくは此れ即ち是れ消石なり。

舊くは寧州に出づ。黄白にして粒大、味は極めて辛苦。頃来寧州の道断ち都て（流通が）絶ゆ。

今医家は多く煮て練って作れる者を用う。色は全く白く粒は細かし。味は甚だしくは烈しからず。

此に朴消より生ずると云う。則ち作れるものも亦た好し。

又皇甫（謐）子安は解散消石の大凡を説いて云う。

「朴消が無きときは消石を用いるも可なり。山の陰に生ず。塩の胆なり。石脾と消石を取り、水を以て之を煮て、一斛に三斗を得。正に白きこと雪の如し。水を以て中に投ずれば即ち消ゆ。故に消石と名づく。其の味は苦。無毒。消渇、熱中を主り、煩満を止む。三月、赤山に於いて採る。朴硝も亦た山の陰（北）に生ず。塩鹹苦の水有れば則ち朴消は其の陽（南）に生ず。其の味は苦、無毒。其の色は黄白。主治は熱、腹中の飽脹、胃を養って穀を消す。邪気を去る。亦た水を得て消ゆ。其の療は消石と小異」と。

按ずるに此の説の如くんば是れ芒消を取って合せて煮、更に成して真の消石と爲すなり。但し石胆の復た是れ何物なるかを知らず。本草には乃ち石脾、石肺有れど人の識る者無し。

皇甫既に是れ安定の人、又医薬に明らかなり。或は当に詳しかるべし。

之を練って朴消を以て芒硝を作る者は但だ暖水を以て朴消を淋し、汁を取って清澄にし、之を煮て半を減じ、（水より）出だして木盆に着ける。（一）宿を経て即ち成る。状は白石英の如し。皆六道なり。

之を作るには雑人（関係の無い人）の臨視を忌む。

今益州の人は復た礬石を錬って消石を作る。絶柔にして白し。而れども味は猶お是れ礬石のみ。

孔氏解散方に又云う。熬って消石を錬り沸定して汁を盡さしむ。此の如くすれば消石は猶お是れ汁有るなり。今瓶家之を須う。能く他石を化す。乃ち理第一を用う。

注

○**芒硝**　硫酸ナトリウムの水和物。水に溶ける。下剤。
○**胃閉**　胃の流通傷害。胃がん等。
○**留血**　瘀血。
○**痰**　水症。
○**寧州**　各所に在り。ここは山西省の内か。赤山。
○**五淋**　石淋、気淋、膏淋、労淋、熱淋（『外台秘要方』）。
○**消渇**　糖尿病。
○**熱中**　中は消化器。肝炎などを含む。
○**石脾・石肺**　未詳。
○**六道**（六角結晶）

薬方

大陥胸湯（ダイカンキョウトウ）
大黄　芒硝　甘遂
／適応　結胸熱実　少腹鞕満痛

大陥胸丸（ダイカンキョウガン）
大黄　芒硝　葶藶子杏仁
／適応　結胸　項強如柔痙

大承気湯（ダイジョウキトウ）
大黄　厚朴　枳実　芒硝
／適応　潮熱　譫語　腹満　喘　大便硬

調胃承気湯（チョウイジョウキトウ）
大黄　芒硝　甘草
／適応　胃気不和　譫語　腹満吐下

桃核承気湯（トウカクジョウキトウ）
大黄　芒硝　甘草　桃仁　桂枝
／適応　少腹急結　如狂　下血

已椒藶黄丸（イショウレキオウガン）（『金匱』痰飲第十二）
防已　椒目　葶藶　大黄　芒硝
／適応　腸間水気　腹満　口舌乾燥

柴胡加芒硝湯（サイコカボウショウトウ）
小柴胡湯方（＋）芒硝
／適応　潮熱　胸脇苦満　嘔

木防已去石膏加茯苓芒硝湯（モクボウイキョセッコウカブクリョウボクショウトウ）
木防已　桂枝　人参　茯苓　芒硝
／適応　膈間支飲　喘満　心下痞堅

十五　滑石

カッセキ

本経

味　甘寒

主　身熱、洩澼（下痢）、女子乳難、癃閉を治す

利小便　胃中の積聚寒熱を蕩（滌）す

精気を益す

久服　軽身　飢えに耐える　長年

山谷に生ず

別録

大寒　無毒

九竅、六府、津液を通ず　留結を去る

渇を止む　人をして中（腹）を利せしむ

一名　液石　共石　脆石　番石

赭陽及び太山の陰

或は掖北白山或は巻山に生ず

採るに時無し

集注

石韋之が使いと爲る。曽青を悪む。

滑石は色正白。『仙経』は之を用いて泥と爲す。又冷石有り。小さくて青白。性は並びに冷利。亦た能く油にて汚れた衣物を熨す。

今、湘州、始安郡の諸処に出づ。初めは軟らかで泥の如きを取る。久しくして漸くに堅く強くなる。人は多く以て塚中の明器物を作る。並びに熱を散す人が（解熱用に）之を用う。正しくは方薬に入れず。

緒陽県は先に南陽に属す。漢の哀帝が置く。『本経』が注する所の郡県を明らかにするに、必ず是れ後漢の時なり。掖県は青州の東莱に属す。巻県は司州の滎陽に属す。

注

○**滑石**　硬滑石は高嶺石、カオリナイト。軟滑石はタルク。正倉院薬物の滑石は白色粘土物質で加水ハロイサイトである。タルクは含水ケイ酸マグネシウムに小量のケイ酸アルミニウムを含む。
○**乳難**　難産。
○**癃閉**　逆説性膀胱腫瘤。
○**湘州**　湖南省。
○**始安郡**　広西省桂林市。
○**南陽**　河南省南西部の都市。
○**掖**　山東省東莱市。
○**青州**　山東省北部。
○**司州**　河南省。
○**明器**　埋葬用に作った器物。

薬方

猪苓湯（チョレイトウ）
猪苓　茯苓　沢瀉　阿膠　滑石
／適応　渇　小便不利

風引湯（フウイントウ）

大黄　乾姜　龍骨　桂枝　甘草　牡蛎　寒水石　滑石　赤石脂　白石脂　紫石英　石膏

／適応　熱癱癇（発熱性脳卒中）大人風引　少小驚癇　瘈瘲（痙攣）日に数十発

蒲灰散（ホカイサン）

蒲灰　滑石

／適応　小便不利　厥して皮水

滑石代赭湯（カッセキタイシャトウ）

百合　滑石　代赭石

／適応　百合病下後

滑石白魚散（カッセキハクギョサン）

滑石　乱髪　白魚

／適応　小便不利

当帰貝母苦参丸加滑石（トウキバイモクジンガンカカッセキ）

（男子は滑石を加える）

／適応　妊娠小便難

十六　紫石英　シセキエイ

本経

味　甘温

主　心腹（の邪気）　欬逆　邪気　不足を補う
女子の風寒が子宮に在るもの　絶孕（ゼツヨウ）（不妊）
十年子無きもの

久服　軽身　延年　温中

山谷に生ず

別録

辛　無毒

主治　上気　心腹痛　寒熱の邪気　結気
心気不足を補う　驚悸を定む
魂魄を安んず　下膲を填（うず）む　消渇を止む
胃中の久寒を除く　癰腫を散す

人をして悦沢ならしむ

太山に生ず
採るに時無し

集注

長石之が使いと爲る。茯苓、人参、芍薬を得て共に心中の結気を治す。天雄、菖蒲を得て共に霍乱を治す。扁青、附子を畏る。䱇甲、黄連、麦句姜を欲せず。

今第一に太山（泰山）の石を用う。色は重く澈（明るい）。下に根有り。次に雹零山に出づ。亦た好し。又南城石有り。根が無い。又青綿石有り。色は亦た重黒。明澈ならず。又林邑石有り。腹裏に必ず一物有って眼の如し。呉興石は四面纔（わず）かに紫色有り。光沢は無い。
会稽の諸暨石（ショキセキ）は形色が石榴子（ザクロ）の如し。
先時（むかし）は並びに雑用す。今の丸散家は採択して惟だ太山を最も勝るとす。余処の者は丸めて酒の餌とす可し。『仙経』は正用せず。而れども世方（世間）では重んずる所と爲る。

注

○**紫石英**　蛍石。日本では紫水晶を当てる。
○**林邑**　林中邑。一に林邑に作る。河南省尉氏県。
○**会稽**　浙江省紹興市南東。越王勾践が都とした所。
○**諸暨**　越の県。越は浙江、江蘇の一帯をいう。
○**下膲**　下腹部リンパ系。

薬方

風引湯（フウイントウ）
大黄　乾姜　龍骨　桂枝　甘草　牡蛎　寒水石　滑石　赤石脂
白石脂　紫石英　石膏
／適応　熱癱癇　大人風引　少小驚癇　瘈瘲日に数十発

紫石寒食散（シセキカンショクサン）
紫石英　白石英　赤石脂　鍾乳　栝楼根　防風　桔梗　文蛤
鬼臼　太一禹余糧　乾姜　附子　桂枝
／適応　傷寒　愈えて復せざらしむ（再発防止）

十七　白石英

ハクセキエイ

本経

味　甘微温

主　消渇、陰痿不足、欬逆、胸膈間久寒を治す

　気を益す　風湿痹（リウマチ）を除く

久服　軽身　長年

山谷に生ず

別録

　辛　無毒

主治　肺痿　下気　小便を利す　五藏を補う

　日月の光を通ず

久服すれば寒熱に耐ゆ

華陰及び太山に生ず

大きさは指の如し　長さは二、三寸　六面削れ

るが如し　白澈にして光有り

其の黄端白稜のものは黄石英と名づく

赤端は赤石英と名づく

青端は青石英と名づく

黒端は黒石英と名づく

二月に採る　亦た時無し

集注

馬目毒公を悪む。

今、医家は新安に出づる所の極く細長くして白徹なる者、壽陽八公山の多大の者を用いる。正しく之を用いておらず。

『仙経』は大小並びに用いること有り。惟だ精白にして瑕雑(きず)の無き者を須(もち)う。此の説の如くんば則ち大なる者を佳と爲す。

其の四つの（石）英は今は復た用いず。

注

○崋陰　崋山は五山の一。陝西省崋陰県の南に在る。

○新安　河南省新安県。

○壽陽　山西省壽陽県。

薬方

紫石寒食散（シセキカンショクサン）

紫石英　白石英　赤石脂　鍾乳　栝楼根　防風　桔梗　文蛤

鬼臼　太一禹余糧　乾姜　附子　桂枝

／適応　傷寒　愈えて復せざらしむ（再発防止）。

十八　青石　赤石　黄石　白石　黒石脂等

本経

味　甘平

主治　黄疸　洩痢　腸澼　膿血　陰蝕　下血赤白
　邪気　癰腫　疽　痔　悪瘡　頭瘍　疥瘙

久服　補髄　益気　肥健　不飢
　軽身　延年

五石脂は各々五色に随って五蔵を補う

山谷に生ず

別録

南山の陽中に生ず

注

○**青石**　赤石　黄石　白石　黒石脂　多水高嶺土・ハロイサイト。正倉院薬物の調査によると、白雲母質カオリンを基礎物質とする粘土。赤石脂は酸化第二鉄を含むため赤色を呈する。

○**腸澼**　劇症下痢。

十九　青石脂

セイセキシ

本経

別録

味　酸平　無毒

主　肝胆の気を養う　明目

治　黄疸　洩痢　腸澼　女子帯下百病

　及び疽痔　悪瘡

久服　髄を補う　益気　不飢　延年

齊の區山及び海崖に生ず

採るに時無し

二十　赤石脂

シャクセキシ

本経

別録

味　甘酸辛　大温　無毒
主　心気を養う　明目　精を益す
治　腹痛　洩澼　下痢赤白　小便利
及び癰疽　瘡痔　女子崩中帯下
胞衣出でざる
久服　髄を補う　顔色を好くす　智を益す
濟南、射陽及び太山の陰に生ず
採るに時無し

集注

大黄を悪み、芫華を畏る。

二十一　黄石脂　コウセキシ

本経

別録

味　苦平　無毒

主　脾気を養う　五藏を安んず　中を調う

　大人小児洩痢腸澼　膿血を下す

　白蟲を去る　黄疸、癰疽蟲を除く

久服　軽身　延年

嵩山(スウザン)に生ず

色は鶯鶵(オウスウ)の如し

採るに時無し

曽青之が使と爲す　細辛を悪む　蜚蠊を畏る

二十二　白石脂　ハクセキシ

本経

別録

味　甘酸平　無毒
主治　肺気を養う　腸を厚くす　骨髄を補う
治　五藏　驚悸不足　心下煩　腹痛を止む
　水を下す　小腸澼熱溏　便膿血
　女子崩中　漏下　赤白沃
　癰疽、瘡痔を排す
久服　安心　不飢　軽身　延年
太山の陰に生ず
採るに時無し
厚朴と米汁を得て飲むときは便膿を止む
燕屎之が使と爲す　松脂を悪む　黄芩を畏る

二十三　黒石脂　コクセキシ

本経

別録

味　鹹平　無毒
主治　腎気を養う　陰を強くす
主　陰蝕瘡　腸澼洩痢を止む
治　口瘡咽痛
久服　気を益す　不飢　延年
一名　石涅　石墨
潁川の陽城に出づ
採るに時無し

集注

此の五石脂は『本経』の（記す）如く、治体（薬効）亦た相い似る。『別録』の各條、臭載（収載）する所以なり。

今世に用いるは赤石、白石の二脂のみ。

『仙経』も亦た白石脂を用い、以て丹釜に塗る。

好き者は呉郡に出づ。猶お赤石脂と同源のごとし。

赤石脂は赤多くして色好し。惟だ下（痢）を断つ可し。五石散用には入れず。

好き者は亦た武陵、建平、義陽に出づ。今の五石散には皆義陽の者を用う。鄢県界の東八十里より出づ。

状は豚脳の如し。色は鮮紅にして愛す可し。採るに随い復た随って出づ。痢を断つ能わず。而れば之に用いず。餘（ほか）に三つの脂有れども正用せず。黒石脂は乃ち画の用にす可きのみ。

注

○**南山**　陝西省。終南山。
○**斉**　山東省。区山は未詳。
○**胞衣**　後産（あとざん）。胎児を包んだ膜と胎盤。
○**濟南**　サイナン。山東省の省都。
○**射陽**　江蘇省にある。
○**嵩山**　スウザン。河南省鄭州の南西に在る名山。少林寺がある。
○**鶯鶵**　鶯は音オウ。うぐいす。鶵は音スウ。ひな。
○**潁川**　エイセン。河南省にある。
○**陽城**　河南省にある。

薬方

○**赤石脂**（シャクセキシ）
桃花湯（トウカトウ）
赤石脂　乾姜　粳米
／適応　少陰病　下痢　便膿血　少陰病　腹痛　小便不利
風引湯（フウイントウ）
大黄　乾姜　龍骨　桂枝　甘草　牡蛎　寒水石　滑石　赤石脂
白石脂　紫石英　石膏
／適応　熱癱癇　大人風引　少小驚癇　瘈瘲日に数十発

烏頭赤石脂丸（ウズシャクセキシガン）

蜀椒　烏頭　附子　乾姜　赤石脂

／適応　心痛徹背、背痛徹心

紫石寒食散（シセキカンショクサン）

紫石英　白石英　赤石脂　鍾乳　栝楼根　防風　桔梗　文蛤

鬼臼　太一禹余糧　乾姜　附子　桂枝

／適応　傷寒　愈えて復せざらしむ（再発防止）

赤石脂禹余糧湯（シャクセキシウヨリョウトウ）

赤石脂　太一禹余糧

／適応　下痢　心下痞硬　此の利は下焦に在り（理中と鑑別）。

○白石脂（ハクセキシ）

風引湯

略

二十四　太一禹余糧

タイイツウヨリョウ

本経

味　甘平

主　欬逆上気、癥瘕、血閉漏下を治す

　邪気を除く

久服　寒暑に耐える　飢えず

　軽身にして千里を飛行す　神仙

一名　石脳

山谷に生ず

別録

　無毒

主治　肢節不利　大いに飽くときは絶力身重

太山に生ず

九月に採る

集注

杜仲之が使と爲る。貝母、菖蒲、鉄落を畏る。

今の人は惟だ総じて呼んで太一禹余糧と爲すも、自ずから専ら是れ禹余糧なるのみ。復た太一を識る者無し。然して治体亦た相い似る。『仙経』は多く之を用う。四鎮丸も亦た太一禹余糧の総名なり。

注

○**太一禹余糧**　禹余糧と同一物。

二十五　禹余糧　ウヨリョウ

本経

味　甘寒

主　欬逆　寒熱　煩満　下痢赤白　血閉　癥瘕
　大熱

錬餌して之を服すれば不飢、軽身、延年

池沢に生ず

別録

　平　無毒

主治　小腹痛結煩疼

一名　白余糧

東海及び山嶋中に生ず　或いは池沢中

集注

今多く東陽より出づ。形は鵝鴨の卵の如し。外には殻が有り叠重（ジュウジョウ）す。華には黄なる細末が有り蒲黄の如し。沙無き者を佳と為す。近年、茅山にて地を鑿って大いに之を得たり。（品質は）極めて精好なり。乃ち紫華靡靡（ヒヒ）たるさま有り。

『仙経』の服食に之を用う。

南人は又平沢中に有る一種の藤を（太一禹余糧と）呼ぶ。葉は菝葜（バッカツ）の如し。根には塊を作（な）し節が有る。

菝葜に似て色は赤い。根の形は薯蕷に似る。（此の物を）謂いて禹余糧と為す。言うには、昔、禹が山を行くとき食に乏しく、此れを採って食に充つ。而して其の（食い）余りを棄つ。此れを白余糧と云う。池沢に生ずることも復た髣髴たり（似ている）。

或いは疑うらくは今の石は即ち是れ太一なり。

張華云う。池に多く蓼があるときは必ず余糧が有る、と。今の盧江間が便ち是れなり。

適（たまたま）、有る人、銅官において空青を石の坑(あな)より採るとき、大いに黄石色の石を得たり。極めて今の余糧に似る。而して色は過赤にして好し。疑うらくは此れ是れ太一か。彼の人は呼んで雌黄と為す。試みに物に塗るに正に雄黄の色の如し。

注

○**禹余糧**　褐鉄鉱。

○**東陽**　浙江省金華市。

○**菝葜**　バッカツ。ユリ科の低木。サルトリイバラ。

○**紫華靡靡**　靡靡は音ヒヒ。なびくさま。紫の花がひらひらとなびく様子である。

中品

二十六　金屑　キンショウ

本経

別録

味　辛平　有毒

主　精神を鎮める　骨髄を堅くする
　　五藏を通利する　邪毒気を除く

之を服すれば神仙となる

益州に生ず

採るに時無し

集注

金の生ずる所は処処に皆有り。梁、益、寧の三州及び建晋に多く有り。水沙中に出づ。屑に作（な）して之を生金と謂う。辟悪（よこしま）（悪性）にして有毒なり。煉らずして之を服すれば人を殺す。建、晋は亦た金沙有り。石中より出づ。焼いて熔かし鼓き擣（たた）いて碢と為す。火を被ると雖も亦た未だ熟せず。猶お須らく更に煉るべし。

又高麗（北朝鮮）、扶南（広西）及び西域の外国では器を成す（作る）。

金は皆煉って熟すれば服す可し。

『仙経』は醯、蜜及び猪脂、牡荊、酒輩を以て煉餌して柔軟にす。之を服すれば神仙となる。亦た水銀を合せて丹沙を作る外、医方には都て無用なり。当に是れ其の毒を慮るが故なり。

注

○**梁州**　古代中国の九州の一。陝西、甘粛の南部と四川省の大部。

○**益州**　四川省。

○**寧州**　寧夏は中国北西部の回族自治区。寧と略称。

○**醯**　ケイ。酢。醯　『大観』『政和』は「醢」に作る。

○**碢**　音カ。砣。音タと同意。碾輪石。石の碾き臼。

二十七　銀屑　ギンショウ

本経

別録

味　辛平　有毒
主　五藏を安んず　心神を定める
　　驚悸を止める　邪気を除く
久服　軽身　長年
永昌に生ず
採るに時無し

集注

銀の出づる処は亦た金と同じ。但し皆石中より生ずる。煉餌法も亦た相い似る。今医方には鎮心丸に合せて之を用いる。正服（単独）す可からず。屑と爲すには当に水銀を以て磨いて消すべきなり。永昌は本と益州（四川省）に属す。今は寧州に属す。絶遠にして復た賓附せず。

『仙経』には又服煉の法有り。此れは当に正に主治無し。故に『本草』（神農本草経）の載せる所と為らず。古は金を名づけて黄金と為す。銀は白金と為す。銅は赤金と為す。今銅には生と熟と有り。煉熟の者は柔かくして赤し。而れども本草は並びに用いること無し。今銅青と大銭は（医）方に入れて用う。並びに是れ生銅なり。応に下品の例に在るべし。

注

○**賓附**　賓は音ヒン。お客。また、よくくっ付けて並べること。ここは到来しないことであろう。

○**銅青**　緑青。

二十八　雄黄

ユウオウ

本経

味　苦平寒

主　寒熱　鼠瘻　悪瘡　疽痔　死肌

殺精物　悪鬼　邪気　百蠱　毒腫

五兵に勝つ

之を錬餌すれば軽身　神仙

一名　黄食石

山谷に生ず

別録

味　甘大温　有毒

主治　疥癬　䘌瘡　目痛　鼻中息肉　及び絶筋

破骨　百節大風に中る　積聚　癖気

中悪　腹痛　鬼疰

諸蛇虺[キ]毒を殺す　藜蘆の毒を解す

人の面を悦沢にす

之を餌服すれば皆、人の脳中に入る

鬼神に勝ち、延年、寿を益す　保中不餓

銅を得て金を作る

武都、燉煌の山の陽に生ず

採るに時無し

集注

雄黄を煉餌する法は皆『仙経』中に在り。銅を以て金と爲すのも亦た『黄白術』中に出づ。晋末已来、氐羌（甘粛、西蔵、青海に拠る）中紛擾し、此の物絶えて復た（流）通せず。人間（世間）に時に三、五両有り。其の価は金の如し。

丸に合するには皆、石門（陝西省）、始興（広東省）の石黄の好き者を用う。

始め齊の初、梁州（甘粛）の互市を以て（に於いて）微かに得る所有り、将に都下に至らんとす。余は最も先に使人の典籤を陳ずる処に於いて見たり。検獲して十余片を見る。尹輩（役人たち）は此の物は是れ何等かを識らず。雌黄を挟む有るを見て、或るひとは是れを丹沙と謂う。吾語を示し并せて更に属覔す。是に於いて漸漸に来る。

好い者は鶏冠の色を作す。臭はずして堅実なり。黯黒及び虚軟の若き者は好からず。武都、氐羌は仇池と爲す。宕昌にも亦た有り。仇池と正に同じにして小しく劣る。燉煌は涼州（甘粛省武威市付近）の西、数千里に在り。出づる所の者は未だ嘗って来たることなし。江東は知らず。当に何と云わん。

此の薬は最（重）要なり。（処方に）入らざる所無し。

注

○**雄黄**　ヒ素の硫化鉱物。鶏冠石。○**尹**　音イン。役所の長官。県尹。京兆尹。○**蝨瘡**　ジッソウ。虫くいきず。蝨　音ジツ。虫にくわれる病。○**虺**　音キ。まむし。○**武都、仇池**　甘粛省にある。○**氐**　音テイ。甘粛省に居住していたチベット族。○**羌**　音キョウ。中国北西部在住の民族。○**使人**　トルファン地方の寺院の隷属民。

薬方

雄黄薫（ユウオウクン）

／肛を蝕する者は雄黄にて之を薫ず。

二十九　雌黄

シオウ

本経

味　辛平

主治　悪瘡　頭禿　痂疥

　毒蟲、蝨、身痒、邪気の諸毒を殺す

之を煉って久服すれば　軽身　増年　不老

山谷に生ず

別録

　甘大寒　有毒

鼻中の息肉を蝕す　下部の䘌瘡

身面白駮　皮膚の死肌を散す

及び恍惚の邪気を散す　蜂蛇の毒を殺す

久服すれば人の脳をして満さしむ

武都に生ず　雄黄と同じ山に生ず

其の陰山に金が有る

金の精が薫ずるときは則ち雌黄を生ず

採るに時無し

集注

今雌黄の武都の仇池に出づる者、謂いて武都仇池黄と爲す。色は小しく赤し。扶南の林邑（ベトナム）に出づる者は崑崙黄と爲す。色は金の如し。而して雲母に似て甲錯す。画家の重んずる所なり。

此の言うところに依れば、既に雌雄の名有り、又同山の陰陽なり。合薬に於いては便ち当に武都を以て勝ると爲す。之を用いることは既に稀にして又崑崙より賎しい（劣る）。

『仙経』には単服の法無し。惟だ以て雄黄、丹沙を合わせ共に飛煉して丹と爲すのみ。金の精は是れ雌黄。銅の精は是れ空青。而れども空青を服するは反って雌黄に勝る。其の意、了（さと）り難し。

注

○**雌黄**　三硫化二ヒ素の塊り。

○**駮**　音ハク。まだら。白駮は一種の皮膚病。白なまず。

○**崑崙**　中国西方の大山脈。チベットと新疆ウイグル自治区の間を走る。

三十　石鍾乳

セキショウニュウ

本経

味　甘温

主治　欬逆上気　明目　精を益す　五藏を安んず

百節を通ず　九竅を利す　乳汁を下す

山谷に生ず

別録

無毒

気を益す　虚損を補う

治　脚弱　疼冷　下焦の傷竭　陰を強くす

久服すれば延年益寿し、顔色を好くす

錬らずして之を服すれば人をして淋せしむ

一名　公乳　蘆石　夏石

少室及び　太山に生ず

採るに時無し

集注

蛇牀之が使と爲す。牡丹、玄石、牡蒙を悪む。紫石英、蘘草を畏る。

第一は始興、而して江陵及び東境の名山、石洞には皆之有り。惟だ通中（中空）にして軽薄、鵞翎（ガレイ）の管の如し。之を砕けば爪甲の如く、中に雁歯無し。光明の者を善と爲す。長挺にして乃ち一二尺有る者、色は黄なれど、苦酒を以て洗い削れば則ち白し。

『仙経』に之を用いること少なし。而れども世方には重んずる所にして亦た（価は）甚だ貴し。

薬方

紫石寒食散（シセキカンショクサン）

紫石英　白石英　赤石脂　鍾乳　栝楼根　防風　桔梗　文蛤

鬼臼　太一禹余糧　乾姜　附子　桂枝

／適応　傷寒　愈えて復せざらしむ（再発防止）

注

○**石鍾乳**　鍾乳石。鍾乳洞で天井から下垂した円筒形の石灰質沈殿物。

○**鍾乳石**　鍾乳管。鍾乳石の尖端が管状になったもの。炭酸カルシウム。

○**下焦**　下腹部リンパ系。ここは下腹部。

○**江陵**　湖北省北部の県。

○**鵞翎**　音ガレイ。鵞は鵞鳥。翎は羽根。

○**雁歯**　材木や石材が一枚一枚食い違ってならぶ様。

三十一　殷孽　インゲツ

本経

味　辛温
主治　爛傷　瘀血　洩痢　寒熱　鼠瘻　癥瘕　結気
一名　姜石
山谷に生ず

別録

無毒
主治　脚冷疼弱
鍾乳の根なり
趙山、又梁山及び南海に生ず
採るに時無し

集注

朮、防已を悪む。

趙国は冀州に属す。此れは即ち今の人は孔公孽と呼ぶ所なり。大きさは牛羊の角の如く、長さは一、二尺左右（ばかり）。亦た始興より出づ。

注

○**殷孽**　鍾乳管の基部。

○**冀**　音キ。河北省。

三十二　孔公孽　コウコウゲツ

本経

味　辛温

主治　傷食不飢　邪結気　悪瘡　疽　瘻痔

九竅を利す　乳汁を下す

山谷に生ず

別録

無毒

治　男子陰瘡　女子陰蝕　及び傷食病

恒に眠らんと欲す

一名　通石

殷孽の根也　青黄色

梁山に生ず

集注

木蘭之が使と為す。細辛を悪む。

梁山は馮翊（フウヨク）郡に属す。此れは今の鍾乳牀なり。亦た始興に出づ。皆大きな塊りにして折って之を破る。

凡そ鍾乳の類、三種（石鍾乳、殷孽、孔公孽）同一体なり。石室の上よりの汁が溜まり積ること久くして盤結せる者を鍾乳牀と爲す。即ち此れ孔公孽なり。

其の次に長く小さく巃嵸の者を殷孽と爲す。今の人は呼んで孔公孽と爲す。

殷孽も亦た溜れるものなり。軽好の者は鍾乳と爲す。

（三種は）同一体と雖も療体（薬効）は異なると爲す。貴賤懸殊す。

此の二孽は丸散に堪えず。人は皆擣いて末とし酒に漬けて之を飲む。

脚弱を治す。其の前の諸治、恐らくは宜しく水にて煮て湯と爲すべし。

案ずるに此の三種は同根にして生ずる所を各々異にす。当に是れ其の土地に随って勝ると爲すのみ。

注

○**孔公孽**　鍾乳管の中間部分。
○**陰瘡**　陰部瘡傷。
○**陰触**　陰部潰瘍。
○**梁山**は馮翊（フウヨク）郡。今、陝西省に在る。
○**貴賤懸殊**　品質に良否、上下がある。
○**始興**　広東省に在る県。
○**巃嵸**　ロウショウ。山なみのうねる様。うねうねと曲がる様。

三十三　石脳　セキノウ

本経

別録

味　甘温　無毒
主治　風寒虚損　腰脚疼痺
　五藏を安んず　気を益す
一名　石飴餅
名山の土石中に生ず
採るに時無し

集注

此の石も亦た鍾乳の類。形は曽青の如く、色は白く黒斑あり。軟脆にして破れ易し。今茅山の東及び西平山、并びに有り。土堪を鑿って之を取る。世方には用いられず。『仙経』劉君導仙散が有って之を用う。又『真誥』に云う。李惣は採りて服し、風痺虚損を治して長生を得たり、と。

注

○**堪**　音カン。分厚く重みがある山。

○**風痺**　感冒に継起するリウマチ性疾患。

○**虚損**　虚証。脾弱。

○**李怨**　未詳。

三十四　石硫黄

セキリュウオウ

本経

味　酸温

主治　婦人陰蝕　疽　痔　悪血　筋骨を堅くす

頭禿を除く

能く金銀銅鉄奇物（硫黄化合物）を化す

山谷に生ず

別録

大熱　有毒

治　心腹積聚　邪気冷癖の脇に在るもの

欬逆上気　脚冷疼弱無力　鼻衄　悪瘡

下部䘌瘡　止血　疥虫を殺す

東海牧羊中及び太山、河西山に生ず

礬石液なり

集注

東海郡は北徐州に属す。箕山にも亦た有り。

今第一は扶南の林邑に出づ。色は鵞子の初めて殻を出でし如く、崑崙黄と名づく。次は外国に出づ。

蜀中より来る。色は深くして煌煌たり。

世方には之を用いて脚弱及び痼冷を治するに甚だ良し。
『仙経』は頗る之を用う。化する所の奇物、並びに是れ『黄白術』及び合丹法なり。
此に礬石液を云う。今南方には則ち礬石無し。恐らくは必ずしも爾らざらん。

注

○**河西**　甘粛省。
○**徐州**　九州の一。山東省南部、江蘇、安徽省の北部を含む地域。今、江蘇省北部の都市。
○**箕山**　河南省北部の山。堯の時、隠者の巣父や許由が隠れた所。
○**扶南**　広西。またカンボジア南部の国をいう。
○**蜀**　四川省。

三十五　磁石　ジシャク

本経

味　辛寒

主治　周痺風湿　肢節中痛　物を持つこと能わず

洗洗として酸痟す

大熱、煩満及び耳聾を除く

一名　玄石

山谷に生ず

別録

鹹　無毒

主　腎藏を養う　骨気を強くす　精を益す

除煩　関節を通ず

癰腫、鼠瘻、頸核、喉痛を消す

小児の驚癇を消す

水に練って之を飲めば亦人をして子有らしむ

一名　処石

太山及び慈山の山陰に生ず　鉄が有るときは

則ち其の陽に生ず

採るに時無し

集注

柴胡 之が使と爲る。鉄毒を殺す。牡丹、莽草を悪む。黄石脂を畏る。

今南方にも亦た有り。其の好き者は能く懸けて針を吸う。虚に三、四、五を連ねるを佳とす。鉄物の毒を殺す。金を消す。

『仙経』『丹方』『黄白術』中に多用す。

注

○**磁石鉱** 四酸化三鉄である。

○**痟** 音ショウ。酸削（だるく痩せる）。

○**驚癇** 驚はビクッとすること。軽い痙攣。熱性痙攣など。

三十六　凝水石

ギョウスイセキ

本経

味　辛寒

主治　身熱　腹中積聚邪気

皮中火で焼くが如し　煩満

水にて之を飲む

久服　不飢

一名　白水石

山谷に生ず

別録

甘大寒　無毒

主　時気熱盛ん　五藏の伏熱

胃中の熱を除く　煩満、渇を止む　水腫

少腹痺

一名　寒水石　凌水石

色は雲母の如く折る可き者良し　塩の精なり

常山の山谷に生ず　又中水県及び邯鄲に生ず

集注

巴豆の毒を解す。地楡を畏る。

常山は即ち恒山なり。并州に属す。中水県は河間郡に属す。邯鄲は是れ趙郡（山西省）。並びに冀州城に属す。此の処地は皆鹹鹵、故に塩精と云う。之を砕くと朴消に似る。此の石の末を水中に置くと夏月に氷と為る者佳し。

注

○**凝水石**　紅石膏や方解石が用いられている。日本では石灰芒硝石（グローベライト）を当てる（小曽戸）。
○**時気**　季節性流行病
○**恒山**　五岳の一。山西省北東部にある山。
○**并州**　へイシュウ。山西省。大原市。
○**邯鄲**　河北省南部の都市。邯鄲の夢の故事で有名。春秋時代の趙の古城。
○**冀州**　河北、山西、河南北部を含む地域。

三十七　石膏

セッコウ

本経

味　辛微寒

主治　中風寒熱　心下逆気　驚喘　口乾舌焦
息する能わず　腹中堅痛　邪鬼を除く
産乳　金瘡

山谷に生ず

別録

甘大寒　無毒

主　時気　頭痛　身熱　三焦大熱　皮膚熱
腸胃中膈熱を除く　解肌発汗
消渇を止む　煩逆　腹脹　暴気　喘息
咽熱

亦た浴湯に作る可し

一名　細石

細理白沢の者良し　黄は人をして淋せしむ

齊山及び齊の廬山、魯塘の蒙山に生ず

集注

鶏子之が使と爲る。莽草、毒公を悪む。

二郡の山は即ち青州（山東省）、徐州（河南省）なり。今は銭塘県（浙江省）の獄（嶽）地中に出づ。雨後時時自ずから出づ。之を取るに皆方（形）にして棋子（将棋の駒）の如し。白澈のもの最も佳し。比（ちかごろ）得が難し。

皆霊隠山の者を用う。彭城の者も亦た好し。近道（近所）に多く有りて大きな塊りなり。之を用いるも彼（原産地）の土に及ばず。『仙経』には此れを須（もち）いず。

注

○**石膏**　含水硫酸カルシウムから成る鉱物。柱状また卓状結晶或は塊状、粉状をなす。白墨、セメント、彫刻、ギプスなどに使う。

○**乳**　出産である。

○**廬山**　江西省北部にある名山。

○**蒙山**　山東省に在る。

○**霊隠山**　浙江省杭州市西湖西北にある。

○**彭城**　江蘇省徐州市。

薬方

麻杏甘石湯（マキョウカンセキトウ）
麻黄　杏仁　甘草　石膏
／適応　汗出でて喘する者

越婢湯（エッピトウ）
麻黄　石膏　生姜　甘草　大棗
／適応　風水　一身悉腫　脈浮　自汗

越婢加半夏湯（エッピカハンゲトウ）
／適応　肺脹　欬して上気　喘　脈浮大

越婢加朮湯（エッピカジュツトウ）

／適応　裏水　一身面目洪腫　小便不利　脈沈・肉極　大汗
下焦脚弱

麻黄升麻湯（マオウショウマトウ）

麻黄　升麻　当帰　知母　黄芩　萎蕤　芍薬　天門冬　桂枝
茯苓　甘草　白朮　石膏　乾姜
／適応　下後　寸脈沈遅　手足厥冷　咽喉不利　唾膿血　泄利
不止

厚朴麻黄湯（コウボクマオウトウ）

厚朴　石膏　麻黄　乾姜　五味子　細辛　半夏　杏仁　小麦
／適応　欬而脈浮

大青龍湯（ダイセイリュウトウ）

麻黄　杏仁　桂枝　甘草　生姜　大棗　石膏
／適応　溢飲　傷寒　脈浮緊　煩躁　無汗

小青龍加石膏湯（ショウセイリュウカセッコウトウ）

桂枝　芍薬　甘草　麻黄　乾姜　五味子　細辛　半夏　石膏
／適応　肺脹　煩躁　脈浮　心下水気

竹葉石膏湯（チクヨウセッコウトウ）

麦門冬　粳米　半夏　人参　竹葉　石膏　甘草
／適応　傷寒解後　虚羸少気　気逆

白虎湯（ビャッコトウ）

知母　石膏　甘草　粳米
／適応　三陽合病　腹満　身重　譫語　脈浮滑

白虎加人参湯（ビャッコカニンジントウ）

知母　石膏　甘草　粳米　人参
／適応　熱結在裏、表裏倶熱　大渇

白虎加桂枝湯（ビャッコカケイシトウ）

知母　石膏　甘草　粳米　桂枝
／適応　発熱　少気　煩悶　肌肉消鑠

木防已湯（モクボウイトウ）

木防已　石膏　桂枝　人参
／適応　支飲　喘満　心下痞堅　面色黧黒　脈沈緊

文蛤湯（ブンゴウトウ）

文蛤　麻黄　杏仁　甘草　石膏　生姜　大棗
／適応　吐後渇欲得水

続命湯（ゾクメイトウ）

麻黄　杏仁　桂枝　甘草　石膏　乾姜　人参　川芎
／適応　中風　風痱　冒昧　拘急

風引湯（フウイントウ）

大黄　乾姜　龍骨　桂枝　甘草　牡蛎　寒水石　滑石　赤石脂
白石脂　紫石英　石膏
／適応　熱癱癇　大人風引　少小驚癇　瘈瘲日に数十発

竹皮大丸（チクヒダイガン）

生竹筎　石膏　桂枝　甘草　白微

／適応　婦人乳中虚煩乱　嘔逆

三十八　陽起石

ヨウキセキ

本経

味　鹹微温

主治　崩中　漏下　破子　藏中血　癥瘕　結気
　寒熱　腹痛　無子　陰陽痿不合　補不足

一名　白石

山谷に生ず

別録

　無毒

治　男子茎頭寒　陰下湿癢　臭汗を去る
　水腫を消す

久服不饑　人をして子を有らしむ

一名　石生　羊起石　雲母の根なり

齊山及び瑯琊或雲山、陽起山に生ず

採るに時無し

集注

桑螵蛸之が使と為す。沢瀉、菌桂、雷丸、蛇蛻皮を悪む。菟絲子を畏る。

此れの出づる所は即ち雲母と同じ。而して甚だ雲母に似る。但だ厚く実せるのみ。今用いるものは乃ち益州（四川省）に出づ。礬石と同じ処なり。色は小しく黄黒で即ち礬石なり。雲母の根は未だ何者なるかを知らず。世用は乃ち希なり。

注

○**陽**　勃起力である。

○**陽起石**　透角閃石。

○**陰陽痿不合**　性交困難、不能。

三十九　玄石

ゲンセキ

本経

別録

味　鹹温　無毒

主治　大人小児驚癇　女子絶孕　少腹寒痛

　少精　身重

之を服すれば人をして子有らしむ

一名　玄水石　処石

太山の陽、山陰に銅有り

銅は雌、玄石は雄

集注

松脂、柏子、菌桂を悪む。

『本経』の磁石に一名玄石とあり。『別録』は各々一種となす。今案ずるに、其の一名処石とあり。名既に同じにして治体又相い似る。而れども寒温銅鉄畏悪は異なるもの有り。世用は既に亦た用いず。其の形を識る者無し。磁石と相い類するやを知らず。

注

○**孕** 妊娠。絶孕は妊娠中絶。堕胎。

四十　理石

リセキ

本経

味　辛寒

主治　身熱　煩を解く　胃を利す　精を益す　明目

積聚を破る　三蟲を去る

一名　立制石

山谷に生ず

別録

甘大寒　無毒

主　榮衛中に去来する大熱、結熱を除く

煩毒を解す　消渇及び中風痿痺を止どむ

一名　肌石　石膏の如く順理にして細かし

漢中及び盧山に生ず

採るに時無し

集注

滑石之が使と爲る。麻黄を畏る。

漢中は梁州に属す。盧山は青州に属す。今寧州に出づ。

世用（世間での使用）亦た希。『仙経』は時に須（もち）う。

亦た呼んで長理石と爲す。石胆も一名立制石という。今此こに又立制と名づく。疑うらくは必ず類を相い乱すならん。

注

○**理石**　石膏の条理の整っているもの。

○**榮衛**　営衛とも書く。営脈と衛気、血管と神経である。

○**去来大熱**　去来は弛張で去来大熱は弛張熱である。肺炎、敗血症などに表れる。

○**痿**　四肢の麻痺、萎縮。

○**痺**　しびれ。またリウマチ性関節症。

○**漢中**　陝西省南西部。漢水上流の盆地。漢の高祖、劉邦の根拠地。

○**梁州**　古代九州の一。陝西、甘粛の南部と四川省の大部分を含む地域。

四十一　長石

チョウセキ

本経

味　辛寒

主治　身熱

四肢寒厥　小便を利す　血脈を通ず　明目

翳眇を去る　三蟲を去る　蠱毒を殺す

久服　不饑

一名　方石

山谷に生ず

別録

味　苦　無毒

主治　胃中の結気（腫瘤）

消渇を止む　気を下す

脇肋肺間の邪気を除く

一名　土石　直石

理は馬歯の如し　方にして潤沢　玉の色

長子及び太山、臨淄に生ず

採るに時無し

集注

長子県は上黨郡（山西省）に属す。臨淄県（齊の都）は青州（山東省）に属す。世方ならびに『仙経』

並せて此れを用いること無し。

注

○**長石**　硬石膏の結晶の長大なもの。

○**翳眇**　エイビョウ。翳は角膜翳。眇はすがめ。斜視。

○**蠱毒**　コドク。毒性のある虫。

○**上黨**　山西省長治市付近。

○**臨淄**　リンシ。山東省にあった。春秋時代、齊の都の所在地。

○**寒厥**　厥冷。冷え。

四十二　緑青　ロクショウ

本経

別録

味　酸寒　無毒
主　気を益す
治　衄鼻　洩痢を止む
山の陰の穴の中に生ず　色青白

集注

此れは即ち緑色を画くのに用いる。亦た空青中に出づ。相い帯びて挟む。今の画工は呼んで碧青と爲す。而して空青を緑青と作す。正に反せり。

注

○**緑青**　銅の表面に生ずる緑色の「さび」。塩基性炭酸銅。
○**衄鼻**　鼻閉塞。

四十三　鉄落　テツラク

本経

味　辛平

主治　風熱　悪瘡　瘡疽瘡痂

　　疥気の皮膚中に在るもの

平沢に生ず

別録

味　甘　無毒

　　胸郭中の熱気を除く　食下らず

　　心煩を止む　黒子を去る

一名　鉄液　以て皂（黒）を染む可し

牧羊及び枋城或は析城に生ず

採るに時無し

注

○**皂**　音ソウ。黒色。

○**枋城**　ヘイ又ホウ。未詳。

○**析城**　セキ又シャク。未詳。

四十四　鉄

テツ

本経

主治　肌を堅くし痛に耐う

別録

四十五　生鉄

ショウテツ

本経

別録

微寒

主治　下部及び脱肛

四十六　鋼鉄　コウテツ

本経

別録

味　甘平　無毒
主治　金瘡
　煩満　熱中　胸郭中気塞
　食化せず
一名　跳鉄

四十七　鉄精　テッセイ

本経

平

主　明目

銅を化す

別録

微温

主治　驚悸　心気を定む　小児風癇

除頽　脱肛

集注

鉄落は是れ皁（くろ）く染める鉄漿なり。

生鉄は鏽を被むらず（熔かして柔らかにしない）。槍、釜の類なり。

鋼鉄は生鏁（鏁）を雑え錬（ね）って刀や鉐（飾り）を作る者。

鉄精は鍛竈中より出づ。塵紫色の如し。軽き者を佳とす。亦た以て銅器を摩瑩するに用いるなり。

注

○皁　音ソウ。黒色。

○鉄落　鉄を鍛える時に落ちる鉄くず。

○鐳　鉄を熔かして流すこと。また柔らかい鉄。

○鐮　音レン。鎌と同じ。

○鉘　音フツ。飾り。

○瑩　音エイ。光。あざやか。玉のように美しい石。

○摩瑩　磨いて光らせることであろう。

四十八　鉛丹

エンタン

本経

味　辛微寒

主治　欬逆　胃反　驚癇　癲疾　熱を除く

気を下す

錬化して還って九光を成す

久服　神明に通ず

平沢に生ず

別録

小便の利を止む　毒熱、臍攣を除く

金瘡　溢血

蜀郡に生ず

一名　鉛華

鉛を生ず

集注

即ち今鈆（鉛）を熬（い）って作る所の黄丹にて画用なり。世方に用いることは稀なり。唯だ『仙経』には釜に丹を塗るとき此れが須（もち）いられる。化して九光を成すと云うのは当に九光丹と為して以て釜を為すのみ。別に変わった錬法無し。

注

○**鈆**　エン。鉛。

○**鉛丹**　四酸化三鉛。赤色粉状また燐片状結晶となる。

○**胃反**　胃がんなどによる嘔吐。

薬方

柴胡加龍骨牡蛎湯（サイコカリュウコツボレイトウ）

柴胡　（黄芩）　半夏　人参　生姜　大棗　桂枝　茯苓　大黄

龍骨　牡蛎　鉛丹

／適応　下後　胸脇煩満　小便不利　譫語　一身悉重

下品

四十九　青琅玕

セイロウカン

本経

味　平
主治　身癢　火瘡（やけど）　癰傷
　疥瘙　死肌
一名　石珠
平沢に生ず

別録

無毒
白禿
浸淫（湿疹）皮膚中に在り
煮て煉って之を服すれば陰気を起こす
化して丹と爲す可し
一名　青珠
蜀郡に生ず
採るに時無し

集注

錫毒を殺す。水銀を得るは良し。烏鶏骨を畏る。

此れ即ち『蜀都賦』が称する所の、青珠黄環なり。黄環は乃ち是れ草。苟に名を取るの類にして種族は乖れり（草の名前が付いているが実物は鉱石である）。琅玕は是れ崑山上の樹の名なり。又『九真経』中の太丹の名なり。

此の石は今無用。唯だ以て手足の逆臚を治するのみ。

注

○**琅玕**　孔雀石。銅の含水炭酸塩鉱物。鮮緑色で光沢がある。装飾品また顔料とする。

○**浸淫**　浸　音シン。しみ込む。ひたす。淫　音イン。ひたす。しみ込む。

○**蜀都賦**　左思の作。左思は西晋の武帝の頃の人。三〇八年頃没。三都賦を作る。蜀、呉、魏の都を讃える賦。蜀都賦はその一。賦は韻を踏んだ美文。青珠、黄環（玉）はその物産である。

○**苟**　音コウ。かりそめ。とりあえず。そのつど。もしも。

○**乖**　音カイ。そむく。もとる。間違い。

○**手足逆臚**　手足の爪甲の際の皮の剥起するもの（『諸病源候論』）。

五十　膚青　フセイ

本経

味　辛平
主治　蠱毒　毒蛇　菜肉諸毒　悪瘡
山谷に生ず

別録

無毒
不可久服　人をして痩せしむ
一名　推青　推石
益州に生ず

集注

世方及び『仙経』並びに此れを用いること無し。亦た相い與に復た之を識らず。

五十一　礜石　ヨセキ

本経

味　辛大熱
主治　寒熱　鼠瘻　蝕瘡　死肌　風痺　腹中堅癖
　邪気　熱を除く
一名　青分石　立制石　固羊石
山谷に生ず

別録

　生は温　熟は寒　有毒
主　明目　下気　膈中の熱を除く
　消渇を止む　肝気を益す　積聚を破る
　痼冷腹痛　鼻中の息肉を去る
久服すれば人をして筋攣せしむ
火煉百日、一刀圭を服す
煉らずして服すれば則ち人及び百獣を殺す
一名　白礜石　大白石　沢乳　食塩
漢中及び少室に生ず
採るに時無し

集注

火を得るを良しとす。棘針之が使と爲す。

毒公、鷲屎、虎掌、細辛を悪む。水を畏る。


今蜀漢にも亦た有り。而れども好き者は南康、南野溪及び彭城界中、洛陽城南塹に出づ。常には少室（河南省）より取る。

生の礜石は水中に内れると水をして氷らざらしむ。此の如く則ち大熱を生ずる。

今黄土の泥で苞み、炭火にて之を焼くこと、一日一夕、則ち解いて砕いて用いる可し。冷結を治するに良しと爲す。

丹方及び黄白術には之を用いること多し。善く能く金を柔らかにす。

又湘東の新寧県及び零陵には白礜石が有る。

注

○**礜石**　硫ヒ鉄鉱。毒石。
○**刀圭**　音トウケイ。薬を盛る匙。
○**少室**　少室山　河南省登封県の西北に在る。太室山に対する。
○**南康**　南康県、南康国、南康郡がある。何れも江西省内の地名である。
○**塹**　慣用音はザン。集落や城の外につくった堀。
○**苞**　音ヒョウまたホウ。つと。わらなどで物をつつんだもの。わらづと。ここは包として読んだ。
○**新寧県**　湖南省常寧県西南。
○**零陵**　湖南省寧遠県の南。
○**湘東**　湖南省湘江以東の地。

五十二　方解石

ホウカイセキ

本経

別録

味　苦辛大寒　無毒

主治　胸中留熱　結気　黄疸　血脈を通ず

蠱毒を去る

一名　黄石

方山に生ず

採るに時無し

集注

案ずるに『本経』の長石の一名も方石なり。治体も亦た相い似る。疑うらくは是れ此れか（長石と方解石は同じ物か）。

注

○**方解石**　炭酸カルシウムの鉱物。三方晶系の菱面体結晶。大理石、鍾乳石の主成分。○**方山**　方山県は江蘇省。方山寺は山西省。

五十三　蒼石　ソウセキ

本経

別録

味　甘平　有毒

主治　寒熱　下気　瘻蝕　飛禽鼠を殺す

西城に生ず

集注

世の中では復た用いず。其の状を識るもの無し。

注

○**西城**　陝西省安康。○**瘻蝕**　瘻はリンパ腫。蝕は潰瘍。

五十四　土陰　孽

ドイン　ゲツ

本経

別録

味　鹹　無毒
主治　婦人陰蝕　大熱　乾痂
高山の崖上の陰に生ず　色は白く脂の如し
採るに時無し

集注

此れは猶お鍾乳に似るがごとし。孔公孽の類なり。故に亦た孽の名が有る。但だ崖の上に在り。今、時に之有り。但し復た採用せざるのみ。

五十五　代赭　タイシャ

本経

味　苦寒

主治　鬼疰　賊風　蠱毒　精物悪鬼を殺す

腹中毒邪気　女子赤沃漏下

一名　須丸

別録

味　甘　無毒

治　帯下百病　産難　胞衣不出　堕胎

血気を養う　五藏血脈中の熱を除く

血痺　血瘀

大人小児驚気が腹に入る

及び陰痿不起

一名　血師

集注

姑幕より出づる者は須丸と名づく。

代郡より出づる者は代赭と名づく。

本経

山谷に生ず

別録

齊国（山東省）に生ず
赤紅青色、鶏冠の如く沢有り　爪甲を染めて
渝（かわ）らざる者良し
採るに時無し

集注

天雄を畏る。

舊説に云う。是れは代郡の城門の下の土なり、と。江東では久しく絶えたり。頃（ちかごろ）魏国の献ずる所、猶お是れ彼の間の赤土のみ。復た真物に非ず。此れ世用に於いて用いること乃ち疎（まれ）なり。而れども丹方の要と爲す。戎塩、鹵鹹と并せて皆是れ急須（必要不可欠）なり。

注

○**代赭石**　赤鉄鉱である。代は河北省の地名。赭は朱色。
○**精物**　もののけ。
○**渝**　音ユ。変わる。
○**姑幕**　山東省の地名。
○**代郡**　山西省北部。

薬方

旋覆代赭石湯（センプクタイシャセキトウ）

旋覆華　代赭　半夏　人参　生姜　甘草　大棗

／適応　汗吐下後　心下痞硬　噫気

滑石代赭湯（カッセキタイシャトウ）

百合　滑石　代赭石

／適応　百合病下後

五十六　鹵鹹

ロカン

本経

味　苦寒

主治　大熱　消渇　狂煩　邪を除く　蠱毒を下す
肌膚を柔らかにす

塩池に生ず

別録

味　鹹　無毒

主　五蔵腸胃の留熱　結気　心下堅
食し已(おわ)って嘔逆　喘満　明目　目痛

河東に生ず

集注

云う、是れは塩を煎ずる釜の下の凝滓なり、と。

注

○**鹵**　山西省から西北辺地をいう。アルカリ性塩分を含んだ土地。不毛の地。

○**鹵鹹**　塩化ナトリウムと他の水溶性塩類。

○**河東**　山西省南西部。南に流れる黄河の東側の地域。

五十七　戎塩

ジュウエン

本経

主
明目　目痛　気を益す　肌骨を堅くす
毒蟲を去る

別録

味　鹹寒　無毒
治　心腹痛　溺血　吐血　歯舌出血
一名　胡塩
胡塩山及び西羌北地及び酒泉福禄城東南角に生ず　北海は青　南海は赤
十月に採る

集注

今の世の中には復た鹵鹹を見ず。唯だ魏国献ずる所の虜塩は即ち是れ河東の大塩なり。形は結氷の如く圓く強し。味は鹹苦。夏月には小しく潤液（しめる）す。

虜中塩には乃ち九種有り。白塩。食塩は常食する者なり。黒塩は腹脹気満を治す。胡塩は耳聾、目痛を治す。柔塩は馬の脊瘡を治す。又赤塩、駮塩、臭塩、馬歯塩の四種有り。並びに食に入らず。馬歯は即ち大塩。黒塩は疑うらくは是れ鹵鹹。柔塩は疑うらくは是れ戎塩。而して戎塩は又胡塩と名づけ、兼ねて眼痛を治す。二、三相い乱れたり（混乱している）。

今戎塩は虜中に甚だ有り。涼州（甘粛、武威市一帯）より来る。芮芮河南使及び北部胡客が敦煌より来る、亦た之を得（旅行者が持ってくる）。（当然）自ずから稀少なり。其の形は塊片を作す。或いは鶏、鴨の卵の如く或いは菱米の如し。色は紫白。味は甚だしくは鹹からず。口嘗は気臭あり。正に蝦鶏子の如く臭う者が是れ真（本物）と言う。

又河南の塩池の泥の中に自ずから凝塩の石片の如きもの有り。打破すれば皆方（四角）。善く馬青黒色にして脊瘡を治す。又疑うらくは此れ或いは是れか。塩は多種と雖も戎塩、鹵鹹は最も要用と為す。

又巴東朐䏰県北岸に大いなる塩井有り。塩水自ずから凝つて粥子塩を生ず。方一、二寸。中央突（出）（膨）張し繖形の如し。亦た方にして石膏、博碁の如き者有り。

李云う。戎塩は味苦にして臭う。是れ海の潮水が山の石に澆ぎ、久を経て塩が凝って石に著いて之を取る。

北海の者青、南海の者紫赤。

又云う。鹵鹹は即ち是れ人が塩を煮たとき釜の底に凝強（固まった）せる塩の滓なり、と。

此の二説の如きは未だ詳らかならず。

薬方

茯苓戎塩湯（ブクリョウジュウエントウ）

茯苓　白朮　戎塩

／適応　小便不利

注

○**戎塩**　食塩である。塩湖や塩地から取る。

○**西羌**　羌は音キョウ。チベット系の遊牧民族。甘粛、西蔵、青海方面に拠る。漢代には西羌と呼ばれた。匈奴と連合して中国の西境を騒がせた。

○**酒泉**　甘粛省の河西回廊にある都市。

○**魏**　山西南部、陝西の東部、河南の北部を含む地域。三国志、魏の曹操の根拠地。

○**虜**　漢音はロ。リョは慣用音。とりこ。奴隷。胡虜は西北の遊牧民。塞虜は辺境の異民族。戎虜は西方の異民族。

○**駮**　音ハクまたホウ。まだら。

○**芮**　音ゼイ。陝西省東部の地。芮芮は草の芽が柔らかく内に巻いた様。

○**口亶**　未詳。

○**毈鶏子**　タンケイシ。毈は卵がつぶれて雛が孵化しないこと。つぶれた鶏の卵。

○**巴**　四川省、重慶市付近。

○**繖**　音サン。絹張りの傘（かさ）。

○**李**　李當子。

○**澆**　音ギョウ。そそぐ。

五十八　大塩

タイエン

本経

人をして吐かしむ

池沢に生ず

別録

味　甘鹹寒　無毒

主治　腸胃結熱　喘逆　吐　胸中の病

邯鄲及び河東に生ず

集注

漏蘆之が使と爲る。

参考

『千金翼』と『証類本草』の全文

大鹽、味甘鹹寒、無毒、主治腸胃結熱、喘逆、胸中病、令人吐、

生邯鄲及河東池澤

『永楽大典』巻九七六二の引く太平御覧の全文

大鹽、一名鹽精、令人吐、主腸胃結熱

注

○**大塩**　食塩である。山西省の塩池からとる。邯鄲は山西省にある。

○**吐**　『金匱要略』第二十五の八十三条に吐剤としての塩に関する記事がある。

五十九　特生礜石

トクセイヨセキ

本経

別録

味　甘温　有毒

主　明目　利耳　腹内絶寒

堅結及び鼠瘻を破る　百蟲、百獣を殺す

久服延年

一名　蒼礜石　礜石　鼠毒

西城に生ず

採るに時無し

集注

火にて之を煉るは良し。水を畏る。

舊と云う。鸛の巣の中の者最も佳し、と。鸛は恒に水に入りて冷える。故に取って以て卵を壅して熱せしむるなり。今は得る可からず。唯だ漢中に出づる者を用う。

其の外形は紫赤色、内は白くして霜の如し。中央に臼（へこみ）が有る。形状が歯の如き者が佳し。

『大散方』に云う。荊州新城郡防陵県に出づるは、練（ねりぎぬ）のごとき白色のものを好しと爲す。

之を用いるには亦た先ず黄土を以て包んで焼くこと一日、亦た釜の孔の中に内れて之を焼く可し。

玉壷の諸丸に合せて此れを用いること多し。

『仙経』では特生とは云わず。則ち止（た）だ是れ先の白礜石のみ。

注

○**礜石**　硫ヒ鉄鉱やヒ鉄鉱である。毒石。
○**鸛**　音カン。こうのとり。
○**壅**　音ヨウ。ふさぐ。かこむ。擁は抱きかかえる意。ここは卵を囲む意味であろう。

六十　白亜　ハクア

本経

味　苦温

主治　女子寒熱　癥瘕　積聚　月閉　陰腫痛　漏下無子

山谷に生ず

別録

味　辛　無毒

洩痢を止む

久服す可からず　五藏を傷り、人をして羸瘦せしむ

一名　白善

邯鄲に生ず

採るに時無し

集注

此れは即ち今、画に用いる者なり。甚だ多くして賎（安価）なり。世方も亦た（用いること）希なり。『仙経』には須いず。

注

○**白亜**　カオリン。カオリナイトを主成分とする粘土。古くはチョークとされていた。

六十一　粉錫　フンセキ

本経

味　辛寒

主治　伏尸　毒螫　三蟲を殺す

一名　解錫

別録

無毒

治　悪瘡　堕胎　鼈瘕を去る

小便利を止む

集注

即ち今鉛を化して作る所の胡粉なり。其の色の金色の者は尸虫を治するに彌良し。而れども之を粉錫と謂うは事と経と乖る。

注

○**粉錫**　胡粉。炭酸鉛である。

○**錫**　漢音はセキ。呉音はシャク。

○**伏尸**　尸は死体。伏尸は倒れている死体。

○**螫**　音セキ。刺す。

○**鼈瘕**　音ベツカ。鼈は「すっぽん」。瘕は腫瘤。すっぽんに咬まれた傷か。

六十二　錫銅鏡鼻

セキドウキョウビ

本経

主治　女子血閉　絶孕　癥瘕　伏腸

山谷に生ず

別録

主治　及び伏尸邪気

桂陽に生ず

集注

此の物は胡粉とは類を異にす。而れども今は條(分類)を共にす。当に其の正に非ざるを以て一つの(別痼の)薬と成して具うべし。故に錫品の中に附けて見すなり。

古くから純(粋)に銅を以て作られた鏡は無し。皆錫を用いて之に雑ぜたり。

『別録』は錫銅鏡(という名称)を用う。即ち是れ今では破れた(壊れた)古い銅鏡鼻(鏡の取っ手)のみ。之を用いるには当に焼いて赤くし酒の中に入れて之を飲むべし。若しくは醯の中に置いて出入すること百過し亦た擣くも可なり。

鉛と錫について『本経』は桂陽に生ずと云う。今は乃ち臨賀に出づ。臨賀は猶お是れ桂陽を分けて置く所なり(同じ処といってよい)。鉛と錫は相い似ると雖も用に入れるときは大いに異なる(使い方は大変違う）。

注

○**錫銅鏡鼻**　鏡鼻は鏡の取っ手。銅に錫を雑ぜて作った。
○**孕**　妊娠。
○**伏腸**　覆われた腸。腸閉塞様の病か。未詳。
○**桂陽**　ここは桂林であろう。桂林は広西チワン族自治区北東部に在る都市。桂江の西岸に沿っている。陽は川の北。
○**醯**　音ケイ。酢。

六十三　銅弩牙　ドウドガ

本経

別録

主治　婦人産難　血閉　月経不通
陰陽隔塞

集注

此れ即ち今の人が射（撃）に用いる所の者なり。取って焼いて赤くし、酒の中に入れて、汁を飲む。亦た以て之に添える。古い者が得られれば彌よ勝る。制鏤（ロウ）は巧み多し。

注

○**弩**　機械仕掛けで射る弓。弩弓。いしゆみ。
○**銅弩牙**　弩弓の矢じりか
○**鏤**　音ロウ。ちりばめる。

六十四　金牙　キンガ

本経

別録

味　鹹　無毒

主治　鬼疰　毒蠱　諸疰

蜀郡に生ず　金色の如き者良し

集注

今蜀漢に出づ。麁金に似る。而れども大小の方(形)にして皆碁子の如し。又銅牙亦た有りて相い似る。但だ外色は黒く、内の色は小し浅い。薬用には入れず。

金牙は唯だ以て酒、散及び五疰丸に合す。餘方には甚だしくは此れを須いず。

注

○**金牙**　方形をした金。形状は陶弘景の集注に詳しい。

○**麁金**　麁は音ソ。荒い。

○**鬼疰**　疰は注と同じ。異物が体内に注入されたと考えられた病である。精神障害や感染症を含む。

六十五　石灰

セッカイ

本経

味　辛温
主治　疽瘍　疥瘙　悪瘡　熱気　癩疾　死肌　堕眉
　痔蟲を殺す　黒子、息肉を去る
一名　悪灰
山谷に生ず

別録

治　髄骨疽（化膿性骨髄炎）
一名　希灰
中山に生ず

集注

中山は代郡（河北省）に属す。今、近山に生ずる石は青白色。竈を作り焼き竟（おわ）り、水を以て之に沃（そそ）げば則ち熱蒸して解して（粉）末となる。性は至って烈し。人が度酒を以て之を飲むと則ち腹痛、下痢す。金瘡を治するに亦た甚だ良し。世（間）には石亜と名づく。古今多く以て塚を構える。用って水を扞（カン）して蟲を辟（さ）く。故に古い塚の中の水は以て諸々の悪瘡を洗えば皆即ち差（い）ゆ。

注

○**石灰**　狭義には生(セイ)石灰・酸化カルシウム。広義には水和して生じる消(ショウ)石灰・水酸化カルシウム、石灰石・炭酸カルシウムを含む。

○**竟**　漢音はケイ。キョウは呉音。終わる。ついに。

○**沃**　音オク。ヨクは慣用音。そそぐ。水をかけて柔らかにする。沃土。肥沃。

○**扞**　音カン。防ぐ。また練った物を棒で引き伸ばす。扞麺(カンメン)。ここは防ぐ。

○**差**　音サ。瘉える。治瘉する。

○**度酒**　未詳。

六十六　冬灰

トウカイ

本経

味　辛微温
主治　黒子　疣、息肉、疽蝕、疥瘙を去る
一名　藜灰（リカイ）
川沢に生ず

別録

方谷に生ず

集注

此れは今の衣を浣（あら）う黄灰なり。諸々の蒿藜（コウレイ）の積聚（塊り）を焼き煉って之を作る。性は烈し。荻の灰は尤も烈し。

黒痣、疣贅（ユウゼイ）を消さんと欲するときは此の三種の灰を取り水に和（くわ）えて蒸し、以て之を黙（つ）ければ即ち（即座に）去る。（但し）広く用いる可かず。人の皮肉を爛れさす。

注

○**冬灰**　柴や薪を燃やしたあとの灰。

○**浣**　音カン。洗う。

○**蒿**　音コウ。よもぎ。

○**藜**　音レイ又ライ。あかざ。

○**痣**　音シ。あざ。ほくろ。

○**疣贅**　音ユウゼイ。疣は「いぼ」。贅は余分で不必要なもの。贅肉。

薬方

救溺死方（キュウデキシホウ）

竈の中の灰、両石餘を取り、以て人を埋め、頭より足に至れば、水が七孔より出で、即ち活きる（『金匱要略』巻下、雑療法第二十三）

六十七　鍛竈灰　タンソウカイ

本経

別録

主治　癥瘕　堅積
悪気を去る

集注

此れ即ち今の鉄を鍛える竈の中の灰なり。鉄の力を兼得（一緒に獲得）す。以て暴（急性の）癥水（腫瘤性腹水）を治するに有効なり。二車丸に用いる。

注

○**竈**　音ソウ。かまど。
○**二車丸**　未詳。

六十八　伏龍肝　ブクリュウカン

本経

別録

味　辛微温
主治　婦人崩中
吐下血　止血　欬逆を止む
癰腫、毒気を消す

集注

此れは竈の中の釜に対する月下（釜の底）の黄土なり。取って搗いて篩い葫（コ）に合せて癰に塗れば甚だ効有り。竈には神が有るを以ての故に号して伏龍肝と爲す。并せて亦た其の名を迂隠（本体を隠蔽）にするのみ。

今の人は又広州塩城の屑を用い、以て漏血、瘀血を治す。亦た是れ月に近き土にして火焼の義を兼得す。

注

○**釜**　音フ。飲食物を煮炊きする金属製の大きな鍋。

○**祀竈、祠竈**　音シソウ。竈の神をまつること。

○**葫**　音コ。にんにく。

○**月**　釜の底。

薬方

黄土湯（オウドトウ）

甘草　乾地黄　白朮　附子　阿膠　黄芩　竈中黄土

／適応　下血　先便後血　吐血　衄血

（『金匱要略』驚悸吐衄下血胸満瘀血第十六）。

六十九　東壁土　トウヘキド

本経

別録

主治　下部䘌瘡　脱肛

集注

此れは屋の東壁の上の土なり。常に東壁の東辺を取る。謂うこころは恒に先ず日光を見るとなり。刮（けず）り取って之を用う。

亦た小児の風臍を治す。又衣や書を汚した油を除くこと、石灰や滑石に勝る。

注

○**䘌瘡**　ジッソウ。潰瘍性瘡傷。

○**刮**　音カツ。けずる。

○**風臍**　未詳。単径部ヘルニアか。

七十　半天河　ハンテンカ

本経

別録
微寒
主治　鬼疰　狂　邪気　悪毒

集注

此れ竹籬(たけがき)の頭の水なり。及び空樹の中の水は皆飲む可し。并せて諸々の瘡を洗うのに之を用う。

注

○**籬**　音リ。まがき。垣根。

七十一 地漿 チショウ

本経

別録

寒

主 中毒、煩悶を解く

集注

此れは地を掘って坎(あな)を作り、水を以て其の中に沃(そそ)ぎ、攪(かきま)ぜて濁らしむ。俄頃(しばらく)して之を取り、以て諸々の毒に中るものを解く。

山中には毒菌有り。人識らずして煮て之を食らえば死せざるもの無し。

また風樹菌、之を食らえば人をして笑って止まざらしむ。惟だ土漿を飲めば皆差ゆ。餘薬は救う能わざるなり。

注

○**漿**　糸を引いて垂れる水。飲み物一般をいう。
○**俄頃**　音ガケイ。しばらくの間。俄刻とも。
○**菌**　音キン。きのこ。
○**楓樹**　楓に吹かれて揺れる樹木。楓樹はカエデの木のこと。
○**楓樹菌**　笑い茸。担子菌類の有毒きのこ。

■ 著者略歴

家本誠一（いえもとせいいち）

1923年11月　神奈川県横浜市に生まれる。
1947年9月　千葉医科大学卒業。
1951年4月　千葉大学医学部病理学教室に入局。4年間在籍して医学博士の学位を得る。
1956年8月　横浜市において内科医院を開設。龍野一雄先生に就き、『傷寒論』『金匱要略』を学ぶ。
1960年4月より　井上恵理先生に就き、鍼灸、経絡治療を学ぶ。
1971年10月より　柴崎保三先生に就き、『素問』『霊枢』を学ぶ。
1982年、東京で「中国古典医学研究会」を設立し、『素問』『霊枢』『鍼灸資生経』『銅人兪穴鍼灸図経』を読む。横浜で「素問を読む会」を設立し、『素問』を読む。その後「傷寒論を読む会」を設立し、『傷寒論』『金匱要略』『神農本草経』を読む。
2003年　「間中賞」（医道の日本社主催）受賞。
2008年5月　『霊枢訳注』を医道の日本社より出版。
2009年4月　『素問訳注』を医道の日本社より出版。
2013年2月　『傷寒論訳注』を緑書房より出版。
2013年7月　『金匱要略訳注』を緑書房より出版。

本草経集注 訳注　第一巻

2015年6月20日　第1刷発行

著　　者　家本誠一
発 行 者　岡村静夫
発 行 所　株式会社静風社
〒101-0061
東京都千代田区三崎町2丁目20-7-904
TEL 03-6261-2661　FAX 03-6261-2660
http://www.seifusha.co.jp

本文・カバーデザイン　有限会社オカムラ
印刷／製本　シナノ書籍印刷株式会社

ISBN978-4-9907537-3-3
Printed in Japan
落丁、乱丁本は弊社送料負担にてお取り替えいたします。

『本草経集注』訳注　全三巻　各巻主要項目

著者：家本誠一　各巻Ｂ５判　並製

第一巻　主要項目

第二巻　主要項目

第三巻　主要項目